Bartrow
Schwachstelle Rücken

Der Autor

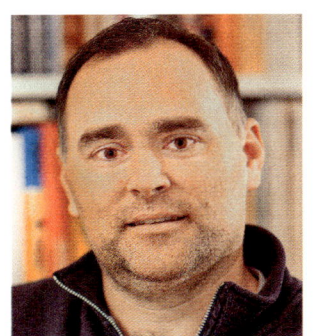

Kay Bartrow ist Physiotherapeut in einer großen Praxisgemeinschaft in Balingen. Er ist seit 2002 Lehrbeauftragter für Physiotherapie und gibt seit 2006 Fortbildungskurse für examinierte Physiotherapeuten. Sein erfolgreiches Buch „Übeltäter Kiefergelenk" hat schon zahlreichen von Kieferproblemen Betroffenen zu einer langfristigen Besserung verholfen.

Fast jeder hatte in seinem Leben schon einmal Rückenschmerzen. Nicht immer geht man deswegen aber gleich zum Arzt oder Physiotherapeuten. Kay Bartrow weiß aus seiner langjährigen Arbeit als Physiotherapeut, dass Rückenschmerzgeplagte ganz einfach selbst herausfinden können, wo ihre Schwachstellen sitzen. Die bewährtesten Übungen für zu Hause können nach Kay Bartrows Baukasten-Prinzip zu einem individuellen Trainingsprogramm kombiniert werden.

Kay Bartrow

Schwachstelle Rücken

Gezielt und effektiv:
Übungen gegen den Schmerz

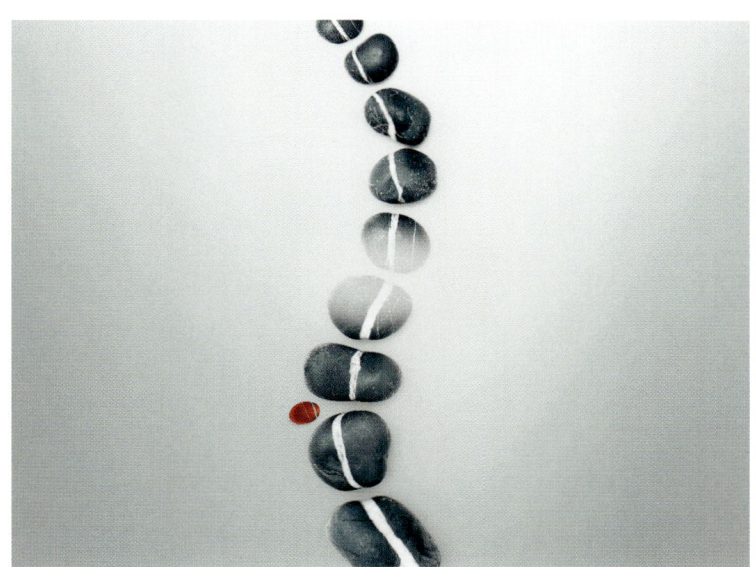

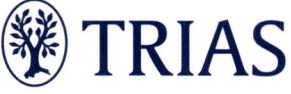

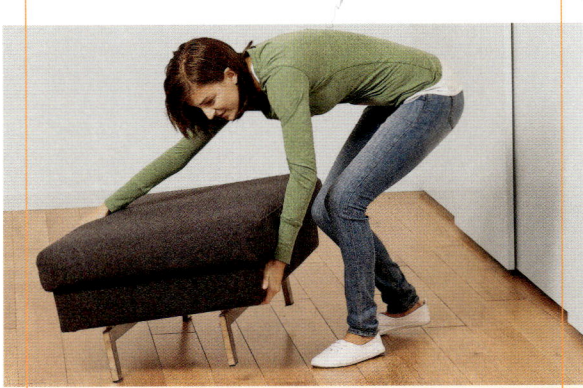

Notfall und Nachhaltigkeit

Treten Ihre Beschwerden plötzlich auf, gibt Ihnen das Übungskapitel Tipps für die Erste Hilfe. Dann beginnen Sie damit, den Notfall möglichst zu verhindern. Prüfen Sie sich und Ihren Bewegungs-apparat, stellen Sie Ihr Übungsprogramm zusammen – und werden Sie mobiler!

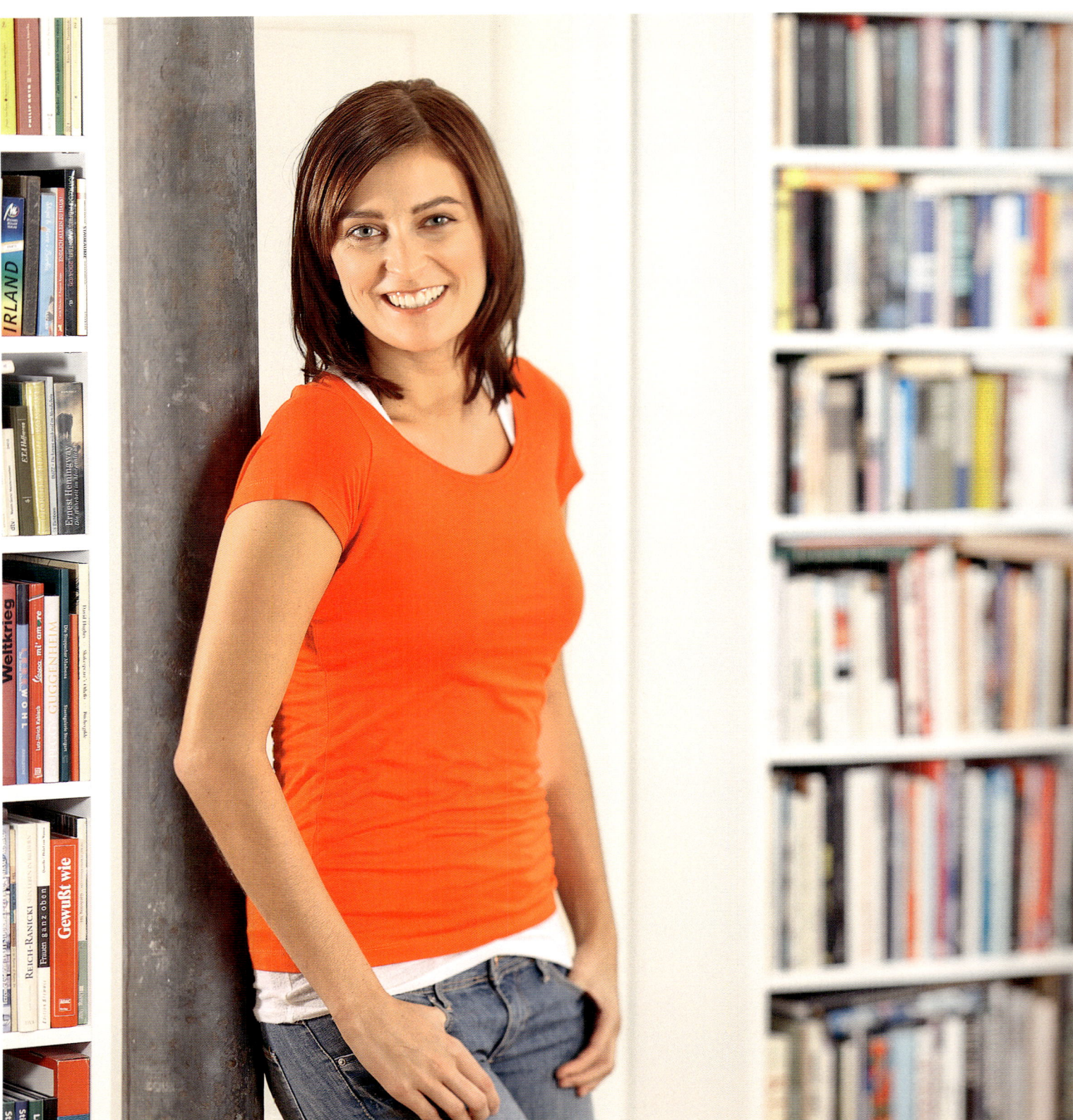

Liebe Leserin,
lieber Leser,

dieses Buch soll Ihnen eine Hilfe sein! Schmerzen in der unteren Rückenregion sind weit verbreitet. Glaubt man den gängigen Studien zu diesem Thema, leidet mindestens jeder zweite Deutsche einmal in seinem Leben an Rückenschmerzen. Die Ursachen sind dabei so vielfältig wie die Symptome und die Auswirkungen auf den individuellen Alltag: Jeder Rücken hat seine eigene Geschichte. Der gemeinsame Nenner all der Rückenprobleme, die ich im Laufe meiner langjährigen Tätigkeit als Physiotherapeut und Fitnesstrainer kennengelernt habe, ist sicherlich ein nicht optimaler Umgang mit dem eigenen Körper. Ursachen dürften zwei grundlegende Probleme sein: 1. Überbelastung und 2. Bewegungsmangel. Diese Erscheinungen sind für unsere heutige, moderne Welt typisch. Fast jeder erlebt sie in bestimmten Lebensabschnitten.

Zum Thema Rücken und Rückenschmerzen gingen mir die vergangenen Jahre sehr viele Gedanken durch den Kopf. Ich habe sie aus verschiedenen Blickwinkeln betrachtet. Dabei habe ich stets versucht, meinen Patienten, meinen Schülern und Studenten einen tieferen Einblick in die Thematik zu verschaffen. Die Erkenntnis daraus hat große Teile dieses Buches inspiriert.

Es führt medizinische Informationen über den Rücken, Tipps und Tricks gegen lästige Zipperlein und brauchbare, in der Praxis erprobte Übungen zusammen. Mit diesen Informationen gerüstet können Sie individuelle Trainingspläne zusammenstellen, die Ihnen dabei helfen, Ihre Rückenprobleme wieder in den Griff zu bekommen.

Balingen, im Februar 2014
Kay Bartrow

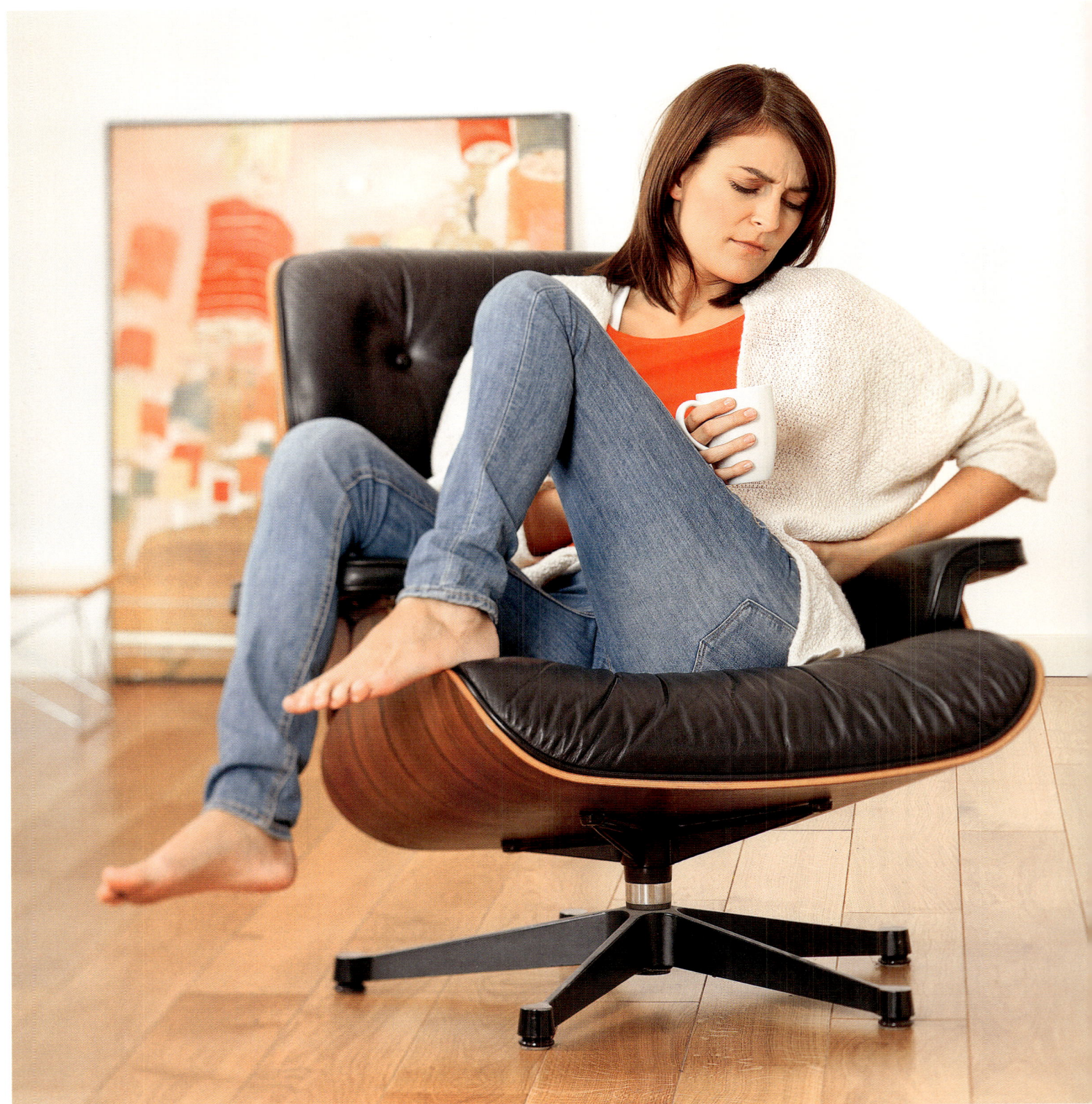

Rückenschmerzen –
Volks- und Alltagsleid

Dehnen und Strecken – typische Reaktionen, wenn er sich einmal wieder bemerkbar macht, der Rücken. Aber wie entstehen Rückenschmerzen eigentlich? Um dies zu verstehen, müssen Sie erst wissen, wie unsere Wirbelsäule funktioniert – und wie wir sie unter Stress setzen. Erfahren Sie, welchen Einfluss Sie darauf haben und was Sie gegen Schmerzen tun können.

Unser starker Halt – der Rücken

Irgendwann erwischt es jeden? Das trifft zumindest für 80 Prozent der Deutschen zu. Die Wirbelsäule trägt uns unser Leben lang und macht eine Menge mit, körperliche Arbeit und viel Bewegung sind für sie eigentlich geeignete Belastungen. Übertreiben wir es, dann meldet sie sich mit Beschwerden.

Zu viel ist zu viel – warum es wehtut

Fast jeder hat sie einmal in seinem Leben – und wiederum fast jeder kennt jemanden, der sie einmal hatte: Rückenschmerzen. Probleme mit dem Rücken gehören wohl zu den am weitesten verbreiteten körperlichen Beschwerden unseres Jahrhunderts. Wenn es in der Lendenwirbelsäule, dem unteren Teil des Rückens, zwickt, spannt oder schmerzt, und die Bewegungen im Alltag immer mühsamer und unangenehmer werden. Man fühlt sich um Jahre gealtert, steif und unbeweglich in einem schmerzenden Panzer aus verspannten Muskeln.

Rückenschmerzen, ihre Entstehung und Auswirkungen auf unseren Organismus haben vielfältige und vielschichtige Ursachen. Vorerkrankungen, wie z. B. alte Verletzungen durch alte Knochenbrüche oder auch Muskelverletzungen, können sich negativ auf die Rückengesundheit auswirken. Solche bestehenden Störungen sind eine bleibende Schwachstelle im Gefüge des Bewegungsapparats und können an Schmerzzuständen im Rücken immer mitverantwortlich sein. Oft treffen solche Vorbelastungen damit zusammen, dass ein Mensch ebenfalls unsachgemäß mit seinem Körper umgegangen ist. Die Kombination aus beidem entfaltet ein enormes Störpotenzial.

Eine weitere häufige Erklärung für Rückenschmerzen sind besondere Belastungssituationen, die entweder über einen längeren Zeitraum auf den Bewegungsapparat des Rückens einwirken, oder auch ungewohnt starke Beanspruchungen, die spontan und einmalig auftreten. Beides – lang anhaltende, gleichbleibende Belastungen und ungewohnt hohe, kurzzeitig einwirkende Belastungen – kann unseren Rücken nachhaltig beeinflussen und für schmerzhafte Zustände sorgen.

Ein Beispiel für lang anhaltende Belastungen sind z. B. arbeitsbedingte Körperhaltungen im handwerklichen Bereich. Wie der Maler, der immer wieder über Kopf arbeiten muss und dabei die Wirbelsäule immer wieder nach hinten biegt. Oder der Fensterbauer, der stets schwere Lasten zu heben hat. Auch der Schreibtischtäter hat nicht wirklich bessere Karten mit seiner sitzenden Körperhaltung und der daraus resultierenden Rückenbelastung. Kurzzeitig bestehende Belastungen können in einer ruckartigen Bewegung (dem spontanen Umdrehen auf den Zuruf eines Arbeitskollegen) oder auch in einer ungewohnten Kraftanstrengung (wie z. B. dem schnellen Anheben einer Sprudelkiste aus dem Kofferraum des Autos) bestehen. Ob langfristig oder spontan – wird es der Wirbelsäule zu viel, treten Schmerzen auf.

Barbara, 45

❯❯ Ich kam nicht mehr aus dem Bett

„Es fing am Freitagabend mit einem ganz leichten Druckgefühl im unteren Rücken an. Am nächsten Morgen kam ich kaum noch aus dem Bett und konnte mich nur unter starken Schmerzen anziehen."

Johanna, 52

❯❯ Aus heiterem Himmel …

„Ich wollte nur schnell die heruntergefallene Haarspange vom Boden aufheben, als mich der Schmerz im Rücken wie ein Blitz aus heiterem Himmel traf."

Birgit, 39

❯❯ Es passierte beim Marktbesuch

„Am vergangenen Wochenende, als ich über den Wochenmarkt schlenderte, wollte ich nur nach einer Zucchini greifen und beugte mich dazu schnell nach vorne – das hätte ich lieber bleiben lassen sollen. Der Schmerz kam schnell und plötzlich und schoss mir in das linke Bein bis ins Knie."

Thomas, 44

❯❯ Ich habe mich übernommen

„Ich hatte am Freitag die 60 Meter lange Thuja-Hecke auf zwei Seiten unseres Grundstücks zurückgeschnitten und wollte am Samstag anfangen, die Garage zu streichen. Das war wegen der starken Rückenschmerzen nicht mehr möglich. Am Samstagmorgen musste ich zum Arzt."

Elisabeth, 42

❯❯ Der Schmerz kam schleichend

„Anfangs war es nur ein leichtes Ziehen im Kreuz. Nach zwei Wochen war es bereits ein deutlicher Schmerz auf der rechten Seite. Ich dachte immer noch, das wird sich wieder geben. Aber nach vier Wochen hatte ich einen richtig starken Dauerschmerz mit einem permanenten Ziehen und Kribbeln im rechten Bein, das bis an den Außenknöchel reichte. Zum Schluss war sogar das Hinlegen aufs Sofa oder ins Bett mit Schmerzen verbunden. Vom Aufstehen möchte ich hier gar nicht reden." ▬

Wenn Ihnen diese Schilderungen vertraut oder zumindest bekannt vorkommen, gehören Sie entweder selbst zu den Rückengeplagten oder Sie kennen jemanden aus diesem erlauchten Kreis. Wenn etwa 80 Prozent der Menschen Rückenschmerzen kennen, ist der ernüchternde Umkehrschluss, dass lediglich 20 Prozent der Menschen in Deutschland gar keine Probleme mit dem Rücken haben. Hätten alle betroffenen Menschen dieselben Beschwerden oder Probleme mit dem Rücken, würde das die Lösung der Probleme, oder zumindest die erforderliche Hilfe, immens vereinfachen. Aber es sind die verschiedensten Ursachen, die zu Rückenbeschwerden führen, was die Diagnostik und die Behandlung ebenso vielfältig wie individuell macht.

Die Summe macht es aus

Rückenbeschwerden machen sich durch die unterschiedlichsten Krankheitszeichen (Symptome) bemerkbar. Bei jedem, der unter Rückenbeschwerden leidet, zeigen sich diese Störungen in einer etwas anderen Form und auch mit andern Auswirkungen. Bei dem einen treten örtlich begrenzte Schmerzen auf (z. B. lokale Schmerzen rechts der Wirbelsäule, knapp oberhalb des Beckens). Beim Nächsten sind es vielleicht ausstrahlende Schmerzen, die in das linke Bein bis zum kleinen Zeh ziehen. Das quälende Problem kann ein Dauerschmerz sein oder ein Schmerz, den ausschließlich bestimmte Bewegungen auslösen. Welche Beschwerden auftreten, hängt meist auch noch davon ab, wie wir uns im Alltag verhalten und welchen Belastungen wir in Arbeit und Freizeit ausgesetzt sind. Der Krug geht bekanntlich so lange zum Brunnen, bis er bricht. Das beschreibt ziemlich exakt das Geschehen bei Rückenbeschwerden. Unser Rücken, vielmehr unsere Wirbelsäule, trägt und stützt unseren Körper so lange durch die täglichen Belastungen, bis die Summe dieser Belastungen zu groß wird und meist schmerzhafte Folgen auftreten.

Wenn alles glattläuft

Der Rücken – in diesem Fall besser: die Lendenwirbelsäule – ist ein Teil unseres Bewegungsapparats. Seine Bewegungen und die dazu erforderlichen Bewegungssteuerung prägen unseren Alltag in hohem Maß. Unsere Wirbelsäule trägt uns sprichwörtlich durch den Tag und ermöglicht durch optimales Zusammenspiel aller beteiligten Bauteile wie Gelenke, Muskeln und Nerven vielfältige Aktivitäten. Läuft alles glatt, haben wir auch in unserem bewegten und ruhenden Alltag, z.B. bei der täglichen Arbeit oder in unserer aktiven Freizeit, keine körperlichen Probleme oder Beschwerden zu befürchten. Ist hingegen „Sand im Getriebe" des Bewegungsapparats, der das sensible Zusammenspiel durch äußere Einflüsse stört, kommt es zu sogenannten Funktionsstörungen. Diese bedeuten nicht selten auch eine deutliche Einschränkung unserer Gesundheit und unserer Lebensqualität.

Treffen kann es jeden

Der menschliche Körper ist ungemein komplex und kompliziert aufgebaut, was das Verständnis seiner Funktionen nicht unbedingt fördert. Vor allem die moderne Sitzgesellschaft entfernt sich leider zunehmend von der Körperlichkeit.

Einen besonderen „Kandidaten" für Rückenprobleme gibt es nicht. Meist entstehen Rückenleiden durch Fehl- oder Überbelastung bei verschiedenen Aktivitäten. Wer also seinen Bewegungsapparat über Gebühr benutzt und lange strapaziert, muss früher oder später mit Rückenbeschwerden rechnen. Diese Überlastungen finden sowohl im beruflichen Umfeld (langes Sitzen vor dem Schreibtisch und PC) als auch in der Freizeit (Fußball, Handball, Radfahren, Inline-Skaten, Badminton spielen) statt und sind zudem noch stark von der bevorzugten Körperhaltung – und damit auch von individuellen Gewohnheiten – abhängig. Rückenprobleme treten bei Männern und Frauen ungefähr gleich häufig auf. Sie machen nicht halt vor einer bestimmten Alters- oder Berufsgruppe. Rückenbeschwerden sind vor allem wahrscheinlich, je mehr beitragende Faktoren (oder Risikofaktoren, siehe Tab. auf S. 16) oder aktive Gebrauchskategorien, vorhanden sind. Am anfälligsten für Rückenbeschwerden ist die Altersgruppe zwischen 25 und 45 Jahren. In diesem Lebensabschnitt widmen sich die Menschen der beruflichen Karriere und familiären Aufgaben, weshalb sie oft die eigenen körperlichen Bedürfnisse vernachlässigen. Wer sich aber die Mühe macht, seine Schwachstellen am Rücken und an der Lendenwirbelsäule zu identifizieren und die richtigen Schritte dagegen einzuleiten, der hat gute Chancen, größere Beschwerden zu verhindern und bestehende Probleme wieder in den Griff zu bekommen.

Wie entstehen Rückenschmerzen?

Mediziner unterscheiden primär zwei große Gruppen von Rückenschmerzen. Sie unterscheiden sich grundlegend in den Mechanismen ihrer Entstehung:

- typische Rückenschmerzen (ohne ernsthaften Krankheitshintergrund)
- atypische Rückenschmerzen (mit Verdacht auf einen ernsthaften Krankheitshintergrund)

Zu den atypischen Rückenschmerzen zählen vor allem Schmerzen, für die auf Anhieb keine einfachen und zudem auch keine ausreichenden Erklärungen zu finden sind. Hinter diesen atypischen Rückenbeschwerden stecken manchmal ernsthafte Erkrankungen wie z. B. knöcherne Veränderungen aufgrund einer Osteoporose, entzündliche Prozesse, rheumatische Erkrankungen, Erkrankungen der inneren Organe oder auch Tumorerkrankungen. Vor allem Betroffene, bei denen sich die Suche nach der Ursache ihrer Beschwerden schwierig gestaltet, sollten sich unbedingt auch auf diese Erkrankungen hin untersuchen lassen, um gegebenenfalls schnell aktiv werden zu können. Diese Erkrankungen sind bei frühzeitiger Diagnose meist gut zu behandeln.

Ist das Beschwerdebild jedoch charakteristisch und passt zu den „typischen Rückenschmerzen", dann können meist auch plausible Erklärungen für diesen Zustand gefunden werden (z. B. verspannte Muskulatur, eingeschränkte Beweglichkeit, Druckschmerz oder eine typische Überbelastung wie durch das Heckeschneiden). Solche Rückenschmerzen können Sie durch entsprechende Therapien oder Übungen reduzieren oder sogar beseitigen.

Hauruck-Aktionen meiden

Manchmal entstehen Beschwerden auch, weil wir uns kurzfristig überfordern: Wir belasten einzelne Strukturen, z. B. Muskeln, Gelenke und Nerven, über ihre individuelle Toleranz hinaus. Beispiele sind oft unterschätzte, einfache und alltägliche Aktivitäten wie z. B. der halbjährliche Großputz oder das Heben und Tragen schwerer Gegenstände wie Sprudelkisten. Weil das keine regelmäßigen Aktivitäten sind, ist der Körper dafür nicht sonderlich trainiert – und nicht besonders gut auf diese Belastungen vorbereitet. Zudem: Eine einseitige „Benutzung" der Lendenwirbelsäule ist häufig das Resultat einer ungünstigen Arbeitshaltung. Anzuführen wären die typische Schreibtischhaltung, eine einseitige Arbeitshaltung am Fließband oder auch andere monotone Bewegungsabläufe wie das dauerhafte Stehen als Verkäufer im Einzelhandel oder die Arbeitshaltung bei einer medizinischen Fußpflege.

Die Lendenwirbelsäule

Die Lendenwirbelsäule ist in erster Linie ein Gelenkkomplex. Viele kleine Gelenke (sogenannte Zwischenwirbelgelenke und gelenkähnliche Verbindungen der Bandscheibe mit den Wirbeln) liegen nebeneinander. Sie bilden in ihrer Gesamtheit die Grundlage für die komplexe und fein koordinierte Funktionsfähigkeit der Lendenwirbelsäule. Muskeln steuern diese Gelenke und erst dieses Zusammenspiel ist die Grundlage einer normalen Bewegungs- und Belastungsfähigkeit. Nerven wiederum aktivieren die Muskeln der Lendenwirbelsäule und koordinieren die Bewegung der Wirbelsäule im Alltag.

Solange diese Strukturen normal funktionieren, entstehen keine Probleme oder schmerzhafte Zustände an der Wirbelsäule. Normal heißt: Wir gebrauchen sie in üblichem Umfang. Dann gilt das bekannte Motto: Der Gebrauch erhält, gezieltes Training fördert, Überlastung schädigt.

Funktionen der einzelnen Strukturen und mögliche Störungen

Struktur	Normale Funktion	Störung
Muskeln	■ Spannung für eine Bewegung oder Aktivität aufbauen (anspannen), ■ diese Spannung so lange beibehalten, bis die Aktivität beendet wird (ausdauernd halten und bewegen), ■ Spannung kontrolliert wieder abbauen (entspannen).	Durch zu intensive oder ungewohnte Beanspruchung können Muskeln überlastet oder auch verletzt werden. Störungen können sein: ■ Kraftverlust ■ reduzierte Ausdauerleistung ■ unkontrollierbare Muskelspannung ■ Verhärtungen ■ Schmerz
Gelenke	■ Bewegungen in normalem Bewegungsumfang und mit ausreichend normaler Bewegungsqualität durchführen, ■ mechanische Belastung verteilen und aushalten, ■ die Form beibehalten.	Durch Überlastung (zu schnelle, ruckartige oder ungewohnte Bewegungen) kann es zur Verletzung des Gelenks kommen. Mögliche Folgen: ■ Unbeweglichkeiten ■ Steifigkeit ■ eingeschränkte Bewegungen ■ schmerzhafte Bewegungen
Nerven	■ Übermittlung von Informationen an z. B. Muskeln, Gelenke oder innere Organe, ■ Anpassung an und Tolerieren von Bewegungen.	Mechanische, durch Bewegung ausgelöste Schädigung oder Reizung der Nerven können Störungen auslösen: ■ falsche Information von Muskeln (zu viel Spannung, zu wenig Spannung) ■ Bewegungsstörung durch koordinative Störungen des Zusammenspiels von Muskeln

Das erste Symptom bei Störungen oder Verletzungen ist der Schmerz, der an den überlasteten Strukturen selbst auftritt (z. B. Muskelfaserriss, Bänderdehnungen oder Gelenkblockaden). Begleitet ist er oft von kleinen Bewegungsstörungen in einer bestimmten Bewegungsrichtung. Im weiteren Verlauf und bei nicht neu angepasster Bewegung kommen zunehmend funktionelle Störungen an der gesamten Lendenwirbelsäule hinzu. Diese können dann zu komplexen Rückenbeschwerden führen und die Lebens-

qualität nachhaltig einschränken. Diese Störungen können sich später (vor allem, wenn sie nicht erkannt und behandelt werden) auch in den Hüft- oder Beckenbereich ausdehnen und dort ebenfalls für Probleme und Schmerzen verantwortlich sein.

Wieso können unerkannte oder nicht behandelte kleine Störungen im Rücken auch in angrenzenden Bereichen wie Becken oder Hüfte unangenehme Empfindungen verursachen? Der gesamte menschliche Organismus ist

ein funktionelles Netzwerk und keine Körperregion führt darin ein „Inselleben". Jede noch so kleine Störung hat unweigerlich Konsequenzen für den Rest des Organismus. Diese Verbindungen zwischen den Körperregionen sind einerseits funktioneller Natur. Das heißt, dass sich jede Bewegung auch auf benachbarte oder sogar ferne Regionen mechanisch auswirkt. Zum anderen sind auch direkte Verbindungen über anatomische Strukturen wie Muskeln, Bänder, Sehnen und Nerven vorhanden.

Im Leben ändern sich Belastungen

Kinder haben sehr selten Rückenschmerzen. Sie haben meist noch eine ausgeglichene Bewegungsbilanz und gebrauchen ihren Körper in der normalen, dafür vorgesehenen Weise – das heißt, Kinder bewegen sich häufig und vor allem auch gerne. Im Teenageralter steigert sich der körperliche Gebrauch meist durch das Entdecken der eigenen Körperlichkeit und gipfelt in einer erhöhten sportlichen Aktivität, nicht selten begleitet von einem ordentlichen Leistungsanspruch. Ein Teenager ist noch auf der Suche nach sich selbst und seiner Position in der Gesellschaft. Dabei definiert er sich oft durch leistungsorientierte sportliche Aktivtäten. Als Schulkind hat er ja auch eher noch die erforderliche Zeit dazu. Mit zunehmendem Lebensalter gewinnen andere Aktivitäten neben dem Sport an Bedeutung. Zwischen dem 16. und dem 20. Lebensjahr tritt die Berufsausbildung oder vielleicht ein Studium in den Vordergrund der Planung. Ein Lebenspartner kommt hinzu und fordert ebenfalls gemeinsame Zeit, die dann für die „Bewegungszeit" wegfällt. Mit der beruflichen Weiterentwicklung reduzieren sich sportliche Aktivitäten zusehends. Im weiteren Verlauf treten wir in die Familienplanung ein und bekommen Kinder, die ebenfalls an unserer Freizeit teilhaben möchten, sollen und müssen.

Durch unsere normale Lebensentwicklung reduziert sich so zwangsläufig die Zeit, die für Bewegung und körperliche Aktivität zur Verfügung steht. Durch die spärlichere Bewegung verliert unser Körper langsam, aber sicher seine Beweglichkeit, Elastizität und Belastbarkeit. Die körperlichen Strukturen eines 50-Jährigen sind meistens nicht mehr so belastbar wie die eines 20-Jährigen. Irgendwann ist die berufliche Situation gesichert, die Kinder sind aus dem Gröbsten heraus und der Mensch wendet sich wieder seiner

Körperlichkeit in Form von sportlichen Hobbys zu. Leider haben wir dann oft noch den Zustand von vor 20 Jahren im Hinterkopf und erinnern uns nur zu gerne an die sportlichen Leistungen aus dieser Zeit. An diese versuchen wir dann nahtlos anzuknüpfen und vergessen die 20 Jahre der Untätigkeit. Dieses unveränderte und nicht angepasste Verhalten kann der Beginn einer Rückenschmerzkarriere sein. Häufig finden Therapeuten solche oder zumindest ähnliche Mechanismen bei Betroffenen in der Praxis.

▼ Welche Faktoren können dazu beitragen, dass der Rücken sich meldet?

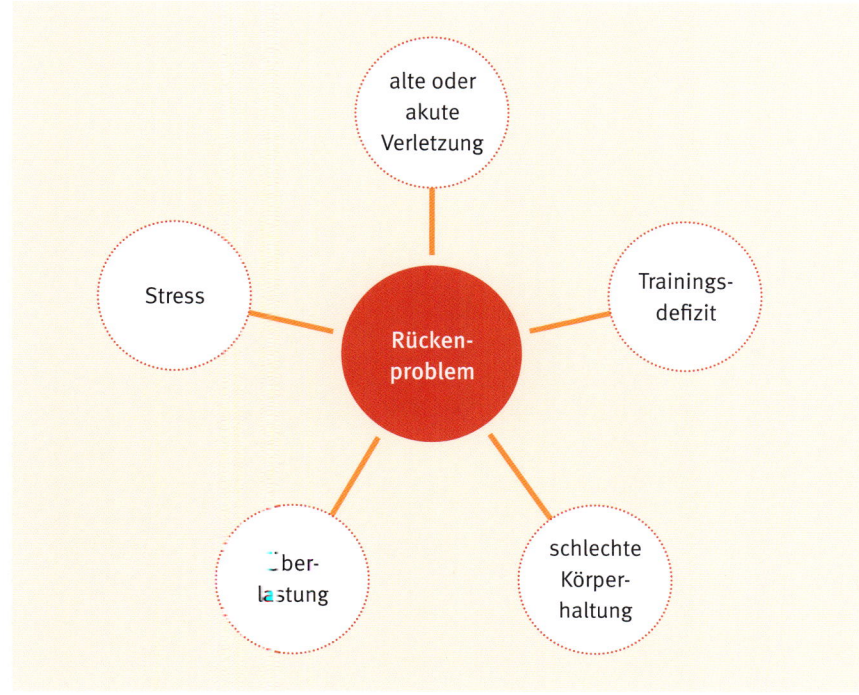

Was sind Risikofaktoren?

Je länger eine Körperregion Risikofaktoren ausgesetzt ist, umso wahrscheinlicher treten Funktionsstörungen auf – kleinere Verletzungen und damit häufig verbunden auch Schmerzen. Wenn Sie aktuell Rückenbeschwerden haben und herausfinden möchten, woher sie kommen, schauen Sie sich die Gebrauchskategorien an – und dann überlegen Sie, wie Sie in Zukunft Ihr Verhalten ändern können.

Um die möglichen Entstehungsmechanismen von Rückenproblemen besser zu verstehen, lassen Sie uns über die „Use-Kategorien" (Gebrauchskategorien) reden. Man könnte sie auch Risikofaktoren nennen, die das Entstehen von Rückenleiden begünstigen oder auch auslösen können. Der normale Gebrauch unseres Körpers (= Bewegung) trägt zu Kraft, Ausdauer oder Geschicklichkeit bei und erhält und steigert die Koordination von Bewegungsabläufen. Unsachgemäßer Gebrauch kann Störungen an den zunächst belasteten – und dann überlasteten – Strukturen verursachen. So kommen wir mit den Gebrauchskategorien den zugrunde liegenden Entstehungsmechanismen von Rückenbeschwerden auf die Spur und können sie auch für die Gegenmaßnahmen nutzen.

Risikofaktoren für die Entstehung von Rückenbeschwerden

Risikofaktor	Erklärung
Vorschädigungen/Verletzungen	▪ Wirbelbrüche (Frakturen) ▪ Rippenbrüche ▪ Bandscheibenvorwölbungen ▪ Bandscheibenvorfälle ▪ Muskelverletzungen
ungünstige/einseitige Körperhaltung	▪ einseitige Arbeitshaltung oder monotone Bewegungsabläufe am Fließband ▪ ungünstige Sitzhaltung am Schreibtischarbeitsplatz/PC-Arbeitsplatz ▪ permanentes einseitiges Heben oder Tragen eines Kleinkindes ▪ berufsspezifische einseitige Arbeitshaltungen: Maler, Fliesenleger
ungewohnte Belastung	Eine unbekannte oder lange Zeit nicht mehr durchgeführte Aktivität wird – über die Belastbarkeitsgrenze der beteiligten Strukturen – zu intensiv oder zu lange durchgeführt und verursacht Störungen oder auch Schmerzen. Beispiele sind: ▪ jährlicher Heckenschnitt ▪ Fensterputz im ganzen Haus ▪ erster Dauerlauf nach viermonatiger Pause (Winterpause) ▪ ruckartige Bewegungen (vor allem Drehbewegungen mit dem Oberkörper) in ungünstigen Positionen, wie z. B. beim Heben einer Sprudelkiste aus dem Kofferraum eines Autos

Risikofaktor	Erklärung
Fehlbelastung	Eine Aktivität wird in ungünstiger oder unnötig unbequemer Position durchgeführt und führt letztlich zu einer Überlastung einzelner Strukturen und zu Schmerzen. Beispiele sind: ■ Räderwechsel am Auto ■ ein Buch in Bauchlage auf dem Bett zu Ende lesen, obwohl beide Arme und Hände bereits kribbelig geworden sind ■ einen Schrank über ein enges Treppenhaus in den fünften Stock tragen ■ Tennisspiel mit einem „falschen" Schläger (Erwachsener spielt mit Kinderschläger oder mit einer nicht angepassten Bespannung) ■ eine Sprudelkiste ruckartig anheben und mit einer Drehbewegung des Oberkörpers auf den Einkaufswagen stellen
Überbeanspruchung	Tätigkeiten, die für die beteiligten Strukturen über die individuelle Belastbarkeitsgrenze hinausgehen und zu Schädigung und Schmerzen führen. Beispiele sind: ■ zu langes Joggen in nicht ausreichendem Trainingszustand ■ fünf Stunden Tennismatch in der Vereinsmeisterschaft ■ 100 Quadratmeter Fliesen legen an einem Tag (ohne darin geübt zu sein) ■ zehn Festmeter Holz hacken
Missbrauch	Bewusst durchgeführte Aktivität, die trotz Beschwerden solange ausgeübt wird, bis sich die Symptome (Bewegungsstörungen oder Schmerzen) verstärken. Beispiele sind: ■ Holz hacken ■ den ganzen Tag einen Parkettboden legen ■ körperlich schwer arbeiten trotz bestehender Rückenprobleme ■ sportliche Aktivität trotz bestehender Beschwerden (Fußball spielen mit Knieverletzung)
fehlende Belastung	Auch fehlende Belastung schwächt den menschlichen Körper und führt zu Beschwerden, wenn ausnahmsweise einmal eine andere Aktivität gefordert wird. Wenn z. B. seit Jahren die bisherige körperliche Höchstleistung darin bestand, den ganzen Abend auf dem Sofa zu liegen, können durch eine einfache Aktivität, wie einen kleinen Spaziergang oder eine kleine Wanderung, körperliche Beschwerden und Zeichen einer Überlastung ausgelöst werden.

Was trägt zu Rücken- problemen bei?

Probleme im unteren Rücken haben viele Ursachen. Neben den offensichtlichen und direkten Ursachen wie einem Bandscheibenschaden, einer akuten Muskelverhärtung oder -zerrung gibt es auch weniger offensichtliche und indirekte Ursachen. Solche „versteckten" Faktoren lauern in Form von alten Verletzungen (ein Autounfall vor zehn Jahren, ein alter Bandscheibenschaden, eine lange zurückliegende Nervenreizung im Bereich der Lendenwirbelsäule usw.) oder auch in Form von länger zurückliegenden Operationen – und sie warten auf einen auslösenden Moment, um zu Rückenbeschwerden zu führen.

Ein Schaden ist schon da

Verletzungen jeder Art (alte Verletzungen oder auch akute), die den Bereich des unteren Rückens betreffen, sind oft die Ursache für bestehende Schmerzen. Dazu zählen Knochenbrüche (Frakturen) genauso wie ein Bandscheibenvorfall. Nach solchen Verletzungen ist die Lendenwirbelsäule kein Originalteil mehr und damit anfälliger für weitere Störungen. Sie bedarf in der Zukunft deshalb einer besonderen Zuwendung.

Die Ursachen für diese Vorschädigungen können aber durchaus auch in anderen Faktoren liegen. Zum Beispiel kann eine schlechte Körperhaltung (sitzende Belastungshaltung) im Laufe der Zeit einseitige Belastungen an der Wirbelsäule entstehen lassen, die dann wiederum für die Fehl- oder Überbelastung der Bandscheibe verantwortlich ist und einen Bandscheibenvorfall nicht nur möglich macht, sondern diesen auch auslösen kann.

Beim unsachgemäßen Umgang mit der Wirbelsäule im Alltag entstehen häufig auch kleinste Verletzungen, sogenannte Mikrotraumen, die vor allem bandhafte Strukturen (Bänder, Sehnen oder auch die Gelenkkapsel) betreffen. Sie werden in der Folge weniger belastungsstabil und Muskeln und Gelenke müssen diese Schwäche kompensieren. So entsteht ein Funktionskreis, der zu Rückenbeschwerden führen kann.

Beitragende Faktoren

Nicht nur direkte Verletzungen der Lendenwirbelsäule, sondern auch eine ganze Liste sogenannter beitragender Faktoren, also Umstände, können das Entstehen von Rückenproblemen begünstigen. Dazu gehören alle einseitigen Belastungshaltungen wie langes Sitzen am Schreibtisch ohne körperlichen Ausgleich oder langes Stehen (auch beruflich bedingt). Einseitiges Heben und Tragen von z. B. Kleinkindern oder der wöchentliche Einkauf sind gleichfalls unausgeglichene Belastung für unseren Bewegungsapparat und die Lendenwirbelsäule im Besonderen. Ebenso kann das ungewohnte Tragen von schweren Zementsäcken oder Sprudelkisten unseren Rücken in Mitleidenschaft ziehen. Auch regelmäßige lange Autofahrten, z. B. als Außendienstmitarbeiter, können Rückenbeschwerden und Lendenwirbelsäulenprobleme begünstigen.

Zu lange geruht ...

Nur wer sich regelmäßig bewegt und aktiv ist, stärkt den Bewegungsapparat und alle daran beteiligten Strukturen. Muskeln, Sehnen, Knochen und Gelenke passen sich durch einen regelmäßigen und moderaten Gebrauch langsam den Belastungen an. Sogenannte „Wachstumsreize" bewirken diese Anpassungen und machen den Bewegungsapparat für Alltagsansprüche belastbarer, das heißt stärker, biegsamer, elastischer oder beweglicher. All diese Eigenschaften können sich natürlich auch ins Negative umkehren, wenn zu wenig oder zu selten Wachstumsreize auf unseren Körper einwirken – wir uns also nicht mehr bewegen: Durch regelmäßiges Nichtstun (kein Sport, zu wenig allgemeine Bewegung, zu einseitige Körperhaltungen) lässt die Elastizität unseres Körpers nach, er wird schwächer, weniger biegsam und deutlich unbeweglicher. Ein wenig Training lohnt sich also, um den Körper auf weitere Belastungen vorzubereiten und die Verletzungsanfälligkeit zu reduzieren. Wann waren Sie das letzte Mal körperlich aktiv?

TIPP

Falls Sie über sportliche Aktivität nachdenken, denken Sie daran, mit der richtigen Dosierung in eine körperliche Belastung einzusteigen und Ihren Körper nicht gleich bei der ersten Trainingseinheit zu überfordern.

Eine optimale Möglichkeit, wieder in ein Übungsprogramm einzusteigen, sind die in diesem Buch vorgestellten Übungen. Sie sind speziell auf Beschwerden in der Lendenwirbelsäule abgestimmt und helfen, zielgerichtet die Muskulatur aufzubauen und diese nicht nur kräftiger, sondern auch aktiver und effektiver zu machen. Dadurch können Sie Bewegungen besser kontrollieren und koordinieren, was das Verletzungsrisiko der Lendenwirbelsäule deutlich reduziert.

Stress und Spannung – lasst nach!

Viele betrachten Stress heute als etwas Normales, das zum Alltag einfach dazugehört. Ein Termin greift nahtlos in den nächsten, zwischendurch wird der Einkauf erledigt und die Kinder versorgt. Das passiert alles neben der Arbeit. Stress, lass nach! Die direkte Übersetzung des Begriffs „Stress" ist „Druck" oder „Anspannung" und vermittelt anschaulich, was unter Stress mit dem Körper passiert. Ein Stresszustand stellt in jedem Fall eine Belastung dar, die ganzheitlich auf Körper und Psyche des Menschen einwirkt. Stress kann ganz unterschiedliche Auswirkungen auf unseren Organismus haben und verschiedenste Reize können ihn auslösen. Was wen stresst, ist so individuell wie die Auslöser selbst und somit ganz unterschiedlich. Zu körperlichem Stress zählen z. B.:

- mechanische Reize/Bewegungsreize (Druck/Zug, Gewebespannung, Verletzung, einseitige Körperhaltungen)
- thermische Reize (Hitze, Kälte, schneller Wechsel der Temperatur, langes Sitzen am geöffneten Fenster)
- giftige Substanzen (Alkohol, Rauch, Tabletten, Medikamente, Drogen)

Zu seelischem Stress gehören z. B.:

- psychische Belastungssituationen (Erwartungsdruck, Perfektionismus, Ängste, Depression, Überforderung, Arbeitswut („Workaholic"), Isolation/Einsamkeit)
- emotionale Reizzustände (Verliebtsein, Trennung, Scheidung, Geburt eines Kindes, Ärger, Streit, Wut, Zorn)
- berufliche Herausforderungen (Arbeitswut, Überforderung, eine Beförderung erreichen wollen, Überstunden)

WISSEN

Stress schraubt sich hoch

Stress wirkt bis zu einem gewissen Grad fördernd und anregend auf unsere Fähigkeiten (positiver Stress). Unser Organismus (Körper und Geist – Physis und Psyche) kann sich bis zu einem bestimmten Maß auf solche Stressreize einstellen, sich also anpassen und sogar gestärkt aus diesen Situationen hervorgehen. Dabei nimmt die Stresstoleranz des Organismus stetig zu, bis eine individuelle Obergrenze überschritten wird und die Stressspirale ins Negative kippt (negativer Stress). Dieser Mechanismus zeigt sich immer wieder, wenn Stressreize im Laufe der Zeit zunehmen und ohne adäquaten Ausgleich weiter auf den Organismus einwirken. Dann wirkt Stress hemmend und blockierend auf unseren Körper und vor allem auch auf den Geist und die Leistungsfähigkeit

Wir können uns also langsam an Stressfaktoren gewöhnen, und sie machen uns scheinbar nicht mehr viel aus. Doch bleiben die Auswirkungen bestehen – lediglich unsere Wahrnehmung verändert sich. Im normalen Alltag setzen wir uns immer neuen

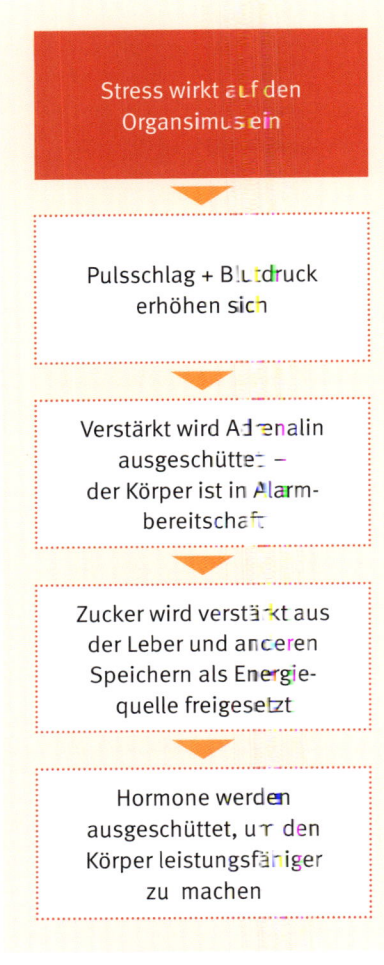

▲ Was löst Stress auf körperlicher Ebene aus?

Herausforderungen aus, die wir mit sogenannten Handlungsautomatismen sehr gut bewältigen können. Sobald sich die Aufgaben aber so anhäufen, dass wir sie als bedrohlich und negativ empfinden, beginnt dieser negative Stress, unseren Organismus zu schwächen. Man hat dann das Gefühl, immer auf dem Sprung zu sein und keine Ruhe mehr zu finden. Umgangssprachlich: „Man kommt nicht mehr runter." In diesem extrem gesteigerten Erregungszustand verbraucht der Körper enorme Mengen an Energie. Verläuft diese Stressspirale chronisch weiter, nehmen körperliche Erschöpfungszustände stetig zu und die Anfälligkeit für körperliche Beschwerden steigt deutlich an. Diese Flucht in körperliche Krankheit ist dann häufig die letzte Möglichkeit des Organismus, sein Recht auf Ruhe und Entspannung – also ausgleichende Erholung von Stress – durchzusetzen. Auf permanent einwirkende äußere Stressreize reagiert der Organismus also zuerst körperlich.

Die drei Stressphasen

Die erste körperliche Reaktion auf Stressreize heißt „Alarmphase". Der Körper ist in Alarmbereitschaft versetzt, in der er vermehrt über Energie, Kraft und Ausdauer verfügt. Diese erhöhte Leistungsfähigkeit kann er natürlich nicht auf Dauer aufrechterhalten. Der Körper benötigt regelmäßige Erholungsphasen, um diese gesteigerte Leistungsfähigkeit immer wieder abrufen zu können. Diese erhöhte Leistungsfähigkeit kostet uns Energie.

In der zweiten Phase, der „Durchhaltephase", erhält der Körper bei anhaltenden Stressreizen diesen außergewöhnlichen Zustand eine gewisse Zeit aufrecht. Er kann die erhöhte Leistungsfähigkeit (noch) konservieren und abrufen. So lange, bis alle freien Energiereserven verbraucht sind.

Bleibt dieser Zustand jedoch längere Zeit erhalten, folgt unweigerlich die „Erschöpfungsphase". In dieser dritten Phase treten körperliche Beschwerden in den Vordergrund, die primär aus einer Energiearmut herrühren und die sich folgendermaßen äußern:

- Schlafmangel
- Erschöpfungsgefühl
- zunehmende Verspannung der Rückenmuskeln und der Schulter-Nacken-Muskeln
- lokale Schmerzzustände an den Muskeln oder den Gelenken
- durch Verspannungen ausgelöste schlechtere Durchblutung
- verminderte Beweglichkeit und Belastbarkeit aller Strukturen (Gelenke, Muskeln, Nerven)
- Fehlhaltungen/Schonhaltungen/Vermeidungsverhalten bei Schmerzen
- einseitige Belastungen
- gesteigertes Verletzungsrisiko
- Kopf- und Gesichtsschmerzen
- Rückenschmerzen

Stress und Rücken

Die drei Stressphasen wirken sich auch auf die Wirbelsäule aus und es treten Fehlsteuerungen, Fehlfunktionen oder auch Schmerzen auf.

Alarmphase

Die Wirbelsäule, die Rückenmuskeln und die versorgenden Nerven werden verstärkt aktiviert und mit Reizen geradezu bombardiert. Starke Gefühle und Emotionen fördern diese Aktivierung und potenzieren die Wirkung und die Flut der Informationen, die zur Wirbelsäule gelangt. Die Rückenmuskulatur baut Spannung auf (der Muskeltonus steigt an) und macht sich bereit für körperliche Anforderungen und Belastungen, die aber nie auf sie zukommen werden. Der Körper setzt die Muskulatur in solchen Situationen lediglich als Ventil ein, um den aufgebauten Druck auf körperlicher Ebene zu reduzieren. Diese Reaktion ist ein Relikt aus den Anfängen der Menschheit: Bedrohten etwa wilde Tiere oder Feinde einen Menschen, brauchte der all seine Kraft, um zu überleben. Er hatte meist zwei Möglichkeiten: kämpfen oder fliehen. Für beides benötigte er sehr schnell, sehr viel Energie. War der Kampf vorbei oder die Flucht gelungen, setzte eine Ruhe- und Erholungsphase ein. Sie war und ist sehr wichtig, um zu regenerieren. Aber genau das – körperliche Aktivität mit anschließender Entspannung – fehlt uns heute. Oft bleibt heute der Druck unvermindert hoch.

Durchhaltephase

Diesen aktivierten Zustand kann auch der Rücken eine kurze Zeit lang aufrechterhalten, ohne dass es zu Schädigungen oder Verletzungen kommen muss. Aber da der Körper während der gesamten Zeit arbeitet, verbraucht er seine Ressourcen. Die Folge: Energieniveau und die Leistungsfähigkeit von Muskulatur, Gelenken und Nerven nehmen beständig ab. Spätestens jetzt sollte es zu einer Phase der Erholung kommen.

Erschöpfungsphase

Wirken jedoch weiterhin Stressreize auf das Bewegungssystem der Wirbelsäule ein, kommt es im Rücken zu einer Überlastungsreaktion und die Erschöpfungsphase kommt immer näher. Sie zeigt sich durch zunehmenden Energie- und Antriebsverlust, bis es schließlich zum Einbruch der körperlichen Gesundheit kommt. Das Rückensystem zeigt die typischen Symptome:

- schmerzhafte Wirbelsäulenbewegungen,
- Gelenkgeräusche wie Knacken oder Reiben beim Bewegen,
- Ausweichbewegungen oder Schonhaltungen, um dem Schmerz aus dem Weg zu gehen.

Auch zeigt sich in dieser Phase die Muskulatur im gesamten Rücken zunehmend druckempfindlich, von der Halswirbelsäule/dem Nacken bis zum Kreuzbein. Hinzu kommen häufig Kopfschmerzen oder auch ziehende Schmerzen in den Beinen.

Solche Reaktionen lassen sich als Versuch des Körpers erklären, Spannungen abzubauen. Vor allem bei fehlendem körperlichem Ausgleich (z. B. Sport, Wandern oder Spazierengehen) sind körperliche (somatische) Reaktionen besonders häufig.

Viele verschiedene Nerven versorgen und steuern die Wirbelsäule. Sie stellen eine direkte Verbindung zum Gehirn (als Teil des zentralen Nervensystems) und damit auch zu unserem Gefühlsleben her. Lokale Fehlfunktionen der Wirbelsäule (wie eine Gelenkstörung oder Muskelverspannung) und psycho-emotionale Faktoren beeinflussen sich also wechselseitig. Wer Schmerzen hat, der fühlt sich nicht besonders gut und gehört vorübergehend nicht zur Spaßgesellschaft. Daraus resultierende Gefühle wie Überforderung, Ängste oder Selbstzweifel lösen häufig wiederum körperliche Reaktionen wie Schmerzen aus, die aus dem zentralen Nervensystem stammen und auch die Wirbelsäule beeinträchtigen können. Auch der Rücken ist ein Spiegel der Seele!

Wie funktioniert die Wirbelsäule?

Gewusst wie: Wer versteht, wie der Rücken und die Lendenwirbelsäule funktionieren, kann mit geeigneten Übungen seine Beschwerden bessern. Weiterer Vorteil: Mit dem nötigen Wissen vermeiden Sie Fehler in der Durchführung der Übungen und mögliche Überlastungen, und Sie können das Training und z. B. die Thermoanwendungen richtig einsetzen.

Knochen für Knochen sorgfältig geplant

Der menschliche Körper ist ein kompliziertes und erstaunlich effektives Konstrukt. Jede noch so winzige Kleinigkeit, jedes Zusammenspiel einzelner Bauteile ist sinnvoll geplant und erfüllt wichtige Aufgaben im Funktionsablauf des Gesamtgefüges. Wer ein wenig über die Lendenwirbelsäule weiß (Aufbau, Mechanik), versteht, wie Probleme entstehen. Zudem kann er erkennen, wie er Schmerzen oder Funktionsstörungen effektiv begegnen kann. Ein paar allgemeine Zahlen zeigen, wie komplex die Konstruktion und Funktionsweise dieses meisterlichen Bauwerks tatsächlich ist:

- Anzahl der Knochen: 215 (Das Gewicht der Knochen hat einen Anteil von etwa zehn Prozent des Körpergewichts.)
- Kleinster Knochen: Steigbügel im Ohr mit einer Länge von zwei bis drei Millimetern
- Größter Knochen: Oberschenkelknochen mit einer Länge von bis zu 47 Zentimetern und einer Tragkraft von bis zu 1,6 Tonnen
- Anzahl der Muskeln: 640 (Sie haben einen Anteil am Körpergewicht von etwa 40 bis 50 Prozent.)
- Anzahl der Handknochen: je 27
- Anzahl der Fußknochen: je 26
- Länge aller Nervenfasern (hintereinandergelegt): 768 000 Kilometer (Entspricht etwa der Strecke Erde – Mond – Erde.)
- Länge des Blutgefäßsystems: etwa 90 000 Kilometer
- Lungenoberfläche: mehr als 150 Quadratmeter

Und: Das sind nur die ersten Schlagzeilen der Hitliste in der langen Legende des Körperbaus und der Funktionslehre.

Die Wirbelsäule

Die Wirbelsäule besteht insgesamt aus 24 Wirbeln, dem Kreuzbein sowie dem daran anschließenden Steißbein. Zwischen den Wirbeln, die alle untereinander mit je zwei Gelenken (jeweils rechts und links, oben und unten am Wirbelkörper) verbunden sind, liegen die Bandscheiben. Wirbelgelenke und Bandscheiben im Verbund gewährleisten die enorme Beweglichkeit und Flexibilität der gesamten Wirbelsäule.

Die wichtigsten Bestandteile der Wirbel sind: Wirbelkörper, die Dornfortsätze (sie zeigen nach hinten) und die Querfortsätze (die nach rechts und links vom Wirbelkörper weg zeigen). An diesen Querfortsätzen liegen auch die sogenannten Zwischenwirbelgelenke, die jeweils zwei Wirbelkörper beweglich miteinander verbinden. Diese filigranen Gelenke sind für die ausgeprägte Gesamtbeweglichkeit der Wirbelsäule verantwortlich. Zwischen den Wirbelkörpern liegen die Bandscheiben. Sie dienen der Wirbelsäule als eine Art Airbag oder Stoßdämpfer und helfen dabei, von außen einwirkende Kräfte zu reduzieren. Die Bandscheiben schaffen das unter anderem dadurch, dass sie die Kräfte auf eine größere Fläche verteilen und darüber die Belastung auf einzelne Punkte mindern. Weiterhin tragen sie zu einer besseren Beweglichkeit der Wirbelsäule bei.

Zwischen den einzelnen Wirbeln, unter den Querfortsätzen gelegen, liegen knöcherne „Lücken". Durch sie treten Nerven aus, die vom Rückenmark in die Arme, den Rumpf und in die Beine ziehen, um dort die Muskulatur und andere Organe zu versorgen. Nerven

▶ So ist unser Rückgrat aufgebaut.

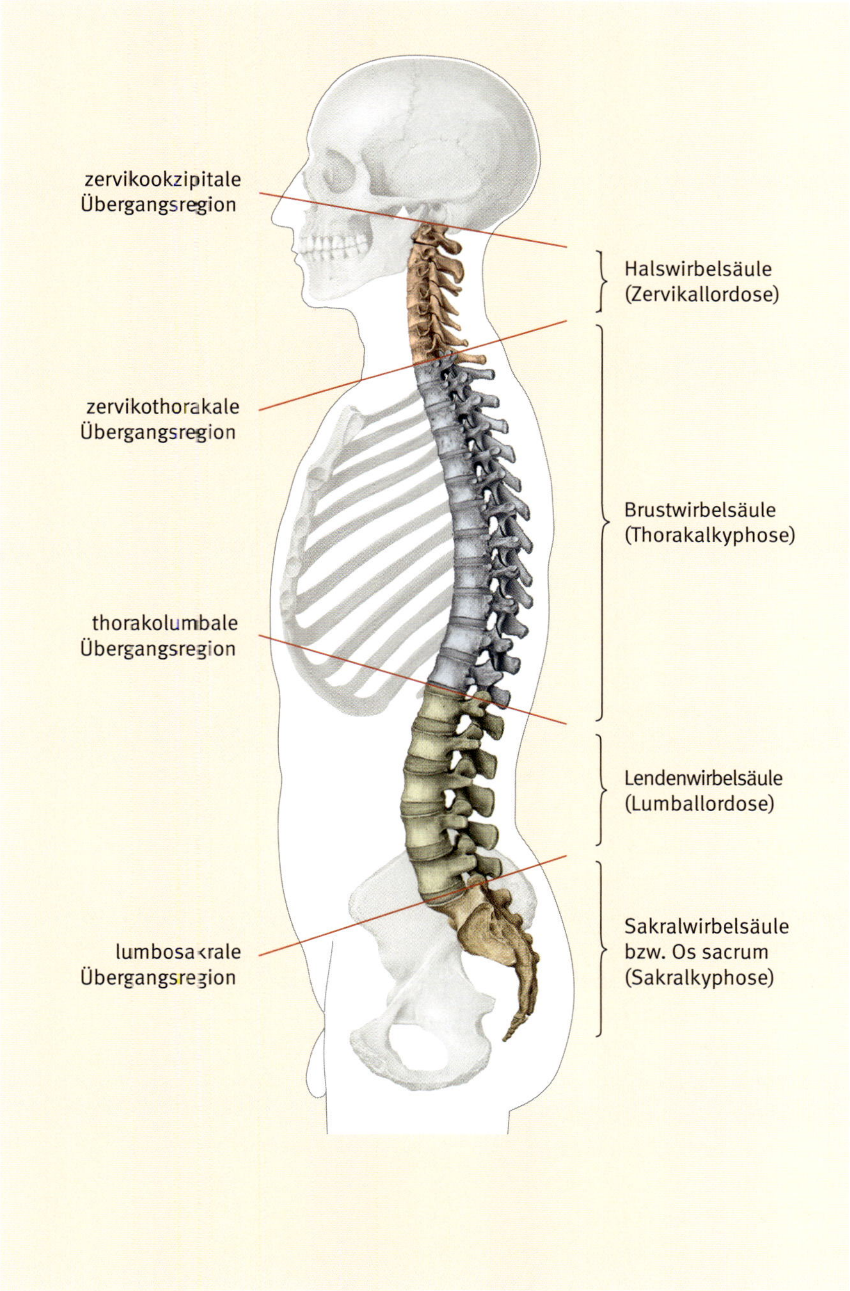

zervikookzipitale Übergangsregion

zervikothorakale Übergangsregion

thorakolumbale Übergangsregion

lumbosakrale Übergangsregion

Halswirbelsäule (Zervikallordose)

Brustwirbelsäule (Thorakalkyphose)

Lendenwirbelsäule (Lumballordose)

Sakralwirbelsäule bzw. Os sacrum (Sakralkyphose)

Aus: Schünke M, Schulte E, Schumacher U. Prometheus. LernAtlas der Anatomie. Allgemeine Anatomie und Bewegungssystem. Illustrationen von M. Voll und K. Wesker. 2. Aufl. Stuttgart: Thieme; 2009.

übertragen Informationen, z. B. den Befehl, dass der Arm gehoben oder ein Finger gekrümmt werden soll. Sie sind quasi die Datenautobahnen des Körpers. Für die Wirbelsäule sind Wirbel und Bandscheiben die wichtigsten Teile. Bei ihnen liegen auch meist die Ursachen für Beschwerden der Lendenwirbelsäule. Denn: Der untere Teil der Wirbelsäule ist im Alltag sehr großen Kräften ausgesetzt. Deshalb haben diese Strukturen ein erhöhtes Verletzungsrisiko und entwickeln häufig Funktionsstörungen.

Elemente der Wirbelsäule

Ein Bewegungssegment besteht aus zwei Wirbelkörpern und der dazwischenliegenden Bandscheibe. Diese kleine funktionelle Einheit ist für die Beweglichkeit der Lendenwirbelsäule (und auch der restlichen Wirbelsäule) zuständig. Die Bandscheibe dient als „Puffer" für Zug und Druck, wie sie z. B. bei Bewegungen des Oberkörpers nach vorne oder hinten (beim Bücken oder nach hinten neigen) entstehen. Sie besteht aus einem äußeren Faserring und einem innen gelegenen Kern. Der Faserring ist aus mehreren Schichten aufgebaut, ähnlich einer Zwiebel. Er sorgt dafür, dass der Bandscheibenkern an Ort und Stelle bleibt und seiner Aufgabe (Kraftverteilung) nach-

▶ Ein Querschnitt durch ein Element der Wirbelsäule zeigt den Aufbau.

kommen kann. Der Kern bewegt sich innerhalb des Faserrings abhängig von den einwirkenden Kräften in alle Richtungen und verteilt dadurch die auftretenden Kräfte optimal auf die knöcherne Fläche der Wirbelkörper. Wird jedoch der Bandscheibenkern durch einseitige Haltungen oder Aktivitäten immer wieder in dieselbe Richtung verlagert, führt diese einseitige Beanspruchung mit der Zeit zu einer Überlastung und möglicherweise auch zu einer Schädigung des Bandscheibengewebes. Rückenschmerzen sind dann die Folge einer Bandscheibenverlagerung oder – noch schlimmer – eines Bandscheibenvorfalls.

Die Nerven

Zwischen den einzelnen Wirbeln treten jeweils paarig (rechts und links) die sogenannten Spinalnerven aus. Sie sind unter anderem für Bewegun-

gen (Motorik) und für Empfindungen (Sensibilität) zuständig. Sie liefern uns Informationen über die Position des Körpers im Raum und ermöglichen eine angepasste Bewegungsantwort auf die äußeren Bedingungen. Die austretenden Nerven verlaufen eng an den knöchernen Elementen (Rückenmarkskanal, Wirbelkörper und Querfortsatz mit den Gelenkfortsätzen) entlang. Einseitig verlagerte Bandscheiben sowie Störungen an den Zwischenwirbelgelenken können diese Nerven reizen und irritieren. Wenn Wirbelgelenke oder Bandscheiben nicht optimal funktionieren, kann sich dies negativ auf das Nervensystem auswirken.

Reizbare Stellen

Immer, wenn zwei Strukturen eng miteinander verknüpft sind oder nebeneinander verlaufen, können sie

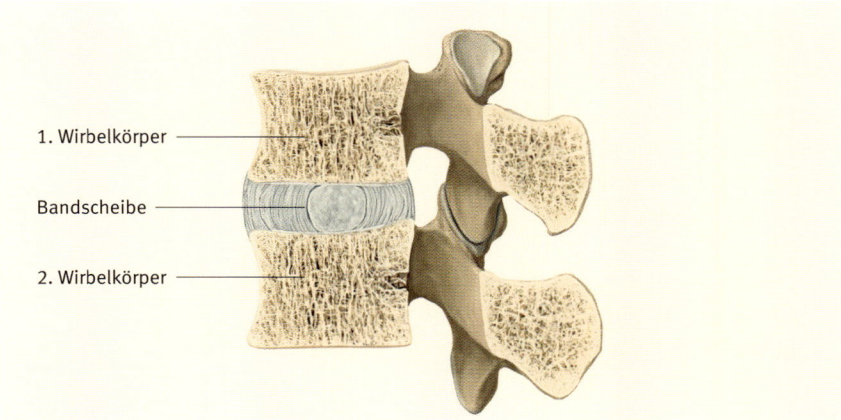

1. Wirbelkörper

Bandscheibe

2. Wirbelkörper

Aus: Schünke M, Schulte E, Schumacher U. Prometheus. LernAtlas der Anatomie. Allgemeine Anatomie und Bewegungssystem. Illustrationen von M. Voll und K. Wesker. 2. Aufl. Stuttgart: Thieme; 2009.

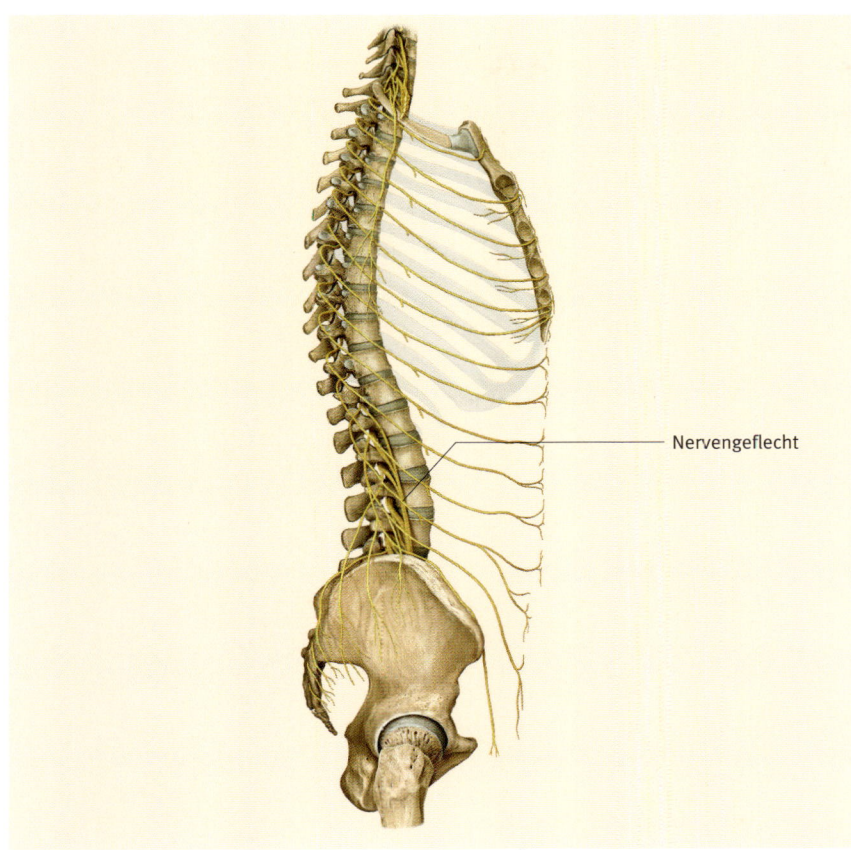

Nervengeflecht

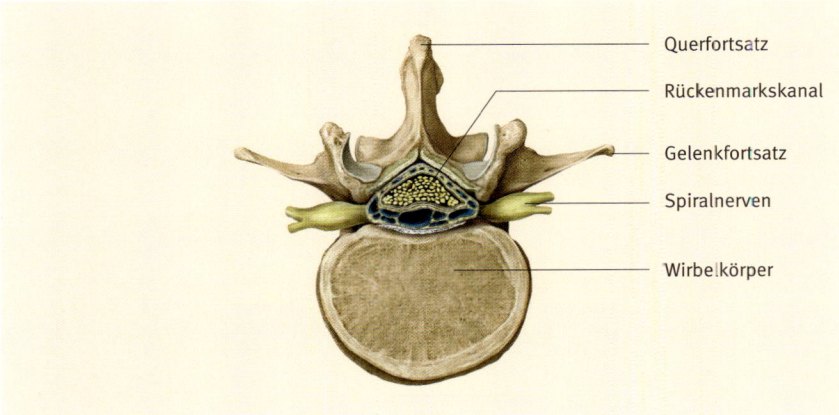

Querfortsatz

Rückenmarkskanal

Gelenkfortsatz

Spiralnerven

Wirbelkörper

Aus: Schünke M, Schulte E, Schumacher U. Prometheus. LernAtlas der Anatomie. Allgemeine Anatomie und Bewegungssystem. Illustrationen von M. Voll und K. Wesker. 2. Aufl. Stuttgart: Thieme; 2009.

◄ Zwischen den Wirbeln treten die Nerven aus. Was Beschwerden machen kann, wenn z. B. ein Knochen an den Nerven reibt.

sich mechanisch, z. B. durch Reibung, gegenseitig beeinflussen. Das ist deutlich in nebenstehenden Abbildungen zu sehen: Wir sehen von oben auf den Wirbelkörper, auf dem sich noch eine Bandscheibe befindet, die bei Verlagerung nach hinten außen die abgebildeten Nerven reizen kann. Eine solche Bandscheibenvorwölbung oder ein Bandscheibenvorfall können auch Entzündungen des Nervs auslösen. Es entstehen örtliche Schmerzen, die bis in die Beine ausstrahlen können. Solche Nervenreizungen treten recht häufig auf und sind meist Hinweise auf eine ernsthafte Veränderung an der Wirbelsäule.

Die Mechanik der Teile

Um weitere mögliche Störungen an der Lendenwirbelsäule zu verstehen, ist ein kleiner Ausflug in die Welt der Mechanik hilfreich. Die Mechanik (beim Menschen spricht man von Biomechanik) beschreibt das Bewegungsverhalten der einzelnen Bausteine aufgrund einwirkender Kräfte untereinander und auch zueinander.

◄ Wer auf einen Wirbel sieht, erkennt, wie die Nerven miteinander verbunden sind.

Wie bewegt sich eigentlich die Lendenwirbelsäule im Alltag?

Bewegung	Medizinische Bezeichnung	Erklärung
Beugung	Flexion	Nach vorne beugen: Diese Bewegung wird eingesetzt, um z. B. einen Gegenstand vom Boden aufzuheben oder um die Schuhe anzuziehen.
Streckung	Extension	Nach hinten strecken: Diese Bewegung brauchen wir, um uns z. B. aus der Bauchlage aufzurichten oder ein T-Shirt anzuziehen.
Seitneigung	Lateralflexion	Zur Seite neigen: Wir bewegen uns in diese Richtung (im kleinen Umfang), wenn wir unser T-Shirt seitlich in die Hose stopfen, die Hose an der Seite nach oben ziehen oder Gegenstände, wie eine Einkaufstasche, einseitig anheben und tragen.
Drehung	Rotation	Sich drehen: Drehbewegungen sind im Alltag häufig. Allein beim Sich-Umdrehen, um nach einem freien Parkplatz oder nach dem Kollegen in der Mittagspause zu sehen, wird der gesamte Oberkörper mitgedreht und die Bewegung der Rotation findet in der Lendenwirbelsäule statt.

WISSEN

Gerade Kombinationsbewegungen belasten

Besonders gefährdet ist unsere Lendenwirbelsäule bei Kombinationsbewegungen. Also wenn wir uns nach vorne beugen und gleichzeitig noch auf eine Seite drehen. Dann tritt die Bandscheibe besonders auf den Plan und versucht, diese kurzfristige doppelte Belastung bestmöglich zu verteilen – zu neutralisieren. Normalerweise ist unser Körper bestrebt, die Bandscheiben möglichst in der Mitte zu belasten. Das ist bei Kombinationsbewegungen nicht der Fall, weshalb es hier besonders schnell zu Störungen oder Verletzungen kommen kann.

Die Biomechanik erklärt die normalen mechanischen Verhältnisse und macht auch deutlich, wie Störungen entstehen können. Genauso gibt sie Hinweise darauf, wie Störungen wieder abgestellt werden können.

Die Lendenwirbelsäule ist bei sehr vielen Bewegungen und Aktivitäten im Alltag beteiligt. Belastungen bekommt die Lendenwirbelsäule permanent ab, auch wenn wir keine Bewegungen durchführen (z. B. still sitzen). Wenn wir uns bewegen, dann wird z. B. beim normalen Gehen die Lendenwirbelsäule in einer Drehbewegung (Rotation) bewegt. Diese Bewegung ist im Normalfall für die Bandscheiben von Vorteil, da sie durch diese kleine und sanfte Bewegung besser mit Nähr- und Baustoffen versorgt werden.

Diese Alltagsbewegungen kommen so häufig und regelmäßig vor, dass wir sie nicht mehr bewusst vollziehen. Wir denken nicht mehr darüber nach, sondern tun es einfach. Wir bewegen uns und die Lendenwirbelsäule bewegt sich mit. Diese Bewegungen sind für die Gesundheit der Lendenwirbelsäule förderlich und führen zu einer Stärkung von Muskeln und Gelenken.

Wie verteilt der Körper seine Belastungen?

Im Idealfall sind wir den ganzen Tag unterwegs – stehen, rennen, hüpfen, treten in die Pedale. Unsere Körperhaltungen sind dabei variabel – je nach ausgeübter Aktivität. Abwechslungsreiche Haltungen ermöglichen unserem Körper, Belastungen besser zu verteilen.

Haltung bewahren – und wechseln

Nähmen wir nur eine einzige Körperhaltung ein, wäre das sehr belastend für alle beteiligten Strukturen, und die „Haltbarkeit" unseres Körpers wäre zudem sehr begrenzt. Die Körperhaltung wird von jedem Menschen automatisch an eine Handlung oder eine Aktivität gekoppelt und angepasst: Stellen Sie sich vor, Sie müssten sich in Ihrer Arbeitshaltung abends auf dem Sofa entspannen? Allein schon bei dieser Vorstellung spüre ich einen harten Knoten in meiner Rückenmuskulatur (unten links, kurz vor dem Gesäß). Gott sei Dank haben wir mehrere Haltungen zur Auswahl. Die optimale Körperhaltung ist also ein variabler und an unterschiedliche Situationen angepasster Zustand unseres gesamten Körpers und seiner Bauteile.

Bei der Arbeit

Wir unterscheiden im Beruf stehende Körperhaltungen (z. B. bei Verkäufern im Einzelhandel), sitzende Körperhaltungen (z. B. am Schreibtisch oder an der Kasse im Supermarkt) und bewegte Körperhaltungen (häufig bei Handwerkern, Ärzten oder auch Physiotherapeuten vertreten). Je variabler eine Arbeitshaltung ist, desto geringer ist der dauerhafte Einfluss auf den Körper durch einseitige Belastung. Damit sinkt auch das schädigende Potenzial einer Körperhaltung für den gesamten Organismus.

Die Arbeitshaltung ist wahrscheinlich die, die uns die meiste Zeit im Alltag begleitet und die damit auch den größten Einfluss auf unseren Körper ausübt. Sie wirkt über den Tag.

Monotone Bewegungsabläufe sind die größte Herausforderung für unseren Körper: Wenn ein Wassertropfen konstant immer auf dieselbe Stelle unseres Körpers trifft, wird der Aufprall des Tropfens irgendwann schmerzhaft. Treffen die Tropfen hingegen stets auf eine andere Stelle unseres Körpers, können wir die Dusche durchaus genießen und als wohltuend empfinden.

Tipp

Versuchen Sie nach Möglichkeit, Ihre Arbeitshaltung zu verändern. Überraschen Sie Ihren Körper mit neuen Sitzgewohnheiten und neuen Bewegungen. Er wird es Ihnen mit mehr Beweglichkeit, belastbareren Muskeln und Gelenken und Beschwerdefreiheit danken.

In der Freizeit

Freizeit ist gelebte Entspannung und soll angenehm sein! In der Freizeit nehmen wir häufiger eine lockere und entspannte Haltung ein. Wir genießen es, nach einem anstrengenden Arbeitstag einfach nur auf dem Sofa zu lümmeln und an nichts mehr denken zu müssen. Auch nicht an die Körperhaltung. Diese Entspannungshaltungen sind meist in liegender oder sitzender Position. Und auch dabei gilt wie bereits bei der Arbeitshaltungen – eine gesunde Mischung aus allem ist auch für eine ausgeglichene Belastungsbilanz der Gelenke, Muskeln und Nerven sinnvoll. Jeder Mensch entspannt sich auf seine eigene Weise. Deshalb benötigt er auch immer eine andere Körperhaltung für seine Entspannung. Was der eine während des Liegens auf dem Sofa Entspannung nennt, macht ein anderer im Sitzen am Esszimmertisch.

TIPP

Vermeiden Sie gleich bleibende Positionen z. B. beim Fernsehen oder Lesen: Liegen Sie nicht immer auf derselben Seite, stützen Sie sich nicht immer mit demselben Arm ab. Sitzen Sie nicht immer im selben Sessel und benutzen Sie nicht immer dasselbe Kissen zum Lesen.

Welche Kräfte wirken auf die Körperhaltung?

Die gewöhnliche, also die unbewusst und permanent eingenommene Körperhaltung wirkt sich erheblich auf die Belastungen unseres Körpers im Allgemeinen und der Lendenwirbelsäule oder des Rückens im Speziellen aus. Durch die Stellung der Gelenke und der Körperregionen zueinander ergeben sich bestimmte Belastungen für Muskeln, Gelenke und Nerven. Sie resultieren aus einem Wechselspiel der von außen einwirkenden Kräfte im Verhältnis zu den von innen aufgebauten (Muskel-)Kräften, die immer dagegenhalten müssen. Von außen wirken z. B. Gewichtskräfte auf unseren Körper ein, die wir als Gegenstände heben und tragen müssen. Auch die Erdanziehungskraft wirkt ständig auf unseren Körper und wir sind stets bestrebt, ihr zu widerstehen (sonst wären aufrechtes Gehen oder eine aufrechte Haltung unmöglich).

Wohin mit der Kraft?

Bedingt durch äußere Kräfte treten Muskelkräfte bei Bewegungen jeder Art auf. Sie übertragen sich dann auf die Gelenke und bewirken dort Veränderungen als Spannungs- oder Druckkräfte. Durch diese Kraftübertragung bei der Bewegung von Armen, Beinen oder des Oberkörpers entstehen unter anderem auch Hebelkräfte, die wiederum auf die Gelenke einwirken. Ein ausgeglichenes Kraftverhältnis bedeutet im Normalfall, dass die inneren und die äußeren Kräfte gleich groß sein sollten. Der Körper trägt auch selbst dazu bei, dass das Kräfteverhältnis ausgewogen und damit gesund bleibt: Normalerweise minimiert und optimiert er Belastungen durch wechselnde Körperhaltungen. Sein Bestreben ist dabei, stets in einem ausgewogenen Gleichgewicht zu sein, um Überbelastungen einzelner Regionen zu vermeiden.

WISSEN

Niemand kann ganz still sitzen!

Absolutes Stillsitzen erfordert totale Konzentration und Kontrolle. Beobachten Sie sich, wenn Sie vermeintlich still sitzen: Sie werden einen Arm umpositionieren, das Gewicht von einer Gesäßhälfte auf die andere verlagern, ein Bein strecken und es wieder anziehen. Und diese kleinen Positionsänderungen sind auch gut: Sie helfen, Belastungen auszugleichen. Dazu trägt auch ein insgesamt gut trainiertes Muskelkorsett bei, das Belastungen reduziert.

Das Wechselspiel der Kräfte

Bei jeder Bewegung und Körperhaltung wirken vielfältige Kräfte auf unseren Körper ein. Das alleinige Stehen oder Sitzen, also die normale Haltearbeit des Körpers (auch Körperhaltung genannt), belastet bereits unsere Gelenke und führt im Laufe der Zeit zu Belastungsveränderungen und zu sogenannten Abnutzungserscheinungen. Belastungsbedingte Abnutzungserscheinungen machen sich über vielfältige Symptome bemerkbar, z. B. Schmerzen oder auch Gelenkgeräusche bei der Bewegung. Die häufigste Abnutzungserscheinung ist die Arthrose. Gelenke, die mit einer Arthrose behaftet sind, verändern sich zunehmend: Sie verändern ihre Form durch den Abrieb von Knorpel und Anbau von knöchernen Strukturen. Sie ändern ihre Beweglichkeit und damit auch ihre Funktionalität. Bei allen negativen Veränderungen muss aber gesagt werden: Abnutzungserscheinungen gehören zum Leben. Sie treten noch deutlicher auf, wenn Körperhaltung und Muskelspannung nicht optimal eingestellt sind. Gleichwohl: Eine einzige normale oder richtige Körperhaltung gibt es nicht. Jeder Mensch hat seine individuell optimale Haltung, die die Belastungen auf den Organismus minimiert. Und diese optimale Haltung ist im besten Fall sehr variabel und vermeidet dadurch Einseitigkeiten.

Ich bin, wie ich wuchs

Eine individuelle Haltung ist abhängig von verschiedenen Faktoren, z. B. der Körpergröße, der Arm- und Beinlänge sowie dem Körperbau. Weitere Abhängigkeiten ergeben sich aus der Funktionsfähigkeit der Muskulatur (der Kraft und Ausdauer) und des allgemeinen Trainingszustands. An den natürlichen Größen wie Arm- oder Beinlänge sowie am Längenverhältnis zwischen Oberkörper und Unterkörper (Proportionen) können wir nichts ändern. Sie sind überwiegend genetisch vorgegeben, wir sind, wie wir sind. Das bedeutet gleichzeitig (im Sinne der Mechanik): Wir haben keinen Einfluss auf die Länge der Hebel unseres Körpers, mit denen wir uns bewegen und die Gelenke nutzen und belasten. Aber: Wir können die Bewegungskontrolle dieser Hebel durch die Muskulatur und das erforderliche Zusammenspiel mit den Nerven sowie die Gelenkfunktionen verbessern. Wer die Muskelkontrolle verbessert, z. B. durch Training der Kraft oder der Ausdauer, wird auch einzelne Muskelgruppen bei Bewegungen besser koordinieren können. So werden auch die Hebel besser kontrolliert und der Rücken wird weniger belastet. Das Ziel lautet: Verbessern Sie die funktionellen Gegebenheiten und entlasten Sie damit den Körper. Mehr Kraft, Ausdauer oder Beweglichkeit helfen.

Ich bin, wie ich lebe

Unsere Körperhaltung muss sich an die unterschiedlichen Aktivitäten in unserem Alltag anpassen. Man kann auch sagen, dass die Körperhaltung ein situationsabhängiger und aktivitätsabhängiger Zustand des Körpers ist. So ergeben sich viele mögliche, „normale" Körperhaltungen, die gut für uns sind – solange sie nicht dauerhaft bestehen. Wir wissen heute auch, dass eine Belastung durch äußere Kräfte – selbst wenn es sich immer um dieselben oder ähnliche Belastungen handelt – immer wieder anders auf uns wirken kann. Wir bewegen uns nämlich nicht immer auf dieselbe Weise, sondern passen uns an. Ein Beispiel: Das Heben eines Wäschekorbs variiert abhängig davon, wo der Korb steht. Die Hebearbeit ist eine andere, wenn Sie den Korb vom Boden oder von einem Hocker anheben. Auch ist die Art und Weise des Hebens immer abhängig von einer Vorbelastung: Wenn ich einen Muskelkater vom Training habe, werde ich den Wäschekorb anders anheben als sonst. Ein weiterer Unterschied in der Belastung besteht im Inhalt des Korbes: Liegt viel Wäsche darin oder wenig – ist die Wäsche nass oder trocken? Danach entscheide ich auch, ob ich viel oder wenig Kraft (Vorinnervation der Muskulatur) benötige. Damit sind auch die Belastungen, die dabei in unserem Körper, an den Gelenken und auch an den Muskeln, auftreten, sehr unterschiedlich.

Wenn die Lendenwirbelsäule schmerzt

Nichts ist zermürbender, als Beschwerden mit unklarer Ursache zu haben. Wer schon einmal Schmerzen im unteren Rücken hatte, für die es keine Erklärung gab, kennt das ungewisse Gefühl. Es nagt an uns und macht uns unsicher. Zu gerne möchten wir Klarheit über das, was uns den ganzen Tag quält – damit wir etwas dagegen tun können.

Grundsätzlich existieren für die häufigsten Beschwerden am Bewegungsapparat, so auch für die Lendenwirbelsäule, zwei Arten von Symptomen: Schmerz und Bewegungseinschränkung.

Gruppen von Beschwerden

Gerade bei Beschwerden in der LWS klagen Betroffene über Schmerzen des unteren Rückens, oder über Bewegungseinschränkungen der LWS bis hin zur Steifigkeit. Manchmal treten die beiden Symptome auch kombiniert auf: Je nachdem, welches der Symptome im Vordergrund steht, kann man zwei weitere Beschwerdegruppen aufzeigen, die beide Hauptsymptome in unterschiedlicher Reihenfolge in sich vereinen. In diesen beiden zusätzlichen Gruppen finden sich auch meistens die wieder, die sich nicht einer der beiden ersten Gruppen zuordnen konnten. Diese zwei Gruppen mit bestehendem Schmerz und Steifigkeit stellen meist komplexere Gesundheitsprobleme dar, als es bei den beiden ersten Gruppen der Fall ist.

Was ist ein LWS-Syndrom?

Der Begriff „LWS-Syndrom" erklärt nicht die Ursache der Beschwerden. Er sagt lediglich aus, dass es sich bei den gefundenen Symptomen um eine Störung der Funktionsfähigkeit der Lendenwirbelsäule handelt. Einfach ausgedrückt bedeutet diese Diagnose: „Lendenwirbelsäule rundum Aua." Dabei kann es sich sowohl um eine muskuläre Störung, um eine Gelenkfunktionsstörung, eine Nervenreizung als auch um eine Bandscheibenstörung handeln. Die Suche nach Ursachen hat begonnen. Jeder Therapeut, der einen Betroffenen zur Weiterbehandlung zugewiesen bekommt, muss nun weiterführende diagnostische Schritte einleiten, um die Ursachen genauer zu ergründen. Dazu prüft und testet er die üblichen „Verdächtigen" (also die Muskeln, Gelenke und die Nerven), um daraus eine gute Therapie erstellen zu können.

Qualität des Schmerzes und Einschränkung der Beweglichkeit zeichnen die Beschwerdegruppen aus.

1. Schmerz	2. Bewegungseinschränkung	3. Schmerz und Bewegungseinschränkung	4. Bewegungseinschränkung und Schmerz
lokaler Schmerz	in eine Bewegungsrichtung	Der Schmerz ist das führende Problem.	Die Steifigkeit ist das führende Problem.
ausstrahlender Schmerz	in mehrere Bewegungsrichtungen	Eine Bewegungseinschränkung besteht zusätzlich.	Zusätzlich bestehen auch noch Schmerzen.

Jürgen, 41 Jahre

» Das Tennismatch hat mich richtig geschafft

„Ich hatte vor zwei Wochen dieses lange Tennismatch bei den Vereinsmeisterschaften. Danach hatte ich vier Tage Muskelkater, der auch nicht wirklich nachlassen wollte. Das Ziehen im Rücken hielt die ganze Woche über an und wurde immer schlimmer. Bis heute habe ich noch den leichten Schmerz im Kreuz."

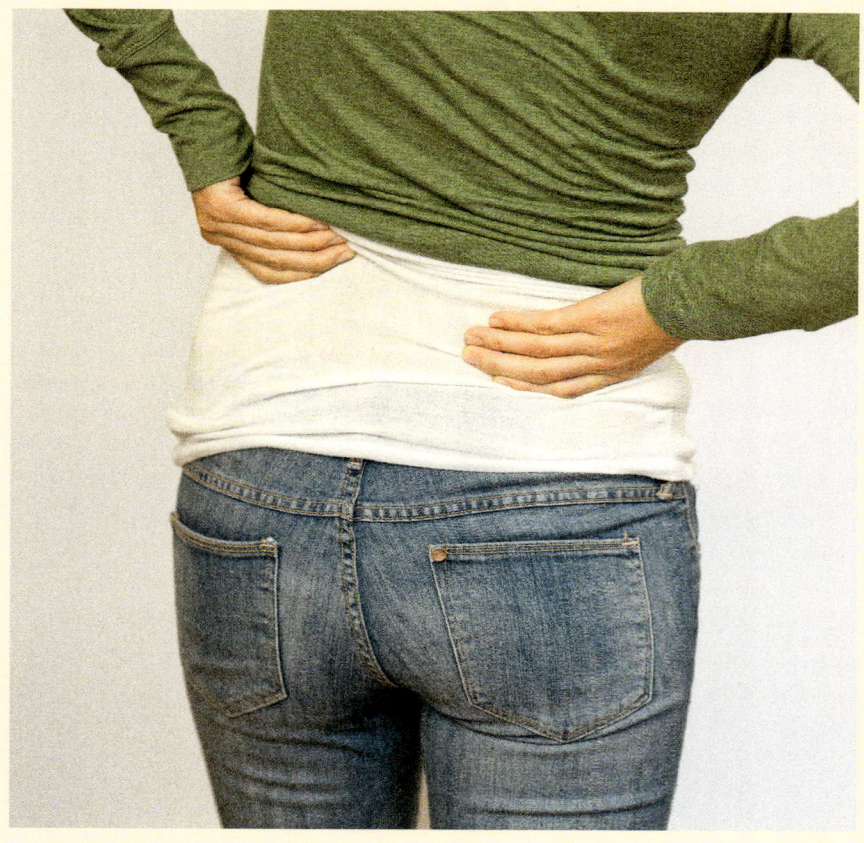

◀ Der Griff ins Kreuz folgt bei Schmerzen in der Lendenwirbelsäule automatisch.

können ebenfalls Schmerzen auslösen, die manchmal auch in die Beine
ausstrahlen. Und auch gereizte Nerven
an der knöchernen Austrittstelle können
zu ausstrahlenden Schmerzen ins Gesäß
oder in die Beine führen.

Da die Körperregionen Lendenwirbelsäule, Becken, Hüfte und Brustwirbelsäule über dieselben Strukturen direkt
verbunden sind (Muskeln und Nerven
verlaufen in diesem Körperbereich meist
über zwei Regionen), ist es sehr schwierig, die Symptome zu unterscheiden:
Denn auch die unmittelbar benachbarten
Körperregionen der Lendenwirbelsäule
werden von deren Störungen beeinflusst
und können reagieren. Schmerzen in
der Lendenwirbelsäule können z. B.
Ausweichbewegungen und Schonhaltungen verursachen, die sich auch auf
die Hüftgelenke oder die Brustwirbelsäule auswirken. Dadurch können in
benachbarten Bereichen Beschwerden
entstehen.

TIPP

**Bei bestehenden Beschwerden in
Hüfte, Becken oder Brustwirbelsäule sollte man immer auch an die
Lendenwirbelsäule als Verursacher
denken.**

Michael, 36 Jahre

» Ich war zu beschäftigt, um die unangenehme Haltung zu bemerken

„Ich wollte nur den neuen Router im
Büro an die Telefonleitung anschließen. Leider klappte das nicht so
schnell und ich war über zwei Stunden
unter meinem Schreibtisch zwischen
den Kabelsträngen gefangen. Als ich
wieder auf die Beine kam, war das Ziehen im unteren Rücken fast unerträglich und der Schmerz strahlte in mein
linkes Bein aus bis zum Knie." ▬

LWS ist nicht nur LWS

Nehmen wir verspannte Muskeln als
erklärende Ursache für ein LWS-Syndrom,
sie können mit der Zeit sehr schmerzhaft werden. Die Verspannungen lösen
einen lokalen Schmerz aus, der meist
bei Aktivität (also wenn der Muskel
arbeiten muss) stärker wird. Einseitige
Spitzenbelastungen an der Bandscheibe

Haltungen im Alltag

Stehen. Im Stehen lastet das Körpergewicht auf den Beinen (Hüfte, Becken und Knie). Der Rumpf muss sich dabei über eine ausgewogene Spannung der Bauch- und Rückenmuskeln stabilisieren.

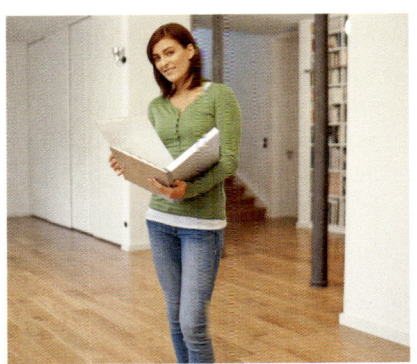

Sitzen. In der sitzenden Position liegt die Belastung eher auf der Lendenwirbelsäule und dem Becken. Die Knie tragen nichts. Die Hüftgelenke sind lediglich durch eine gleichbleibende Gelenkstellung, nicht aber durch Druckkräfte belastet.

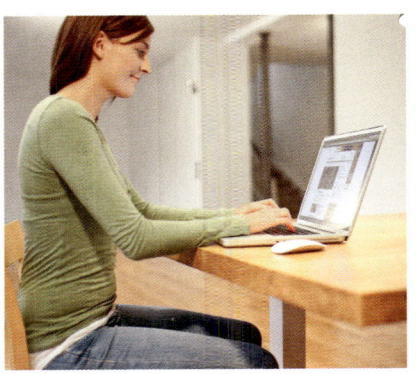

Bücken und Heben. Während des Bückens und Hebens von Gegenständen (Kiste, Möbelstück) treten hohe Kräfte durch den langen Hebel der Wirbelsäule auf. Diesen Hebel muss der Körper durch ausreichende Muskelkräfte der Bauch- und Rückenmuskeln kompensieren.

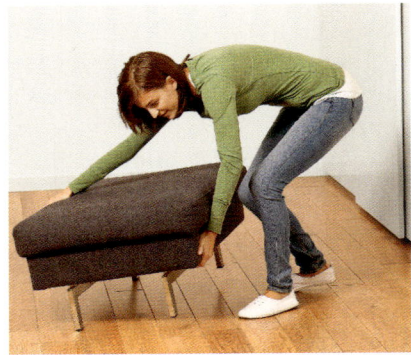

Nach vorn beugen. Die nach vorne geneigte Position, z. B. beim Abwaschen, bedeutet hohe statische Belastungen ohne Ausgleichbewegungen. Dabei verstärkt der lange Hebel der Wirbelsäule diese Kräfte im Bereich der Lendenwirbelsäule.

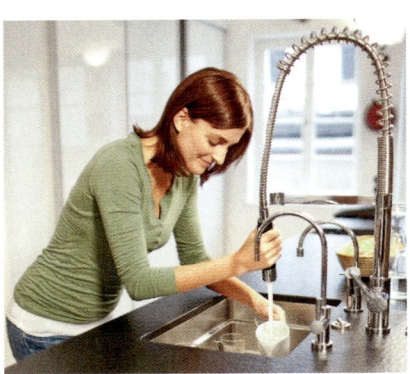

Über Kopf arbeiten. „Über-Kopf-Arbeiten" bewirken oft eine nach hinten geneigte (gebogene) oder überstreckte Wirbelsäule. Diese Position kommt im normalen Alltag eher selten vor, sodass unser Körper auch nicht besonders gut darin trainiert oder darauf vorbereitet ist.

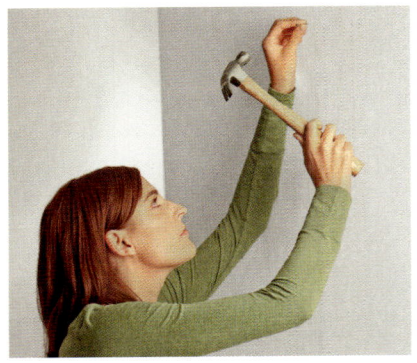

Kiste aus dem Kofferraum heben. Das Heben von Gegenständen aus dem Kofferraum bedeutet meist Hebe- und Drehbewegungen gleichzeitig und das ist problematisch, da unser Körper sich in mehrere Richtungen gleichzeitig bewegen und sich stabilisieren muss.

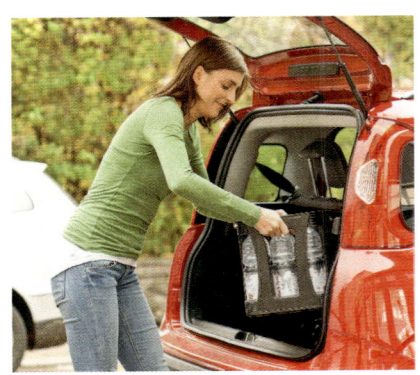

Wahrnehmung trainieren

Die drei Haltungen Stehen, Sitzen und Liegen sind die wichtigsten Positionen im täglichen Leben. Das Ziel für jede dieser Haltungen wäre: eine möglichst geringe mechanische Belastung der Körperregionen Becken, Hüfte und vor allem der Lendenwirbelsäule zu erreichen. Achten Sie bitte auf eine möglichst variable Gestaltung Ihrer Körperhaltung, sitzen, stehen und liegen Sie nie auf die gleiche Art und Weise. Bleiben Sie flexibel und machen Sie sich die eigene Körperhaltung immer wieder bewusst. Kontrollieren Sie zwischendurch genau, wie Sie sitzen, wie Sie stehen oder auch wie Sie auf dem Sofa liegen. Nur wenn Sie Ihre gewohnten Haltungen bewusst wahrnehmen, können Sie Veränderungen und Verbesserungen einleiten. Versuch macht klug! Die folgenden Übungen helfen Ihnen dabei, Ihre individuelle Körperhaltung in den Grundpositionen zu erkennen und gegebenenfalls zu verändern und anzupassen. Nehmen Sie jeweils die Ausgangsposition (Stand – Sitz – Liegen) ein und spüren Sie den Körperregionen und deren Stellung im Raum nach. Finden Sie Abweichungen aus der Mitte, können Sie sofort mit der Körperarbeit beginnen und versuchen, die einzelnen Bereiche so zu verändern, dass Sie eine Fehlhaltung korrigieren. Durch die Wahrnehmung und Erkenntnis Ihrer Haltung haben Sie die Möglichkeit zur Veränderung.

Spüren Sie Ihren Stand

Stellen Sie sich normal hin: Der Kopf steht in der Mitte, die Schulter hängen nicht nach vorn, sondern sind gerade unter den Ohren oder auch ein wenig nach hinten gezogen. Der Oberkörper ist aufrecht, das Becken steht mittig aufgerichtet oder noch leicht nach vorn gekippt. Ihre Knie sind unter den Hüften und leicht gebeugt, die Füße zeigen leicht nach außen. Spüren Sie nach, ob Sie bei sich Veränderungen bemerken:

- Wie steht der Kopf – mittig, nach rechts oder links geneigt?
- Wie stehen die Schultern? Nach vorn oder nach hinten?
- Wie steht die Wirbelsäule?
- Wie ist das Becken gestellt? Nach vorne, hinten oder in der Mitte?
- Welches Bein steht weiter vorn?
- Sind die Knie gebeugt oder gestreckt?
- Welches Bein belasten Sie mehr? Wie stehen die Füße? Zeigen die Fußspitzen nach außen?

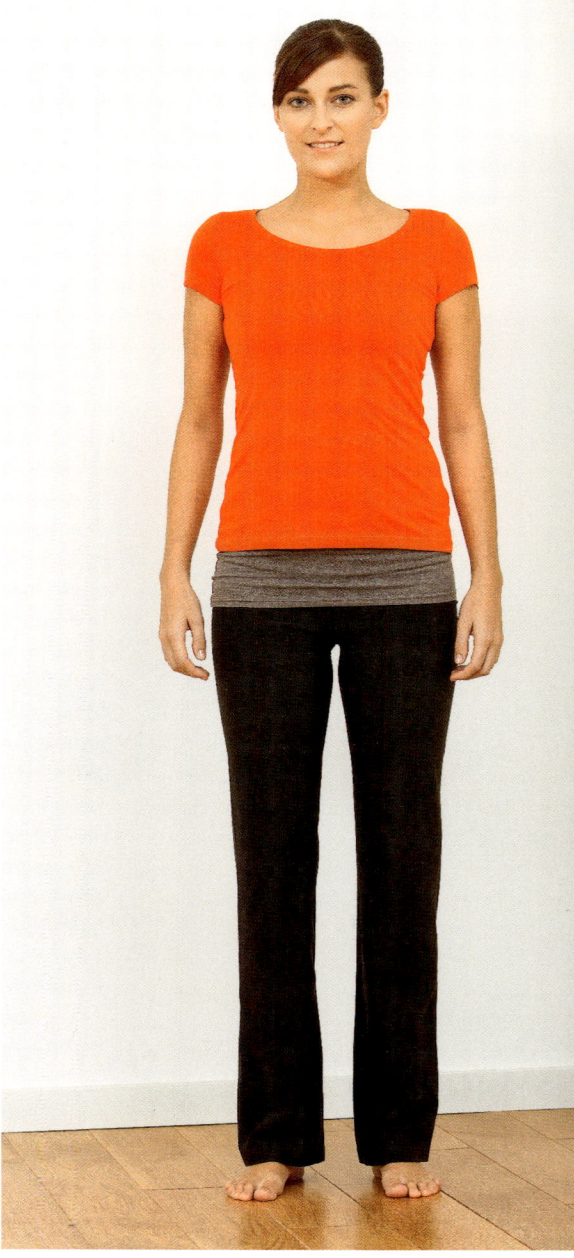

▶ Kontrollieren Sie Ihren Stand – ist alles ausgeglichen?

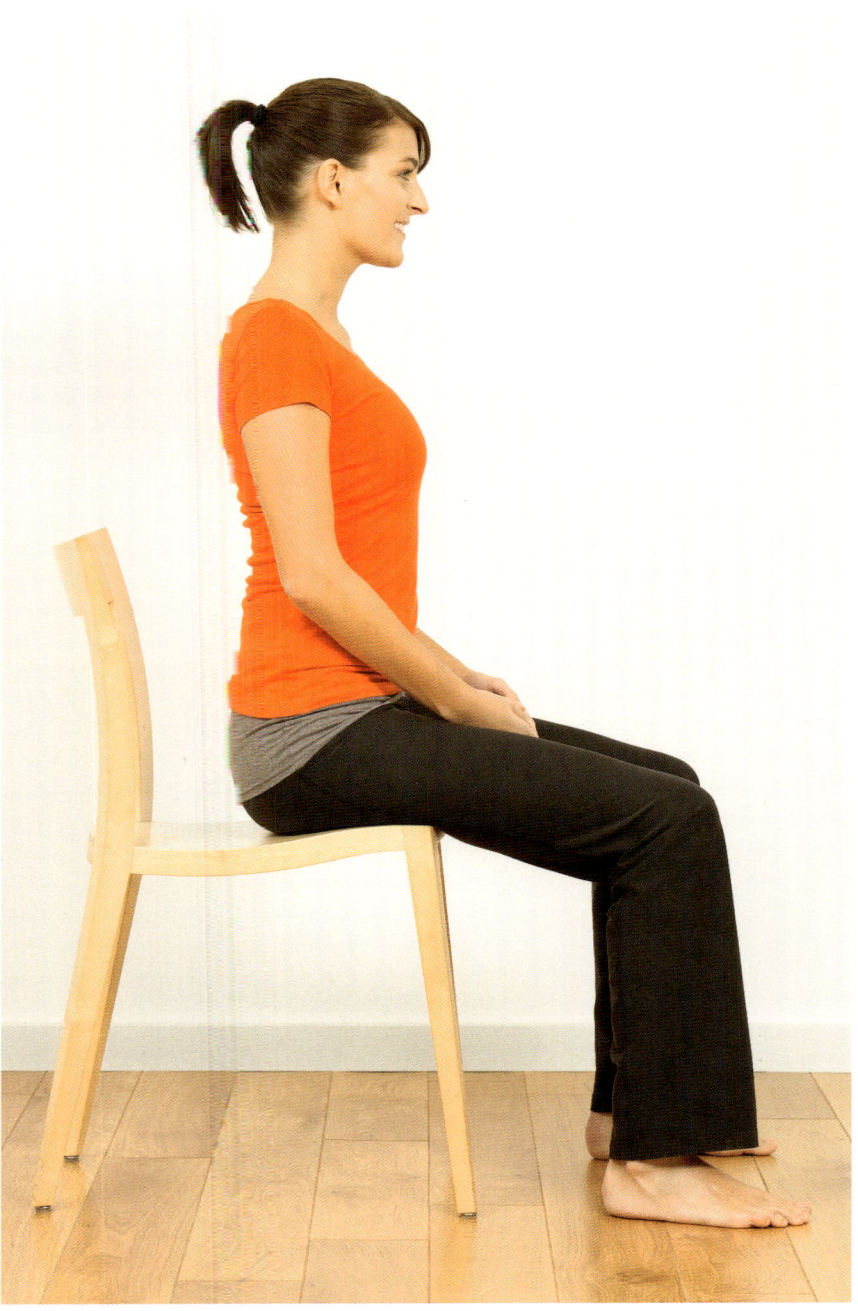

Spüren Sie Ihren Sitz

Setzen Sie sich normal hin: Der Kopf steht in der Mitte, der Blick ist geradeaus gerichtet. Die Schultern hängen nicht nach vorn, sondern sind eher zur Wirbelsäule hingezogen. Das Brustbein ist leicht angehoben, der Oberkörper aufgerichtet. Das Becken ist leicht nach vorn gekippt, die Knie sind knapp unter der Sitzfläche und die Füße stehen auf dem Boden. Spüren Sie nach, ob Sie bei sich Veränderungen bemerken:

- Ist der Kopf in der Mitte?
- Stehen die Schultern nach vorn oder nach hinten?
- Ist das Brustbein leicht angehoben?
- Verläuft die Wirbelsäule gerade und in der Mitte?
- Wie ist das Becken gestellt? Nach vorn, nach hinten oder mittig aufgerichtet?
- Sind die Knie tiefer als die Hüfte?
- Zeigen die Füße leicht nach außen?
- Stehen die Füße schulterbreit auseinander?

Spüren Sie Ihr Liegen

Begeben Sie sich in die normale Rückenlage: Suchen Sie den bestmöglichen Kontakt des Körpers mit der Unterlage. Die Hauptauflagepunkte sind Ferse, Waden, Gesäß, Schultern, Arme.

◄ Kontrollieren Sie Ihren Sitz – ist alles ausgeglichen?

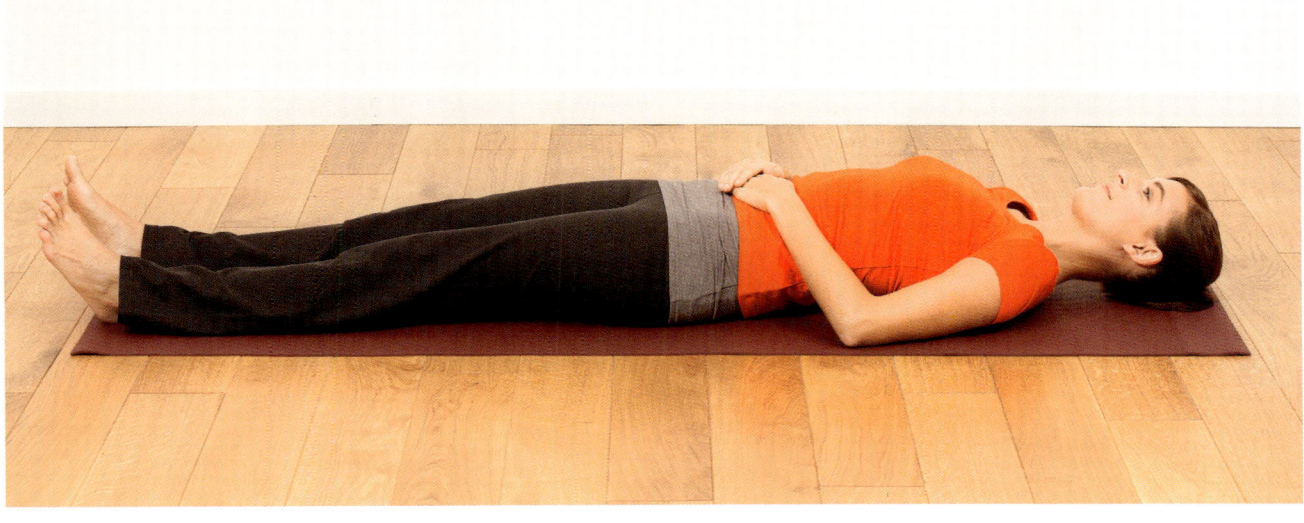

▲ Kontrollieren Sie Ihre Lage – ist alles ausgeglichen?

Halten Sie möglichst flächigen Kontakt mit der gesamten Unterlage. So bieten Sie Oberkörper und Gesäß eine optimale Unterstützungsfläche. Die Lendenwirbelsäule darf leicht nach oben gewölbt sein – sodass noch eine kleine Armee Ameisen darunter durchlaufen könnte. Spüren Sie nach, ob Sie bei sich Veränderungen bemerken:

- Wo spüren Sie die Hauptauflagepunkte?
- Gibt es Körperbereiche, die keinen Kontakt zum Untergrund haben?
- Spüren Sie den Druck der Waden auf der Unterlage?

- Wie liegt das Gesäß auf? Mehr rechts oder mehr links?
- Haben Ihre Wirbelsäule und die Rippen Kontakt zur Unterlage?
- Wie liegen die Schultern und die Arme auf?
- In welche Richtung haben Sie den Kopf gedreht? Nach rechts, links oder zur Mitte?
- Haben Sie noch etwas Luft unter der Lendenwirbelsäule?

Finden Sie Ihre Abweichungen bei den drei Grundpositionen Stehen, Sitzen und Liegen. Das hilft Ihnen dabei, Ihre Schwachstellen zu identifizieren und Sie können gezielt dagegen antrainieren. Notieren Sie sie auf einem Blatt Papier oder kreisen Sie Ihre Abweichungen im Buch in der Abbildung ein.

Die Wahrnehmung von Abweichungen ist die Grundvoraussetzung dafür, etwas an Ihrer Gewohnheitshaltung zu verändern. Nur was Sie erkennen, können Sie bewusst ändern.

Beispiele: Ist Ihr Kopf im Sitzen z. B. vermehrt nach links gedreht, kann es sein, dass Sie eine Bewegungseinschränkung an der Wirbelsäule nach rechts haben. Ist Ihr Becken verstärkt nach vorne gekippt, ist vielleicht die Lendenwirbelsäule etwas steif in der Beugung oder die Hüftbeugemuskeln haben eine zu hohe Spannung und deshalb kann sich das Becken nicht mehr ausreichend weit nach hinten bewegen.

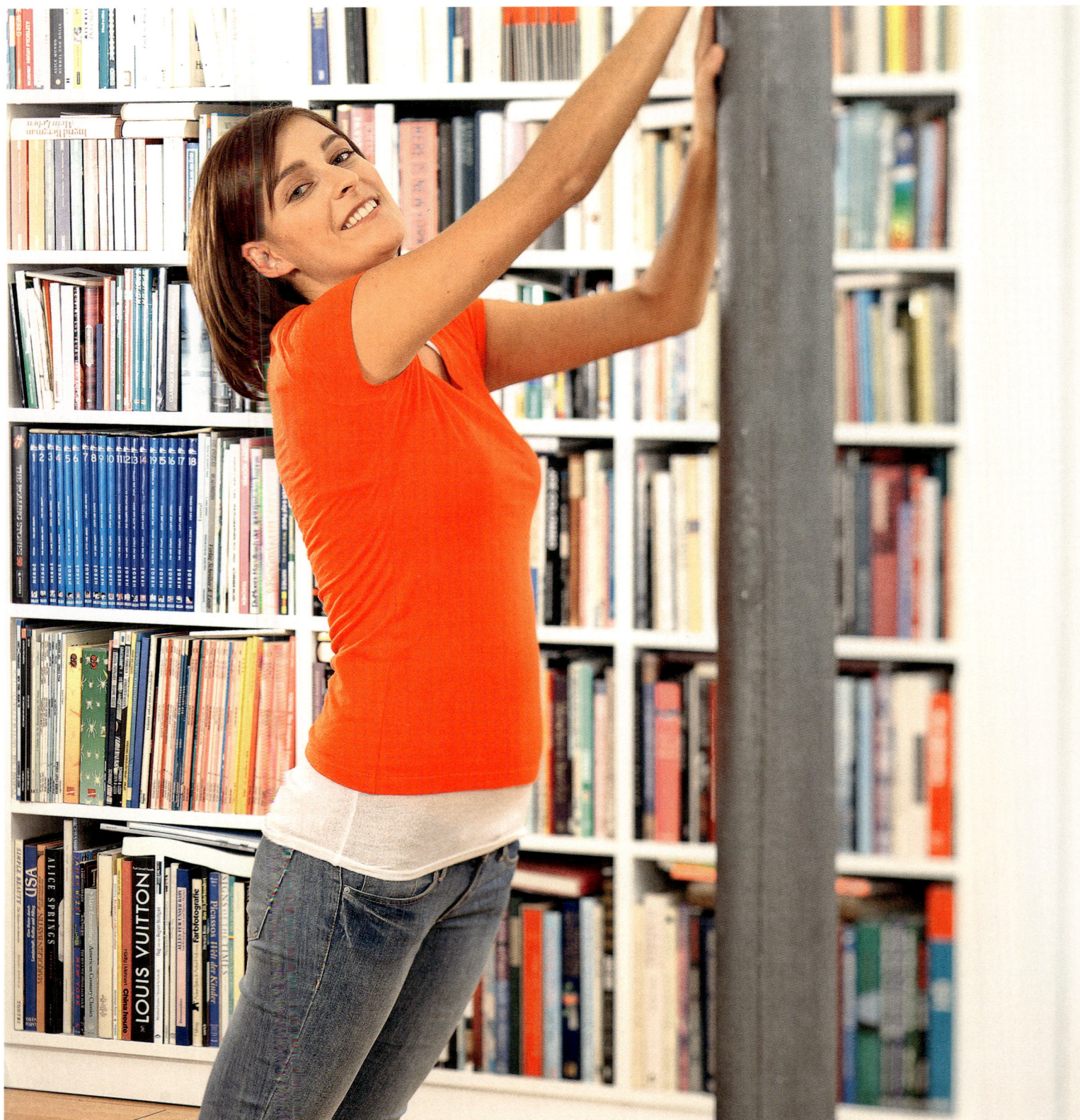

Identifizieren Sie Ihre persönlichen Schwachstellen

Bevor Sie im „normalen" Leben eine Aufgabe in Angriff nehmen, fragen Sie sich: Wo ist das Problem? Wo suche ich die Lösung? Sie machen eine Bestandsaufnahme und fragen sich dann: Wo soll es denn hingehen? Anschließend legen Sie eine Strategie fest. Das ist beim Training des Rückens ebenso.

Der große Rücken-Eigentest

Um zu erkennen, welche Ursache Ihre Beschwerden haben, benötigen Sie so viele Informationen wie möglich. Eine Hilfe für Sie ist der kurze Eigentest, den Sie in diesem Kapitel finden. Seien Sie aufmerksam und führen Sie die Tests vorsichtig, langsam und kontrolliert durch.

Testen Sie sich – und achten Sie auf sich

Durch diesen Eigentest haben Sie die Möglichkeit, ihre Beschwerden und vielleicht eingeschränkte, steife (bewegungsunfreundliche) Bewegungsrichtungen besser kennenzulernen. Sie können herausfinden, bei welchen Bewegungen Ihre Beschwerden auftreten und welche Bewegungsrichtungen Ihnen schwerfallen, Ihnen Schmerzen bereiten oder auch welche Bewegungsrichtungen Sie (im schlimmsten Fall) gar nicht mehr durchführen können. Treten bei einer oder mehreren Bewegungen Symptome wie z. B. Schmerzen, Spannung oder auch lediglich ein unangenehmes Gefühl auf, achten Sie darauf, diese nicht zu wiederholen. Die Testbewegungen sollen Ihre Beschwerden schließlich nicht dauerhaft verstärken. Es genügt, wenn Sie Ihre Beschwerden und die Veränderungen während der Testbewe-

gungen leicht wahrnehmen können. Mit dem Testergebnis können Sie sich dann gezielt den Übungsvorschlägen widmen, mit denen Sie Ihre Schwächen und die problematischen Bewegungen verbessern werden. Darüber hinaus hilft Ihnen der Eigentest im weiteren Verlauf, die erreichten Fortschritte und Verbesserungen zu erkennen und weiter voranzutreiben.

Wie ordne ich Beschwerden ein?

Die Funktionsfähigkeit der Wirbelsäule kann anhand der Strukturen beurteilt werden, die am häufigsten betroffen sind. Achten Sie dabei besonders darauf, wie sich Ihre aktuellen Symptome auslösen lassen, ob und wie sie sich verstärken oder abschwächen. Immer wenn sich die Symptome aufgrund einer Testbewegung verän-

dern (besser oder schlechter werden), haben Sie eine beteiligte Struktur in dieser Belastungskette gefunden. Die Testübungen sind so aufgebaut, dass Sie bestimmte Bauteile der Wirbelsäule gezielt und kontrolliert belasten. Treten auf die Belastung hin keine Symptome auf, hat die belastete Struktur wahrscheinlich auch nichts mit Ihren Beschwerden zu tun. So führen Sie Schritt für Schritt ein kleines Ausschlussverfahren durch, das Ihnen hilft, Ihre Beschwerden etwas besser einzuschätzen und aufgrund dieser kurzen Selbstbeurteilung einen Arztbesuch in Erwägung zu ziehen – oder auch entsprechende Übungen, die Sie in diesem Buch finden, durchzuführen. Sie überprüfen dabei zwei große Bereiche:

Gelenke und Bandscheiben. Gelenke und Bandscheiben testen Sie über eine Bewegungsprüfung. Treten bei Bewegungen Beschwerden (Schmerz oder Steifigkeit) auf, ist eine Gelenk- oder Bandscheibenstörung sehr wahrscheinlich. Die Unterscheidung, ob eher das Gelenk oder die Bandscheibe betroffen sein könnte, erfolgt über die Bewegungsrichtung. Gelenke reagieren stärker und meist deutlicher auf Drehbewegungen (Rotation) und die Bandscheiben lassen sich anhand ihrer Funktion eher über die Beugung (Flexion) und Streckung (Extension) beurteilen.

Nerven. Nerven zu testen ist etwas kniffliger. Ohne medizinisch geschulte Hilfe können Sie lediglich die schnelle Überprüfung der Spannungstoleranz vornehmen. Treten in einer Körperposition, in der eine hohe Spannung auf das Nervensystem einwirkt, die typischen Symptome auf, ist das Nervensystem als Ursache der Beschwerden anzunehmen. Der Verdacht festigt

sich, wenn sich durch typische Bewegungen – durch die eine höhere oder niedrigere Spannung im Nervensystem entsteht – auch die Symptome verändern. Denn: Das Nervensystem hat eine individuelle Toleranzgrenze für mechanische Belastungen. Im Normalfall (keine Beschwerden) toleriert unser Nervensystem alle Bewegungen unseres Körpers, ohne dabei Symptome zu zeigen. Haben wir verspannte Muskeln, steife Gelenke oder Entzündungen, bei denen sich das Gewebe ausdehnt, wird das Nervensystem durch diese Ereignisse mechanisch stärker belastet und kann neurologische Symptome wie Schmerz, Kribbeln, Taubheit oder auch Schwäche auslösen. Diese Schwelle ist die Spannungstoleranz.

Tipp

Haben Sie starke Beschwerden – die auch schon längere Zeit bestehen (länger als zehn bis 15 Tage ohne Besserung), gehen Sie bitte zu Ihrem Arzt, um schlimmere Erkrankungen oder Veränderungen am Bewegungsapparat auszuschließen.

Im Normalfall gehen wir davon aus, dass unser Körper funktioniert und damit auch die ihm möglichen Bewegungen und Belastungen leicht und locker ausführen kann. Und dass er diese Bewegungen auch aushält – ohne dass etwas kaputtgeht oder gestört wird. Ausgehend von dieser „normalen" Situation suchen Sie mit den folgen-

den Tests abweichende Empfindungen – wie zu viel Spannung, ein unangenehmes Ziehen bei einer bestimmten Bewegung oder gar Schmerzen bei den Bewegungen. Das Vorgehen ist ein mechanisches Testverfahren, bei dem Sie die Auswirkungen mechanischer Belastungen dazu nutzen, Ihre Ausgangssituation zu bewerten. Mit den Ergebnissen können Sie individuelle Lösungsstrategien für Ihr Übungsprogramm entwickeln.

Verlassen Sie sich dabei unbedingt auf Ihre Sinne und Erfahrungen. Vergleichen Sie die während der Testbewegungen auftretenden Empfindungen immer mit den Störungen oder den Schmerzen, die Sie auch im Alltag wahrnehmen: Sind sie identisch oder zumindest sehr ähnlich (z.B. fühlt sich der Schmerz bei der Testbewegung genauso an, wie der Schmerz beim morgendlichen Aufstehen?) Dann sind Sie auf der richtigen Spur, um den Übeltäter zu enttarnen.

Gleichwohl können wir einer einzelnen gestörten Bewegung aus der Testreihe leider keine einzelne Struktur (Muskel, Gelenk, Nerv) zuordnen. Meist sind mehrere Strukturen betroffen und bedürfen in der Folge unserer Aufmerksamkeit beim Training. Denn eine strukturelle Störung zieht irgendwann immer eine funktionelle Störung nach sich, betrifft also stets das Zusammenspiel mehrerer Bauteile in einer sogenannten Funktionskette.

39

Bewegungstests

Die Testverfahren zeigen Ihnen die Defizite, die Ihr Bewegungsapparat in verschiedenen Bewegungsrichtungen hat. Bitte haben Sie vor den Ergebnissen keine Angst! Wichtig ist, dass Sie die Testreihe sorgfältig durchführen, denn sie ist die Grundlage dafür, wie Sie Ihr Trainingsprogramm erstellen werden.

Prüfen Sie mit den Grundbewegungen der Lendenwirbelsäule, ob es sich bei Ihren Beschwerden um Gelenkprobleme handelt oder eine Störung der Bandscheibe infrage kommt. Die Lendenwirbelsäule kann eine Reihe grundlegender Bewegungen durchführen, die Sie durch einfaches Bewegen in die entsprechende Richtung selbst auf „normale Funktion" testen können. Liegt eine Störung der Gelenke, der Bandscheiben oder anderer Strukturen vor, macht sich dies meist durch ein gestörtes Bewegungsverhalten in eine einzige oder mehrere verschiedene Bewegungsrichtungen bemerkbar. Um die Bewegung zu beurteilen, orientieren Sie sich an den folgenden Kriterien.

Bewegungsausmaß. Sie können die Bewegung nicht bis zum Ende durchführen, weil Sie eine Steifigkeit stoppt. Dieser Bewegungsstopp tritt reflexartig auf. Sie können ihn also nicht willkürlich beeinflussen. Er ist ein Schutz Ihres Körpers vor Verletzung oder vor Schmerzen und kann als erhöhte Spannung der Muskulatur oder mechanische Steifigkeit der Gelenke auftreten.

Bewegungsqualität. Darunter fallen Ausweichbewegungen oder Schonhaltungen, die eine Bewegung als „nichtrundlaufend" erscheinen lassen können. Sie sind oft etwas feiner abgestuft und häufig auch schwerer zu entdecken. Um auch die kleinsten Schutzmechanismen bei Bewegungen erkennen zu können, benötigen Sie ein gutes Körpergefühl und sollten die Eigentests sorgfältig durchführen. Oft finden sich zusammen mit qualitativen Störungen sogenannte Ausweichmechanismen. Beispiel: Sie können Ihren Oberkörper bei der Beugung nach vorn nicht in einer geraden Bewegung nach unten bewegen, sondern Sie machen eine unbewusste Ausweichbewegung mit dem Oberkörper nach rechts. Vielleicht dreht sich auch Ihr Becken dabei nach rechts. Oder Sie haben das Gefühl, die rechte Seite könnte sich noch weiter bewegen, aber die linke Seite des unteren Rückens dreht sich ungewollt und verhindert eine weitere Bewegung.

Schmerzen bei der Bewegung. Schmerzen sind meistens ein Warnsignal vor drohender Verletzung oder Überbelastung. So möchte uns unser Körper signalisieren: „Stopp – bis hierher und keinen Schritt weiter!" Wir sind meist gut beraten, diesen gut gemeinten Hinweis zu beherzigen.

Diese drei Störungsformen sind meist Schutzmaßnahmen des Körpers, um größere Verletzungen und Schäden am Bewegungsapparat zu verhindern. Normalerweise bleiben diese Schutzmaßnahmen auch nicht für lange Zeit bestehen, sondern werden von unserem Körper wieder abgebaut. Sind jedoch hartnäckige und langwierige Funktionsstörungen vorhanden, benötigt unser Körper Hilfe von außen (ärztliche oder physiotherapeutische Hilfe), um diese Störungen effektiv und vor allem komplett beseitigen zu können.

TIPP

Die Testbewegungen eignen sich nur dann zur Eigenuntersuchung, wenn Sie die Bewegungen auch gut durchführen können. Sind die Beschwerden stark, empfiehlt sich ein Arztbesuch.

Führen Sie die Bewegungen stets aus dem Stand heraus durch, halten Sie die Knie dabei gestreckt und stellen Sie Ihre Füße jedes Mal gleich breit auf. Sie sollten sich gut merken, wie Sie die Tests durchführen. Denn mit den gleichen Bewegungstests werden Sie später immer wieder kontrollieren, ob Sie durch Ihre ausgewählten Übungen Veränderungen erreicht haben. Ein immer gleicher Bewegungsablauf macht die Ergebnisse besser miteinander vergleichbar.

Aufbau der Tests

Diese Reihe ordnet dem Achsenorgan „Wirbelsäule" die Basisbewegungen zu. In diesen Bewegungen werden zunächst mechanische Auffälligkeiten in Form von Bewegungsstörungen oder Schmerzen gesucht. Bitte beachten Sie: Die Testreihe liefert keine vergleichbaren absoluten Werte nach dem Schema: „Immer wenn ..., dann ist die eine Struktur betroffen." Vielmehr zeigt uns das Testergebnis ein Bild der momentanen Situation und der derzeitig erforderlichen Gegenmaßnahmen. Diese Resultate gelten nur für Sie, sie sind nicht auf andere Personen übertragbar.

Bewegungstests (Tests 1–4)

Sie liefern einen Überblick über Ihre individuelle Bewegungsfähigkeit und decken persönliche Schwachstellen auf:

- Test: das Beugen nach vorn
- Test: das Strecken nach hinten
- Test: das Drehen nach rechts/links
- Test: das Neigen zur Seite (rechts/links)

Diese Bewegungen treten in unserem Alltag einzeln und in Kombination auf. Gerade weil sie in alltäglichen Aktivitäten wie: Socken anziehen, sich nach der Geldbörse bücken oder vor der Haustür noch einmal umdrehen, oft vorkommen, eignen sich diese Bewegungen hervorragend als Testmodule, um Schwachstellen an der Wirbelsäule ausfindig zu machen. Weiterer Vorteil: Sie können in Ihrem Alltag immer wieder mit diesen Bewegungen kontrollieren, ob sich Ihre Beschwerden durch das Training tatsächlich verbessern.

Test für das Ileosakralgelenk

Dieser Test zeigt, ob Übungen für die Beckengelenke (Ileosakralgelenk, ISG) erforderlich sind. Störungen am ISG und an der Lendenwirbelsäule können ähnliche Symptome auslösen. Deshalb ist eine differenzierende Testreihe nötig, um Klarheit über den Übeltäter zu bekommen. Denn nur so können Sie die richtigen Übungen für sich finden. Natürlich können auch das ISG und die Lendenwirbelsäule betroffen sein. Das merken Sie daran, dass bei den Bewegungen veränderte Symptome auftreten.

Test für die Nerven

Und zuletzt verfeinern Sie den Untersuchungsgang mit einer einfachen Überprüfung des Nervensystems und seines Einflusses auf die bestehenden Symptome. Ist bei Rückenschmerzen das Nervensystem beteiligt, stehen meist ausstrahlende Beschwerden im Vordergrund, die zusätzliche Übungen erforderlich machen. Geeignet sind dazu besonders Bewegungen, die das Nervensystem in kontrollierte Bewegung bringen können. Alleinige Rückenübungen reichen dafür nicht aus. Und: Ist das Nervensystem beteiligt, erfordert das meist etwas mehr Geduld und vor allem Sorgfalt in der Übungsauswahl.

Test 1: Nach vorn beugen

Bei dieser Übung finden Bewegungen in den Gelenken statt, die meist keine großen Belastungen darstellen. Vielmehr wird dabei der Bandscheibenkern nach hinten außen verlagert und kann gegen die Nervenwurzel drücken. Das führt häufig zu ausstrahlenden Beschwerden in die Beine oder auch zu lokalen Schmerzen in der Lendenregion. Ein wichtiges Kriterium, um die Bewegung zu beurteilen, ist auch der Abstand der Finger vom Boden. Den können Sie zusammen mit einer zweiten Person und einem Maßband auch direkt messen.

Durchführung

Halten Sie die Knie gestreckt, beugen Sie den Oberkörper mit hängenden Armen nach vorn, bis Sie die ersten Symptome spüren.

Verändern sich die Symptome?

- Sie werden stärker durch Verlagerung der Bandscheibe oder durch verstärkte Reibung in den Zwischenwirbelgelenken.
- Sie werden schwächer durch eine Vergrößerung des Raumes im Rückenmarkskanal, was zu einer Entlastung der Nerven führt.

▶ Messen Sie den Abstand zwischen Ihren Fingern und dem Boden.

Auswertung

Wenn die Bewegung „nach vorn beugen" keine Beschwerden auslöst, sollten Sie die nachfolgend aufgeführten Anforderungen in den drei Beurteilungskriterien erfüllen können:

- **Bewegungsausmaß:** Sie sollten diese Bewegung so weit durchführen

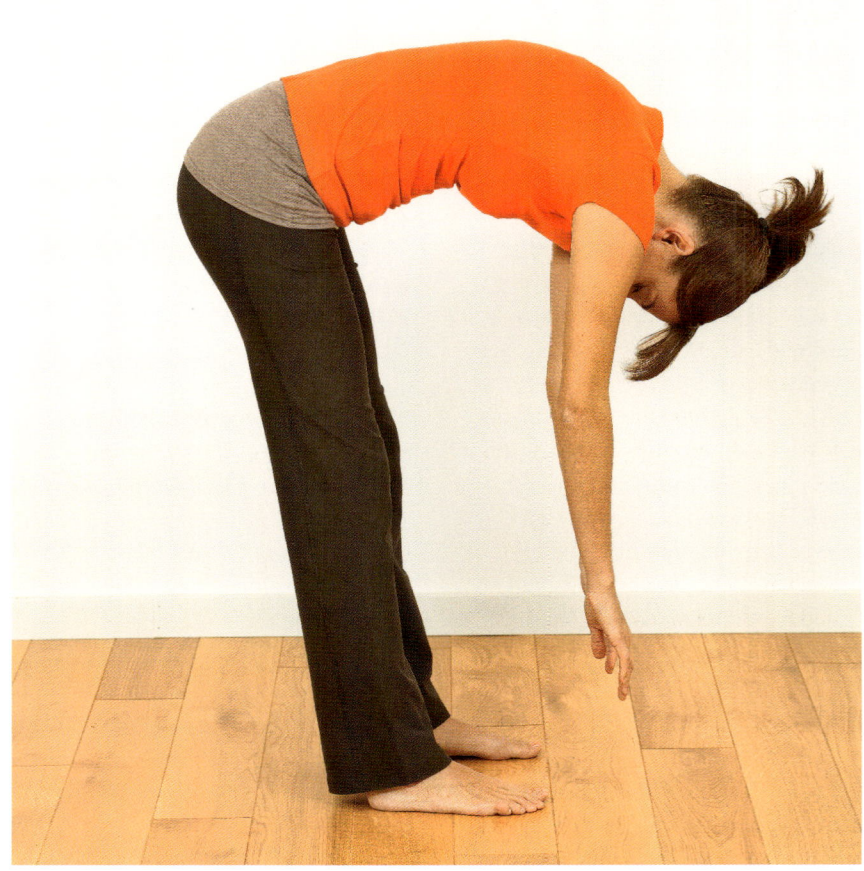

können, dass Sie Ihre Fingerspitzen über die Knie hinaus nach unten in Richtung Boden bewegen können. Im besten Fall berühren Sie mit den Fingerspitzen den Boden. Messen Sie Ihre Bewegungsreichweite mit den Fingerspitzen, die Sie über den Oberschenkel nach unten in Richtung Kniescheibe schieben. Merken oder notieren Sie sich diesen Wert. So können Sie später vergleichen und kontrollieren, ob sich die Bewegung durch die Übungen verbessert hat.

- **Bewegungsqualität:** Sie sollten den Oberkörper in einer geraden Bewegung nach vorne absenken können, ohne nach rechts oder links abzuweichen. Auch sollte der Oberkörper während der Beugung nach vorne nicht nach hinten verdreht werden.
- **Schmerzen:** Im Normalfall sollten Sie keinerlei Schmerzen bei dieser Bewegung empfinden. Treten Ihre Beschwerden besonders bei der Beugung nach vorne (Flexion) auf, ist eine Bandscheibenveränderung relativ wahrscheinlich. Kleinere Veränderungen an den Bandscheiben treten je nach Belastung der Wirbelsäule (und der Bandscheiben) immer auf und sind für sich genommen ganz normal.
- Wenn bei der Beugung Symptome auftreten, kann es sich um einen Bandscheibenvorfall handeln und Sie sollten aktiv werden, siehe S. 53.

WISSEN

Die Beugung – was passiert?

Beim Beugen oder auch bei einer eingesunkenen Sitzhaltung, z. B. am Schreibtisch, verlagert sich die Druckbelastung für die Bandscheibe durch die Wirbelkörper an der Lendenwirbelsäule nach hinten. Die Zwischenwirbelgelenke bewegen sich tendenziell auseinander.

Bei dieser Mechanik kommen die Wirbel an der Vorderseite tendenziell stärker zusammen und gehen an der Rückseite vermehrt auseinander. Diese Verlagerung der mechanischen Kräfte verursacht, dass sich der Bandscheibenkern nach hinten verlagert. Dort drückt er auf den umgebenden Faserring, was bei permanentem Druck (also wenn diese Verlagerung auf Dauer bestehen bleibt) zu einem Bandscheibenproblem (Vorwölbung oder Vorfall) führen kann. Dabei treten die typischen Bandscheibensymptome, z. B. Schmerzen, Ausstrahlungen in die Beine, pelziges oder taubes Gefühl oder Kraftlosigkeit, auf. Stehen die Zwischenwirbelgelenke gleichzeitig permanent in einer leichten Öffnung, wird sich das Gelenk an diese Situation gewöhnen und schränkt die normale Gelenkstellung in der Konsequenz mehr und mehr ein. Bewegen Sie die Gelenke dann wieder normal, kann das als eher unangenehm oder gar schmerzhaft empfunden werden. Die dabei ausgelösten Symptome betreffen eher die Gelenkbewegungen und äußern sich in einer Bewegungssteifigkeit, oder auch in einem Bewegungsschmerz, der meist bei derselben Bewegung auftritt.

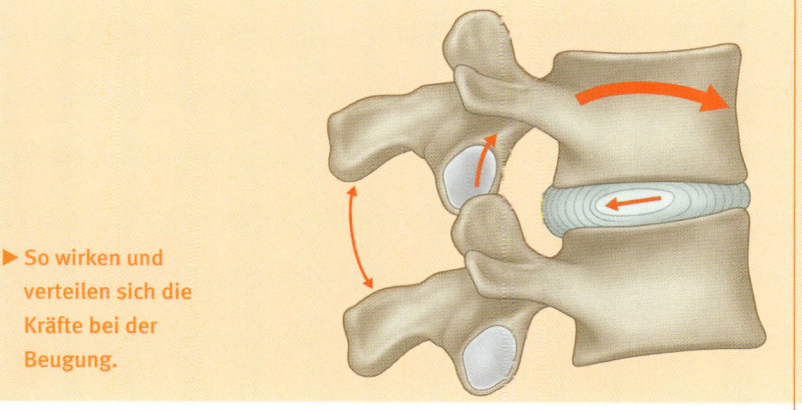

▶ So wirken und verteilen sich die Kräfte bei der Beugung.

Test 2: Nach hinten strecken

Häufig lassen sich bei typischen Bandscheibenbeschwerden die Symptome durch eine Beugung nach vorn auslösen. Die Bewegung in die Gegenrichtung reduziert diese Symptome durch eine umgekehrte Mechanik. Durch die Verlagerung der Bandscheibenkerne nach vorn wird die Nervenwurzel entlastet und die Symptome lassen nach. Gleichzeitig können aber auch durch Bewegungen in den kleinen Wirbelgelenken bei dieser Belastung Symptome ausgelöst werden. Und auch verspannte Muskeln können dabei schmerzhaft werden.

Durchführung

Halten Sie die Knie gestreckt, strecken Sie den Oberkörper mit hängenden Armen nach hinten, bis Sie die ersten Symptome spüren.

Verändern sich die Symptome?

Werden sie stärker, ist das häufig ein Zeichen für gereizte Gelenke und verspannte Muskeln. Werden sie schwächer, weist das auf eine Entlastung der Bandscheibenstrukturen hin.

Auswertung

Wenn die Bewegung „nach hinten neigen" keine Beschwerden auslöst, sollten Sie die nachfolgend aufgeführten

▶ Gerade Beschwerden der Bandscheiben zeigen sich bei diesem Test.

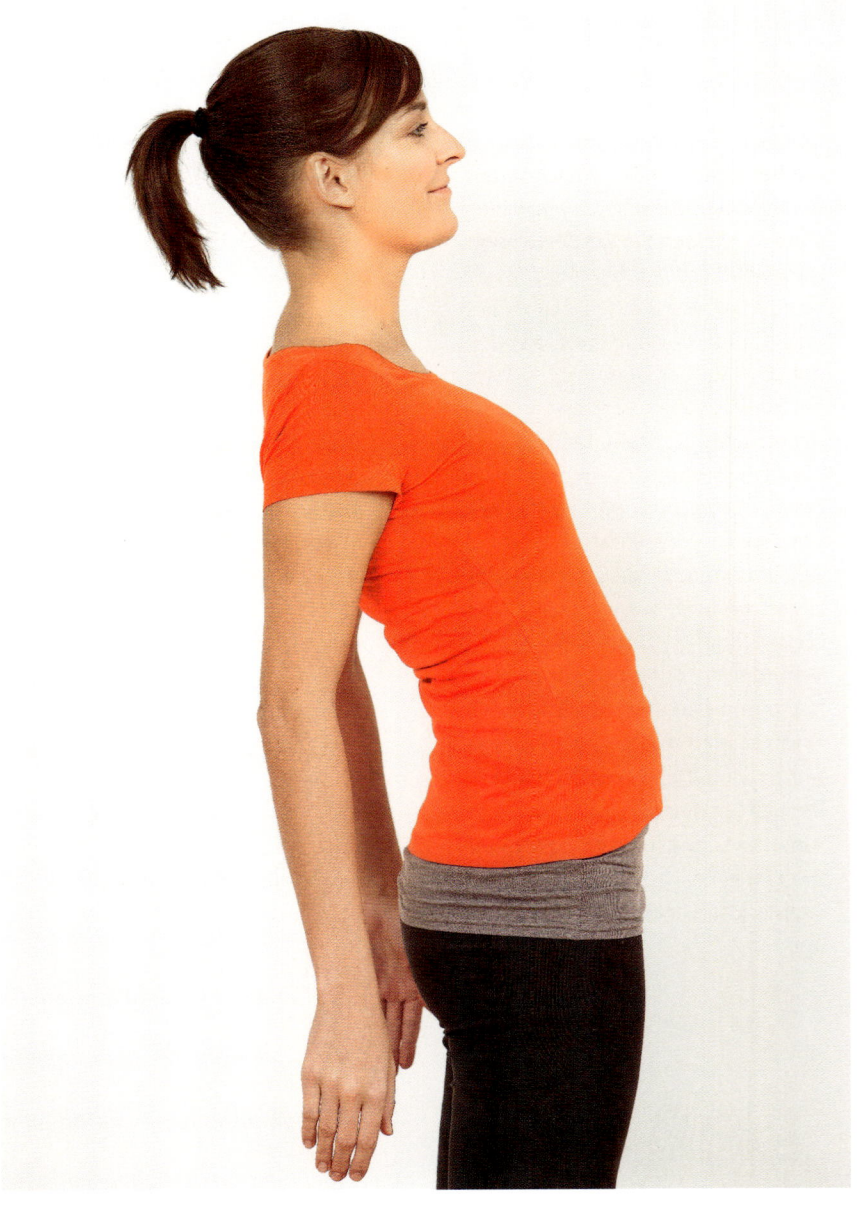

Anforderungen in den drei Beurteilungskriterien erfüllen können:

- **Bewegungsausmaß:** Sie sollten diese Bewegung so weit durchführen können, dass Sie Ihre Fingerspitzen über die Gesäßfalten hinaus nach unten in Richtung Oberschenkel bewegen können. Messen Sie die Bewegungsreichweite mit den Händen (Fingerspitzen), die Sie über das Gesäß nach unten schieben. Merken oder notieren Sie sich diesen Wert. Damit können Sie später vergleichen und kontrollieren, ob sich die Bewegung durch die Übungen verbessert hat.

- **Bewegungsqualität:** Sie sollten den Oberkörper gerade nach hinten bewegen können, ohne nach rechts oder links abzuweichen (seitlich einzuknicken). Auch sollte der Oberkörper während der Neigung nach hinten nicht nach rechts oder links verdreht werden.

- **Schmerzen:** Im Normalfall sollten Sie keine Schmerzen bei dieser Bewegung empfinden. Treten Schmerzen auf, weist dies auf Gelenkprobleme oder Muskelverspannungen hin.

WISSEN

Die Streckung – was passiert?

Eine Streckung des Oberkörpers nach hinten kommt der Aufrichtung des Oberkörpers im Sitzen oder aus der Bauchlage gleich. Dabei nähern sich die Wirbel auf der Rückseite (bei den Dornfortsätzen) an. An der Vorderseite bewegen sich die Wirbelkörper auseinander. So wird die Bandscheibe nach vorne verlagert, wo sie gegen den Faserring drückt. Diese Verlagerung der Bandscheibe ist meistens weniger problematisch und führt eher selten zu Beschwerden.

Die Zwischenwirbelgelenke werden an der Rückseite ineinandergeschoben, was zu einer vermehrten Belastung der Gelenkflächen (des Gelenkknorpels) führen kann. Gleichzeitig verändert sich die Spannung der Gelenkkapsel. Sie wird in dieser Stellung nicht optimal bewegt und kann steifer werden. Dabei entsteht häufig das Krankheitsbild der Arthrose. Das ist ein „unnormaler" Zustand des Gelenks, der von einer vermehrten Belastung herrührt. Die Knorpelfläche kann dabei verstärkt abgenutzt werden und die Gelenkkapsel wird zunehmend unelastisch und steif. Dadurch entstehen besonders folgende Symptome:

- Gelenkgeräusche beim Bewegen (Knacken oder Reiben)
- Blockierungsgefühl
- Steifigkeit beim Bewegen
- erhöhtes Spannungsgefühl (durch verspannte Muskeln oder eine verspannte Gelenkkapsel, die das Gelenk schützen möchte)

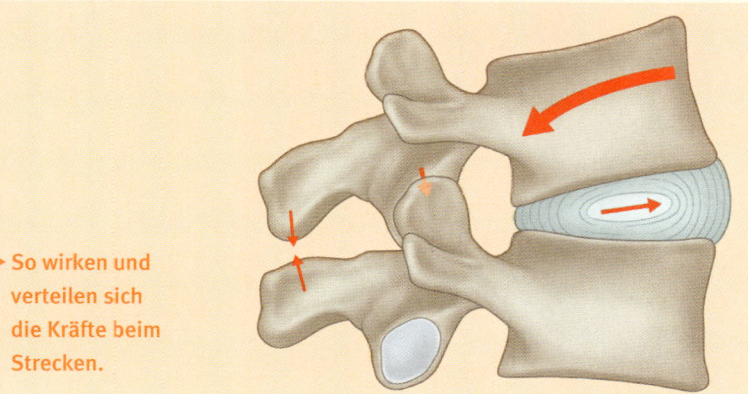

▶ So wirken und verteilen sich die Kräfte beim Strecken.

Test 3: Drehen

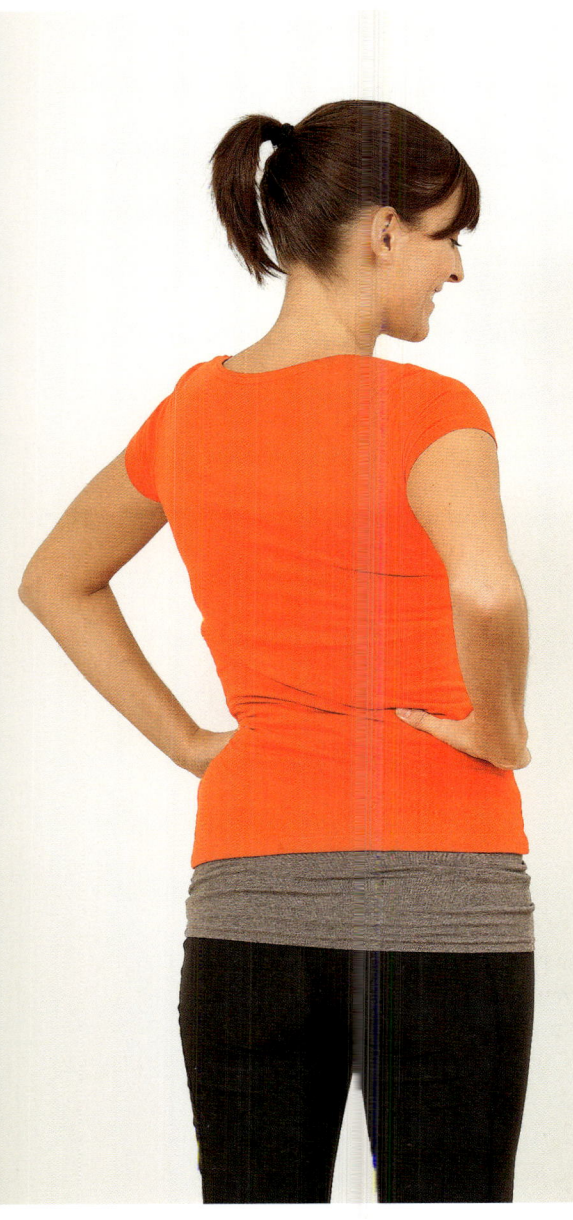

Bei diesem Test werden die mechanischen Komponenten der Wirbelgelenke untersucht, um dort lokalisierte Störungen ausfindig zu machen. Führen Sie die Testbewegungen immer möglichst identisch durch, damit sie vergleichbar bleiben. Auch wenn dieser Bewegungstest noch keine eindeutige „Schuldzuweisung" an eine Struktur (Gelenk, Muskeln, Bandscheiben oder Nerven) erlaubt, erhalten Sie doch wertvolle Hinweise über besonders auffällige Bewegungen oder Bewegungsrichtungen.

Was passiert bei der Drehung des Oberkörpers nach rechts?
- Die Wirbelgelenke auf der rechten Seite öffnen sich.
- Die Wirbelgelenke auf der linken Seite schließen sich.

Was passiert bei der Drehung des Oberkörpers nach links?
- Die Wirbelgelenke auf der linken Seite öffnen sich.
- Die Wirbelgelenke auf der rechten Seite schließen sich.

Für die Bandscheiben treten dabei meist keine extremen Belastungen auf. Deshalb können Beschwerden bei Drehbewegungen eher den Wirbelgelenken zugeschrieben werden.

Durchführung
Halten Sie die Knie gestreckt und drehen Sie den Oberkörper mit hängenden Armen erst nach rechts, bis Sie ihre ersten Symptome spüren. Wiederholen Sie die Drehung nach links.

Verändern sich die Symptome?
- Werden die Symptome stärker, deutet das auf einen Verschluss der Gelenke auf der Gegenseite hin oder auf ein Problem bei der Öffnung auf der Drehseite. Dabei ist wichtig, die Beschwerden genau zu lokalisieren. Beobachten Sie genau: Verspüren Sie die Symptome eher rechts oder links der Lendenwirbelsäule?
- Werden die Symptome weniger, ist auch das typisch: Meist verhält sich nämlich die Abschwächung umgekehrt zur Verstärkung der Beschwerden. Wenn die Drehung nach rechts mehr Beschwerden auslöst, ist die Drehung nach links häufig angenehmer – und umgekehrt.

Auswertung
Wenn das Drehen nach rechts oder links keine Beschwerden auslöst, sollten Sie die nachfolgend aufgeführten Anforderungen in den drei Beurteilungskriterien erfüllen können.

◄ **Der Test untersucht vor allem die mechanischen Teile der Wirbelgelenke.**

- **Bewegungsausmaß:** Sie sollten diese Bewegung so weit durchführen können, dass Sie Ihre Schultern in beide Richtungen (nach rechts und nach links) gleich weit nach außen drehen können. Messen Sie Ihre Bewegungsreichweite mit den Schultern beim Drehen nach rechts und nach links. Dazu lehnen Sie sich am besten gegen eine Wand und messen mit einem Lineal oder Zollstock den Abstand zwischen Schulter und Wand. Vergleichen Sie dabei, wie weit Sie die eine Schulter im Vergleich mit der Gegenseite nach vorn drehen können. Merken oder notieren Sie sich diesen Wert (und einen eventuellen Unterschied). So können Sie später vergleichen und kontrollieren, ob sich die Bewegung durch die Übungen verbessert hat.
- **Bewegungsqualität:** Sie sollten den Oberkörper in einer geraden Bewegung nach rechts oder links bewegen können, ohne nach rechts oder links abzuweichen bzw. seitlich einzuknicken. Auch sollte der Oberkörper während der Drehbewegung nicht nach vorn oder nach hinten geneigt werden.
- **Schmerzen:** Im Normalfall sollten Sie keinerlei Schmerzen bei dieser Bewegung empfinden. Treten bei diesen Drehbewegungen (Rotationen) Beschwerden auf, so sind sehr wahrscheinlich die kleinen Wirbel-

WISSEN

Die Drehung – was passiert?

Drehbewegungen der Lendenwirbelsäule bringen vielfältige Bewegungsveränderungen für die einzelnen Bauelemente mit sich. Bei aufrechtem Oberkörper wird während der Drehbewegung die Bandscheibe nicht sonderlich belastet. Der größere Belastungsdruck kommt in den Zwischenwirbelgelenken zustande. Das ist schon ein erster Fingerzeig in der Untersuchung:

- Sind die Beschwerden bei der Drehbewegung der Lendenwirbelsäule nach rechts oder links am stärksten, ist es sehr wahrscheinlich, dass die Störung in den Zwischenwirbelgelenken liegt.
- Ist hingegen die Beuge- oder Streckbewegung der Lendenwirbelsäule am deutlichsten

schmerzhaft, so ist eher von einer Bandscheibenproblematik auszugehen.

▼ So wirken und verteilen sich die Kräfte beim Drehen.

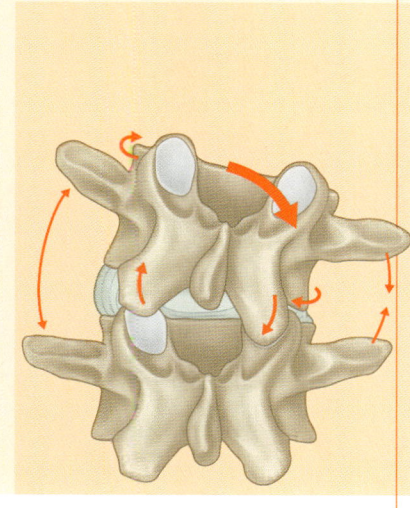

gelenke betroffen. Diese reagieren besonders auf die Einflüsse einer Drehbewegung.

Nach diesen Bewegungstests wissen Sie nun, welche Bewegungsrichtung momentan für Ihre Wirbelsäule problematisch ist und welche zusätzlichen Beschwerden dabei entstehen. Mit gezielten Übungen können Sie die Bewegungseinschränkung so weit verbessern, dass Sie die Bewegungen wieder in einem größeren Umfang und mit weniger Ausweichbewegungen und Schmerzen durchführen können.

Test 4: Seitneigung

Test 4 ergänzt das Testpaket für die Struktur der Bandscheiben. Wenn sich Ihre Beschwerden bei den Tests 1 bis 2 verändert haben, ist es wahrscheinlich, dass die Ursache Ihrer Probleme in den Bandscheiben zu suchen ist. In dem nun folgenden Test werden gleichzeitig auch die Wirbelgelenke beurteilt, denn sie werden ebenfalls beim Zur-Seite-Neigen belastet. Bei der Seitneigung werden die Gelenke einer Bewegungsbelastung ausgesetzt und die Bandscheibenkerne zur Gegenseite verlagert:

- Seitneigung nach rechts verlagert die Bandscheiben nach links und bringt Druck in das Gelenk rechts.

- Seitneigung nach links verlagert die Bandscheibenkerne nach rechts und bringt Druck in das Gelenk links.

Dabei kann der Bandscheibenkern auf die Nervenwurzel drücken und Beschwerden verursachen.

Durchführung

Halten Sie die Knie gestreckt, beugen Sie den Oberkörper mit hängenden Armen nach rechts oder nach links, bis Sie erste Symptome spüren. Anschließen wiederholen Sie den Beugetest in die andere Richtung.

Verändern sich die Symptome?

- Werden die Symptome auf der Seite, zu der Sie sich beugen, stärker, reagieren häufig das Wirbelgelenk, die Gelenkkapsel oder verspannte Muskeln. Häufig treten diese Symptome auch bei der entsprechenden Drehbewegung auf.
- Werden die Symptome auf der entgegengesetzten Seite stärker, handelt es sich oft um eine ungünstige Verlagerung der Bandscheibe. Klassisch finden sich dazu meist auch Symptome in der Beugung nach vorn.

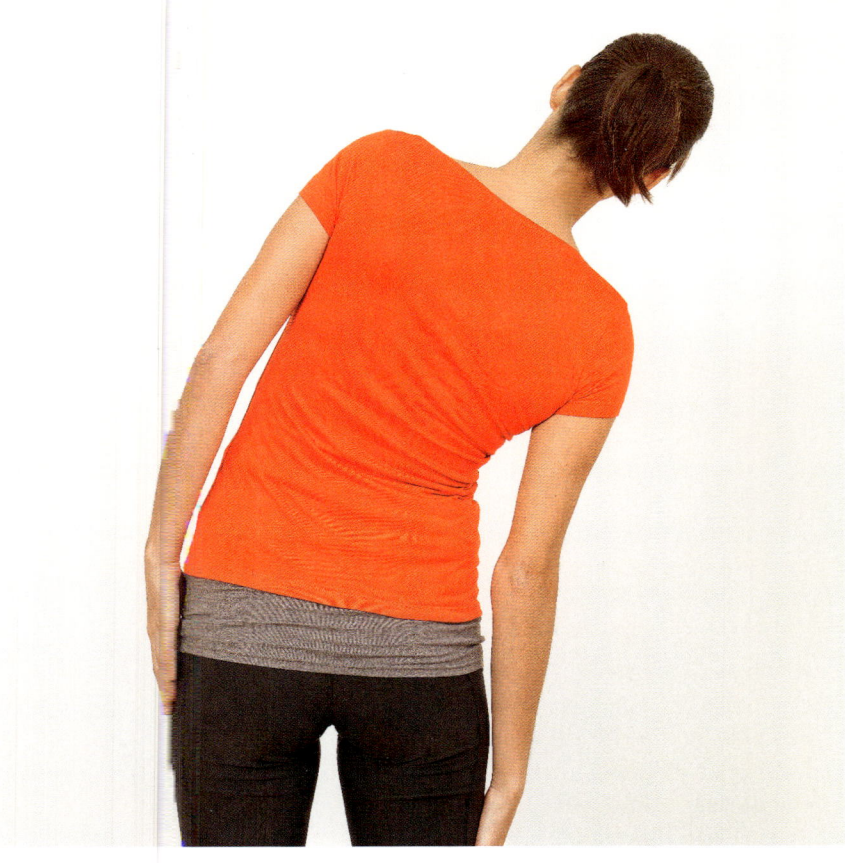

◀ Dieser Test beurteilt auch die Wirbelgelenke.

Tipp

Die Gegenbewegung kann manchmal die Symptome reduzieren.

Auswertung

Wenn das Zur-Seite-Neigen keine Beschwerden bei Ihnen auslöst, sollten Sie die nachfolgend aufgeführten Anforderungen in den drei Beurteilungskriterien erfüllen können:

- **Bewegungsausmaß:** Sie sollten diese Bewegung so weit durchführen können, dass Sie die Fingerspitzen auf beiden Seiten (rechts und links) gleich weit nach unten in Richtung Kniegelenk bewegen können. Messen Sie Ihre Bewegungsreichweite mit den Fingerspitzen, die Sie seitlich am Oberschenkel entlang nach unten in Richtung Kniegelenkspalt schieben, und merken oder notieren Sie sich diesen Wert im Seitenvergleich.
- **Bewegungsqualität:** Sie sollten den Oberkörper in einer geraden Bewegung seitlich nach rechts und links bewegen können, ohne nach vorn oder hinten abzuweichen (nicht nach vorn beugen oder nach hinten strecken). Auch sollte sich der Oberkörper während der Neigung nach rechts oder links nicht verdrehen.
- **Schmerzen:** Im Normalfall sollten Sie keine Schmerzen bei dieser Bewegung empfinden.

WISSEN

Seitneigung – was passiert?

Bei der Seitneigung nach links nähern sich die Wirbel auf der linken Seite (also auf der Seite, zu der hin sich der Oberkörper bewegt) an. Vermehrter Druck auf die Bandscheibe entsteht, woraufhin sich der Bandscheibenkern nach rechts verlagert und gegen den Faserring drückt. Auch werden die Zwischenwirbelgelenke auf der linken Seite stärker zusammengepresst und auf der rechten Seite eher geöffnet. Das führt im linken Gelenk zu verstärktem Druck, der die Knorpelfläche verändert. Auf das rechte Gelenk wirken stärkere Zugkräfte, die vermehrt an der Gelenkkapsel zerren. So herrschen unterschiedliche Kräfte auf der rechten und linken Körperseite, die auch verschiedene Effekte auf die dortigen Bauelemente (primär sind dies das Zwischenwirbelgelenk und die Bandscheibe) ausüben. Auch hier gilt: Unser Körper kann diese Kräfte recht gut aushalten, solange sie nicht permanent wirken. Je länger solche Kräfte auf die Lendenwirbelsäule einwirken, desto stärker sind die Auswirkungen, und die Chance auf eine Funktionsstörung steigt.

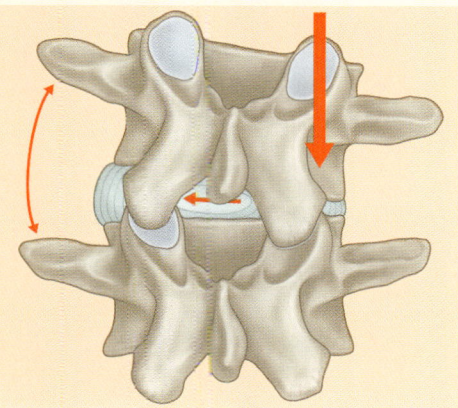

▶ So wirken und verteilen sich die Kräfte beim Seitneigen.

49

Test 5: Ileosakralgelenk (ISG) prüfen

Sitzt der Schmerz beim Nach-vorn-Beugen und Nach-hinten-Neigen sehr weit unten in der Lendenwirbelsäule, also im Bereich des Kreuzbeines, ist auch eine Veränderung (z. B. durch eine Blockierung oder eine Arthrose) des Kreuz-Darmbein-Gelenkes (medizinisch: Ileosakralgelenk, kurz: ISG)

als Ursache für die Beschwerden denkbar. Ein einfacher Test gibt Hinweise darauf.

Durchführung

Legen Sie ein Badetuch, einen Bademantelgürtel oder einen normalen Gürtel um die Hüfte (auf der Höhe der

Beckenknochen), ziehen Sie ihn fest an und fixieren Sie diese „Bandage" mit dem Zug Ihrer Arme oder mit der Gürtelschnalle. Mit dieser Gurtung führen Sie nun Test 1 und Test 2 nochmals durch.

Verändern sich die Symptome?

Ist das Ergebnis nun ein anderes? Empfinden Sie nun mehr oder weniger Schmerzen?

Auswertung

Wenn Sie ein anderes Bewegungsempfinden und anderes Schmerzempfinden haben und diese Fragen mit einem eindeutigen Ja beantworten können, so ist das ISG wahrscheinlich an den Beschwerden beteiligt und Sie sollten mit speziellen Übungen dagegen angehen. Der Hintergrund zu diesem Test besteht in den veränderten Bedingungen für das ISG bei der Bewegung. Durch den Gürtel oder das Handtuch werden die beiden Beckenschaufeln zusammengedrückt und verändern den Gelenkkontakt zum Kreuzbein. Die Lendenwirbelsäule bleibt durch dieses Manöver weitgehend unverändert. Treten nun also „neue" oder andere Symptome auf, liegt die Ursache dafür in Ihrem ISG.

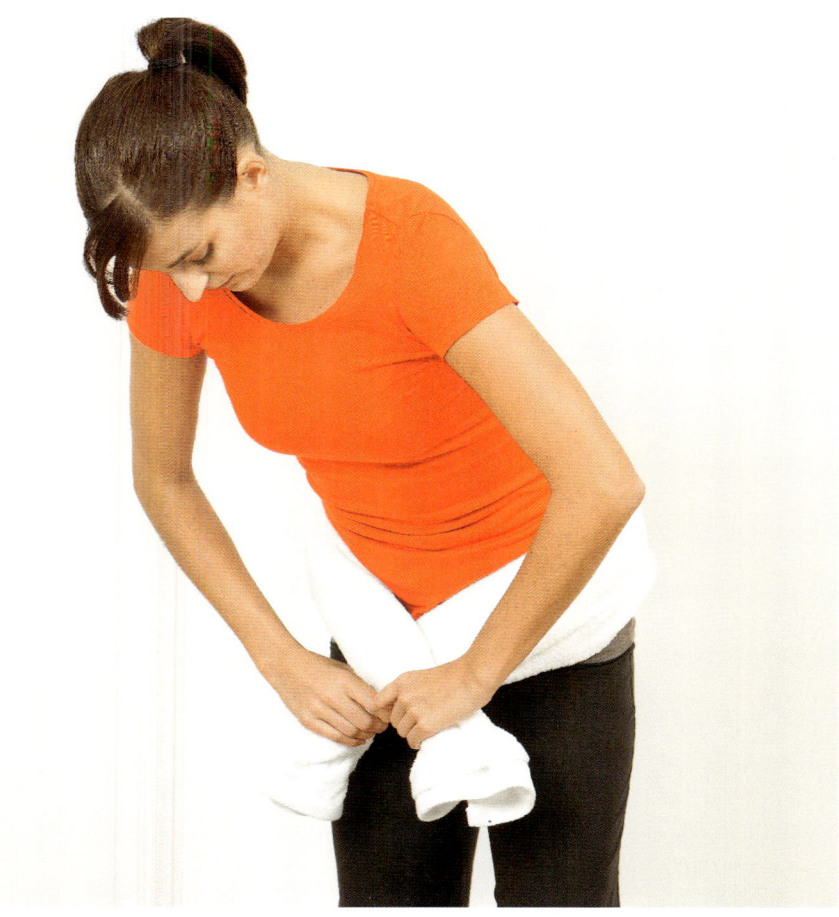

◀ Mit dem Handtuch-Test prüfen Sie Ihr ISG.

WISSEN

Aufbau und Funktion des ISG

Das Ileosakralgelenk (ISG) wird von den zwei Beckenschaufeln (Ileum) und dem dazwischenliegenden Kreuzbein (Sakrum) gebildet. Daher kommt auch der Name dieses Gelenkes: „Ileo-Sakral-Gelenk". Die Medizin benennt Gelenke gerne nach den zwei beteiligten Gelenkpartnern.

Dieses Gelenk hat lediglich eine minimale Beweglichkeit, kann jedoch eine große funktionelle Wirkung auf die Wirbelsäule haben. Als Beckengelenk ist es unter anderem für die gesamte Statik der Wirbelsäule nach oben verantwortlich und kann ebenfalls Auswirkungen auf die Beinstatik nach unten haben. Die Medizin diskutiert die funktionelle Bedeutung dieses Gelenkes

immer noch sehr kontrovers. Wenn es jedoch durch mechanische Belastung einen Einfluss auf Ihre Beschwerden hat, dann ist es in jedem Fall für Sie von Bedeutung. Und wenn Sie durch ein paar einfache Übungen für das ISG Ihre Beschwerden verbessern können, steigt die Bedeutung dieses kleinen Gelenks für Sie immens. Was sollten Sie über das ISG wissen? Die beiden Beckenschaufeln können sich minimal gegen das Kreuzbein bewegen. Eine Beckenschaufel kann sich gegen das Kreuzbein nach vorn oder auch nach hinten drehen. Die knöchernen Verbindungen sind durch Bänder gesichert, die bei einer Verletzung oder einer Entzündung diese Bewegungen auch bremsen und blockieren können.

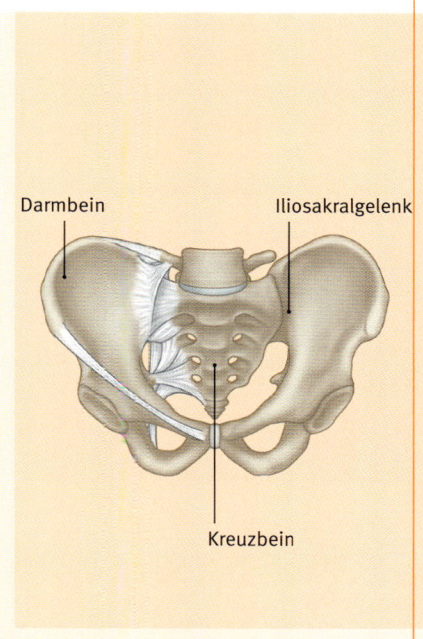

Darmbein   Iliosakralgelenk

Kreuzbein

▲ **Großen Einfluss auf die Wirbelsäule hat das ISG.**

Auswertung der Tests 1–5

- Treten Ihre Beschwerden eher bei Test 2 und 4 auf, ist die Ursache Ihrer Beschwerden tendenziell einer Veränderung der Bandscheiben zuzuschreiben.
- Treten Ihre Beschwerden eher bei Test 3 und 4 auf, ist es wahrscheinlicher, dass die maßgebliche Ursache Ihrer Beschwerden in einem mecha-

nischen Problem mit den Wirbelgelenken zu suchen ist.
- Bringt Test 5 eine Veränderung bei Beugung oder Streckung (Test 1 und 2), so ist das ISG als Ursache sehr wahrscheinlich.

Bandscheibenbeschwerden zeigen sich eher in der Beugung nach vorn – Ge-

lenkstörungen eher in der Drehbewegung nach rechts oder links.

Die Gelenkblockade

Wenn das Gelenk nicht mehr will: Als Gelenkblockade bezeichnet man die Unbeweglichkeit eines Gelenks. Dabei wird das Gelenk durch sehr starke Muskelverspannungen – oder rein mechanisch durch eine unnormale Gelenkstellung – in einer oder mehreren Bewegungsrichtungen behindert oder blockiert. Bei dem betroffenen Gelenk sind Bewegungen in die „blockierte" Richtung nicht mehr – oder nur noch teilweise – möglich. Gelenkblockaden können durch ungewohnte Bewegungen oder Aktivitäten entstehen, bei denen die Gelenke der Lendenwirbelsäule über das normale Ausmaß

hinaus bewegt werden. Häufig treten solche Blockaden auch nach ruckartig ausgeführten Bewegungen, wie einem plötzlichen Umdrehen, auf. Die Muskeln verspannen, das Gelenk bleibt in einer anormalen Position stehen und wird durch die Muskelspannung in dieser Position gehalten. Dabei kann auch die Gelenkkapsel oder ein zwischengelagerter Knorpel eingeklemmt und geschädigt werden. Dieser Mechanismus führt zu einer Bewegungseinschränkung, meist in eine bestimmte Richtung (z. B. beim Drehen nach rechts oder beim Beugen des Oberkörpers nach vorn).

» Das Aufstehen war sehr schmerzhaft

„Ich hatte eine sehr unruhige Nacht. Das Liegen auf der Matratze kostete mich alle Kraft. Als ich dann endlich morgens gerädert aufstehen konnte, spürte ich beim Aufspringen von der Matratze einen stechenden Schmerz rechts im Rücken. Der hielt sich den ganzen Tag über und wurde gegen Abend sogar noch schlimmer."

» Das abrupte Umdrehen war keine gute Idee

„Nach drei Stunden Aufräumen in der Garage wollte ich nur noch die Autoreifen an die frisch montierten Hacken an der Wand hängen. Bis zum dritten Reifen ging auch alles gut. Dann rief meine Frau nach mir, ich drehte mich in der Hebebewegung nach ihr um und spürte im selben Moment den Schmerz im Kreuz."

Die Zwischenwirbelgelenke der Lendenwirbelsäule sind für die mechanische Kontrolle der Bewegungen zuständig:

- Bei Drehbewegungen (Rotationen) kontrollieren sie die Bewegung der Gelenkpartner (Wirbel gegen Wirbel) gegeneinander. Bei maximalem Gelenkflächenkontakt begrenzen sie die Drehbewegung.
- Beim Beugen des Oberkörpers nach vorn (Flexion) gleiten die Gelenkflächen aneinander vorbei und geben dabei kontrolliert den Bewegungsweg frei.

Bei der Neigung zu einer Seite hin verlaufen die mechanischen Auswirkungen asymmetrisch. Eine Seite des Gelenks verschiebt sich nach oben, während sich die andere nach unten senkt. So entstehen ungleiche Belastungen im Gelenk. Die Zwischenwirbelgelenke sind keine Bauelemente der Wirbelsäule, die das Körpergewicht tragen. Das ist wichtig für die Diagnostik: Treten nämlich bei vertikalen Belastungen Schmerzen auf, liegt die Ursache meist nicht in den Wirbelgelenken. Grundsätzlich gilt: Am häufigsten treten bei Funktionsstörungen der Zwischenwirbelgelenke Schmerzen bei Bewegung auf. Dabei kommt der Drehbewegung und der Beugung des Oberkörpers nach vorn die größte Bedeutung zu. Bei diesen Bewegungen sind die Gelenkstrukturen am ehesten gefährdet und anfällig für Schädigungen.

Der Bandscheibenvorfall

Die Diagnose „Bandscheibenvorfall" ist eine sogenannte Strukturdiagnose. Die Wurzel des Übels (die verantwortliche Struktur) ist genannt und lokalisiert. Aber keine Angst: Dabei fällt nicht wirklich eine Bandscheibe nach vorne. Es handelt sich bei dieser Diagnose um ein recht komplexes Geschehen, bei dem eine Bandscheibe die Hauptrolle spielt. Die Bandscheibe liegt jeweils zwischen zwei Wirbeln und besteht im Wesentlichen aus zwei Bauteilen:

- Der Faserring (Anulus fibrosus) besteht aus mehreren Schichten (ähnlich einer Zwiebel), diese Schichten umhüllen den Kern und begrenzen den Bewegungsweg des Kerns.
- Der Bandscheibenkern (Nucleus pulposus) liegt (bestenfalls) mittig im Faserring eingebettet. Er bewegt sich innerhalb des Faserrings bei Belastungsveränderungen, verteilt einwirkende Kräfte und wird vom Faserring bei einer Verlagerung gebremst.

Ein wichtiger weiterer Inhaltsstoff von Bandscheiben ist Flüssigkeit. Sie gewährleistet die enorme Elastizität und Belastbarkeit. Bandscheiben sind sehr schlecht durchblutet und haben daher einen eher langsamen Versorgungsweg mit Nährstoffen. Dieser Umstand bringt leider einen nachteiligen Effekt mit sich: Nach Verletzungen kann sich die Bandscheibe nicht so gut regenerieren. Um dennoch die erforderlichen Nähr- und Baustoffe zu erhalten, benötigen die Bandscheiben ein ausgewogenes und fein abgestimmtes mechanisches Wechselspiel von Druck und Zug – also Bewegung.

Tipp

Bewegen Sie sich! Bewegung ist – trotz aller möglichen Beschwerden – ein wichtiges Element zur Regeneration der Wirbelsäule.

Schwammiges Festmahl

Die Versorgung einer Bandscheibe mit Nähr-, und Baustoffen ist mit der Funktionsweise eines Schwammes zu vergleichen. Ähnlich wie eine Bandscheibe speichert ein Schwamm Flüssigkeit. Wird der Schwamm ausgedrückt, verliert er die gespeicherte Flüssigkeit. Lässt der Druck nach, kann sich der Schwamm wieder mit Flüssigkeit vollsaugen. So sorgt der Wechsel von Druck und Zug für einen Austausch von Flüssigkeit. Und exakt dieser Mechanismus versorgt unsere Bandscheiben. Druck presst Flüssigkeit aus der Bandscheibe heraus, der entlastende Zug sorgt dafür, dass die Bandscheibe neue Flüssigkeit mit den Nährstoffen aufnehmen und einlagern kann. Wird ein Schwamm permanent gedrückt, trocknet er mit der Zeit aus – wird spröde und rissig. Exakt das passiert mit der Bandscheibe im Laufe der Zeit. Kommt immer mehr Druck zustande (ohne den erforderlichen Zug in der Entlastungsphase), verliert die Bandscheibe ihre Elastizität und wird ebenfalls rissig und spröde und damit auch verletzungsanfällig.

Wir sollten also immer für einen Wechsel dieser mechanischen Ereignisse (Druck und Zug) an der Bandscheibe sorgen. Am einfachsten können Sie das durch variable Körperhaltungen erreichen. In unserem Alltag können wir den erforderlichen Druck und Zug durch normale Bewegungen, z. B. durch das Aufstehen, Hinsetzen oder Treppensteigen, gewährleisten. Bewegungen sind dafür aber essenziell! Treten bei diesen alltäglichen Belastungen verstärkte Druckkräfte auf und fehlt es gleichzeitig an Entlastung, ist das Wechselspiel nicht mehr harmonisch. Dann fehlt der Zugeffekt, bei dem sich die Bandscheibe mit neuen Nährstoffen vollsaugen kann. Treten zudem noch ungewohnte Belastungen (z. B. ruckartige, schnelle Bewegungen) auf, die nicht gut koordiniert und von Muskeln abgefangen werden können, baut die Bandscheibe noch schneller ab. Mit der richtigen Dosis Bewegung und einem ausgeglichenen Belastungs-Entlastungs-Verhältnis lassen sich viele Probleme mit der Bandscheibe im Vorfeld vermeiden. Achten Sie deshalb auf Ihr Bewegungsverhalten!

53

Vorfall: Der Riss im Ring

Der Faserring wird durch übermäßige Druckbelastungen (häufig infolge einer einseitigen monotonen Körperhaltung) rissig und spröde. Durch eine plötzlich auftretende Überbelastung (wie bei schnellem Bücken und Anheben eines Gegenstands, oft mit verdrehtem Oberkörper) reißt der Faserring manchmal ein. Dabei wirken immense Druck- und Scherkräfte auf die Bandscheibe. Reicht dieser Riss bis an den inneren Bandscheibenkern heran, wird dieser durch die entstandene Lücke im Faserring gepresst. Dabei kann der nun nach außen verlagerte Kern unter anderem auch auf einen Nerv drücken, was zu einer Nervenreizung oder auch einer Nervenentzündung mit ausstrahlenden Schmerzen ins Bein führen kann.

Melanie, 37 Jahre

»Nur einmal eben schnell.«

Ich habe mich im Büro nur schnell nach der heruntergefallenen Büroklammer gebückt. Der stechende Schmerz, der mir in den Rücken schoss, war unerträglich und ich konnte mich nicht mehr komplett aufrichten. Nachdem ich einige Zeit in gebückter Haltung neben meinem Schreibtisch gekauert habe, kam glücklicherweise eine Kollegin vorbei, die mir auf meinen Stuhl half. Ein Besuch beim Orthopäden brachte dann die Gewissheit: Ich hatte einen Bandscheibenvorfall!

Schmerzen entstehen, weil zum einen die eingerissene Stelle des Faserrings wehtut. Zum anderen kommt eine minimale Entzündungsreaktion mit lokalen Schmerzen hinzu (siehe Entzündungen.) Weiterhin verursacht der verlagerte Bandscheibenkern mit der Zeit einen Druckschmerz, z.B. am zusammengedrückten Nerv. Beim Schmerzgeschehen eines Bandscheibenvorfalls handelt es sich also um zwei wesentliche Komponenten: lokaler Schmerz und Entzündung. Die Hauptprobleme im Alltag mit einem Bandscheibenvorfall lassen sich sehr anschaulich anhand von Aktivitäten zeigen. Bei einem klassischen Bandscheibenvorfall werden die Symptome in spezifischer Reihenfolge deutlicher oder schlimmer:

- Sitzen verursacht meist die deutlichsten Beschwerden: Die Schmerzen verstärken sich, Ausstrahlungen nehmen zu, Taubheitsgefühle werden deutlicher.
- Stehen ist meist besser zu tolerieren als Sitzen: Nach längerer Zeit nehmen jedoch auch im Stehen Schmerzen, Ausstrahlungen und Taubheitsgefühle zu. Jedoch sind die Symptome meist nicht so stark wie im Sitzen.
- Gehen verursacht meist die geringsten Beschwerden. Das liegt daran, dass die Bewegung des Beckens die Lendenwirbelsäule beim Gehen in eine Drehbewegung versetzt, die meistens eine positive Auswirkung hat und die Regeneration der Bandscheibe fördert. Beim Gehen nehmen die Schmerzen und die Ausstrahlungen daher häufig ab.

Wenn diese Reihenfolge der Aktivitäten auch bei Ihnen zutrifft, ist die Wahrscheinlichkeit recht hoch, dass es sich auch bei Ihren Beschwerden um einen Bandscheibenvorfall, eine Bandscheibenvorwölbung oder zumindest um ein Problem mit der Bandscheibe handelt. Dann sollten Sie sich von Ihrem Arzt oder Physiotherapeuten genauer untersuchen lassen. Ein Bandscheibenvorfall ist oft gut zu behandeln. Er bleibt aber eine Schwachstelle im Bewegungsapparat. Diese Schwachstelle bedarf einer gründlichen und am besten kontinuierlichen Pflege, z.B. durch einfache Übungen und leichtes Training. Sind die Beschwerden eingedämmt und ist die Bewegung wieder im vollen Umfang möglich, liegt es bei Ihnen, diesen Zustand zu erhalten. Das klappt am besten, indem Sie die Übungen, die für Sie den größten Nutzen hatten, regelmäßig üben.

Nerventests

Die Nerven der Lendenwirbelsäule sind häufig an bestehenden Beschwerden im unteren Rückengebiet beteiligt. Sie können durch muskuläre Verspannungen, durch ungünstige Verlagerung der Bandscheibenkerne oder durch Funktionsstörungen der Gelenkmechanik so gereizt werden, dass sie Beschwerden in den Beinen oder in der Beckenregion bereiten.

Nervenstörungen machen sich meistens durch ausstrahlende Schmerzen, z. B. in die Beine, bemerkbar. Diese Ausstrahlungen können einseitig oder auch beidseitig auftreten. Ebenfalls weit verbreitet ist auch ein kribbeliges oder pelzig-taubes Gefühl an den Vorder- oder Rückseiten der Beine. Manchmal stellt sich auch eine Kraftlosigkeit in den Beinen ein, die sich bei bestimmten Bewegungen oder Aktivitäten (z. B. beim Treppensteigen oder auch beim Sport) zeigt.

Sind ausstrahlende Schmerzen oder Spannungen vorhanden, ist eine Beteiligung der Nerven sehr wahrscheinlich. Bei zunehmendem Stress auf die Nerven verstärken sich die Symptome deutlich und bei einer Entlastung der Nerven gehen sie wieder zurück. Durch gezielte Bewegungen können Sie die Spannungstoleranz des Nervensystems überprüfen. Mit den

Bewegungen in den folgenden Nerventests üben Sie gezielt Stress auf das Nervensystem aus. Das kann dabei helfen, die Beteiligung der neuralen Strukturen (der Nerven) zu beurteilen und aufzudecken.

Mit den Tests überprüfen Sie hauptsächlich den Ischiasnerv (Nervus ischiadicus). Das ist ein sogenannter „peripherer Nerv", er verläuft außerhalb des Rückenmarks auf seinem Weg zu den Zielorganen durch den Körper. Detailliert verläuft er auf der Rückseite der Beine (Oberschenkel), er entspringt dem unteren Teil der Lendenwirbelsäule im Übergang zum Kreuzbein. In seinem Verlauf durchzieht der Ischiasnerv die tiefen Hüftmuskeln im Gesäßbereich und läuft über die Oberschenkelrückseite bis zur Kniekehle. Dort teilt er sich in zwei Nervenäste, die über den Unterschenkel bis zum Fuß verlaufen. In diesen

Regionen treten bei einer Störung auch meistens die Beschwerden auf.

WISSEN

Bei starken Beschwerden unbedingt zum Arzt

Bei starken Taubheitsgefühlen (z. B. wenn Sie Ihr Bein nicht mehr spüren), deutlichen Bewegungsstörungen (z. B. wenn Sie den Fuß nicht mehr anheben können und über Teppichkanten oder Türschwellen stolpern oder Sie die Kniebewegungen nicht mehr kontrollieren können) und bei spontanem und unkontrollierbarem Urinabgang suchen Sie bitte sofort einen Arzt auf!

Test 6: Beugen im Stand

Anleitung

Führen Sie diesen Test durch, wenn Ihre Beschwerden beim Beugen nach vorn (Seite 83) entstehen. Beugen Sie sich nach vorn, bis Sie Ihren typischen Schmerz oder die Ausstrahlung in die Beine leicht wahrnehmen. Dann bewegen Sie nur den Kopf weiter nach unten. Sie führen also ein leichtes Kopfnicken durch und schauen nach unten, in Richtung Ihrer Beine oder zwischen den Beinen hindurch.

Auswertung

Verstärkt sich durch die Kopfbewegung Ihr typischer Schmerz in der Lendenwirbelsäule oder die typischen Ausstrahlungen in die Beine werden deutlicher, ist eine Reizung der Nerven sehr wahrscheinlich. Werden die Beschwerden weniger, wenn Sie den Kopf in den Nacken zurückbewegen (schauen Sie dazu nach oben an die Decke), ist das ein weiterer Hinweis auf eine Nervenreizung.

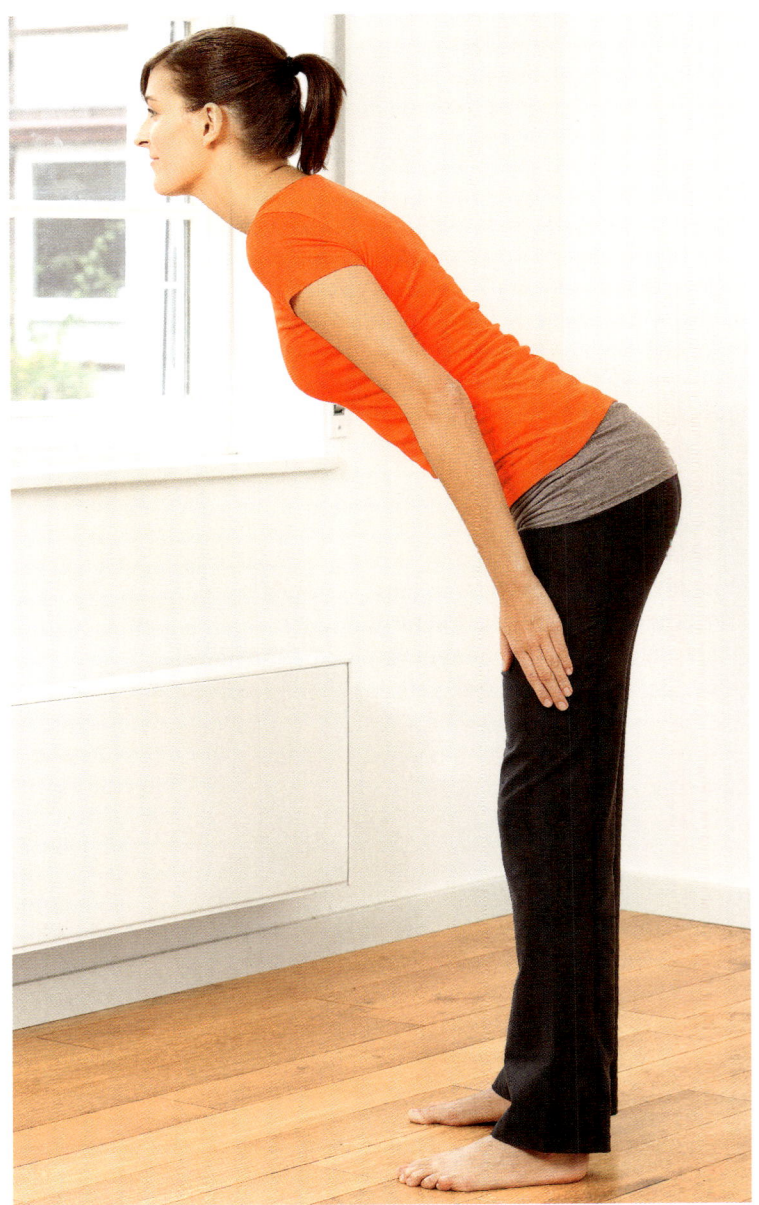

▶ Beugen und strecken Sie den Kopf.

Test 7: Beugen in Schrittstellung

Anleitung

Nehmen Sie eine Schrittstellung ein: Das Bein, in dem Sie Ihre Ausstrahlungen spüren – oder das Bein auf der schmerzhaften Seite der Lendenwirbelsäule –, muss vorn stehen. In dieser Ausgangsposition beugen Sie sich mit dem Oberkörper nach vorn unten, bis Sie wiederum den typischen Schmerz oder die Ausstrahlung leicht wahrnehmen. Nun ziehen Sie den Fußrücken und die Zehen des vorne stehenden Beines vorsichtig und langsam nach oben. Dazu heben Sie den Fußrücken in Richtung Knie vom Boden ab (die Ferse kann dabei auch vom Boden abheben, eventuell können Sie auch das gestreckte Bein minimal vom Boden abheben).

Auswertung

Verändert sich daraufhin Ihr Symptom (Schmerz oder Ausstrahlung werden mehr oder weniger), ist eine Beteiligung der Nerven sehr sicher anzunehmen.

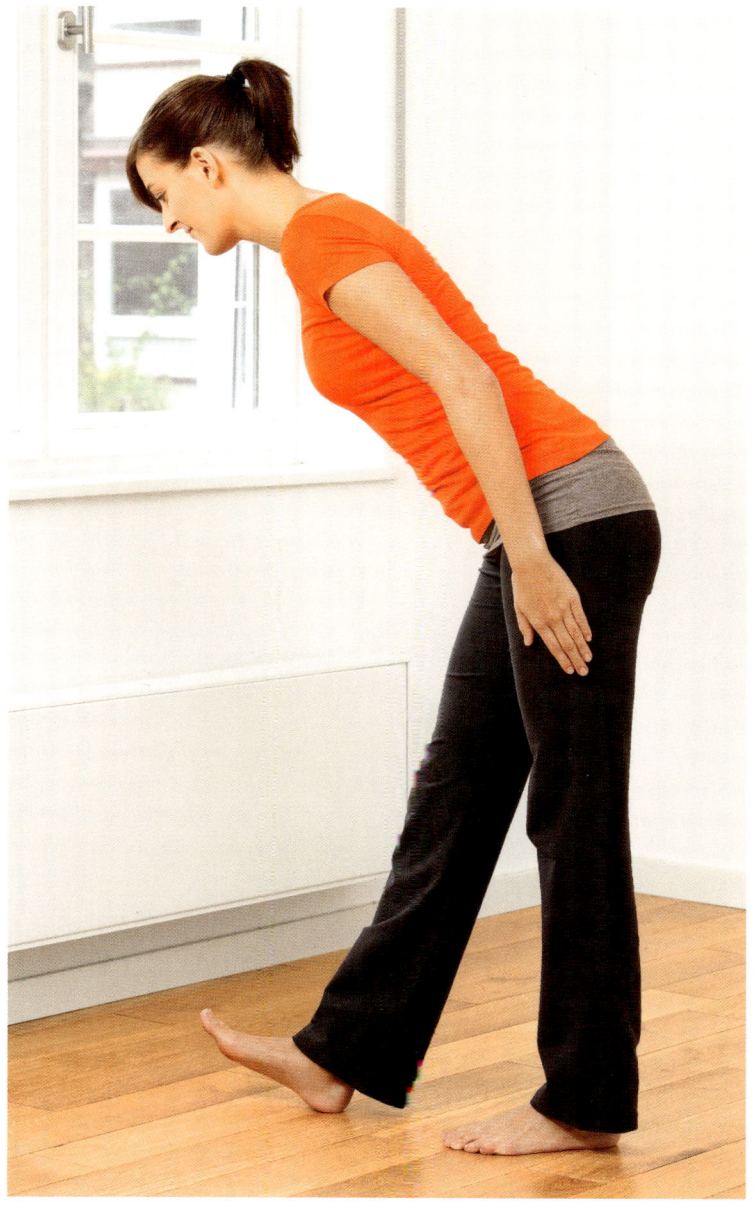

▶ **Ziehen Sie den Fuß zur Nase – und testen Ihre Nerven.**

Schmerzen – die klare Botschaft

Schmerz bedeutet eigentlich: „Stopp!" Es ist die klare Botschaft unseres Körpers, dass etwas nicht mehr passt und wir uns in einer gefährlichen Situation befinden. Dabei kann schon mal etwas kaputt gehen, wenn diese Signale weiterhin ignoriert werden und die Belastungen weiter durchgeführt werden.

Wir bewegen uns meist so lange „gedankenlos" und leben unser Leben, bis er da ist – der Schmerz. Schmerz ist zunächst etwas sehr Gutes, denn er warnt uns: Achtung, hier stimmt etwas nicht. Beispiel: Der Laminat muss heute noch ganz verlegt werden – Sie werden sich mit zunehmender Dauer der handwerklichen Tätigkeit häufiger hinsetzen oder aufstehen. Denn Knie oder Rücken „melden" sich. Nach vier Stunden konzentrierter Arbeit am Rechner können Sie nicht anders, als aufzustehen und sich zu strecken – der Nacken und die Schultern rufen „Stopp!"
Schmerzen sind Sinnesreize, die jeder Mensch für sich bewertet. Einen Schmerz findet der eine „unerträglich", der andere schüttelt sich und sagt: Ist nicht so schlimm. Das macht Schmerzen – auch Rückenschmerzen – so ungemein individuell im Erleben und vor allem auch in den Auswirkungen auf den Organismus und den persönlichen Alltag. Wenn zehn Menschen einen Rückenschmerz in der Region der Lendenwirbelsäule angeben, wird sich dieser Schmerz zehnmal anders anfühlen. Er wird sich auf zehn verschiedene Weisen bemerkbar machen, z. B. bei bestimmten Bewegungen oder Aktivitäten. Und der Schmerz wird auch auf zehn verschiedene Arten zu behandeln sein.

Schmerzen werden mitunter auch situationsabhängig bewertet. Beispiele: Eine Mutter mit gebrochenen Rippen nach einem Autounfall wird zuerst ihr Kind in Sicherheit bringen, bevor sie sich auf ihre eigenen Schmerzen konzentriert. Wenn Sie im Dschungel vor einem Tiger davonlaufen, spielt ein verstauchter Knöchel erst einmal keine Rolle für Sie. Erst wenn sie sich in Sicherheit gebracht haben, werden sie sich auf ihre Verletzungen konzentrieren. Diese unterschiedliche Bewertung von Schmerz steuert unser zentrales Nervensystem (Gehirn), sichert unser Überleben und wird durch spezielle Hormone unterstützt.

Schmerz beurteilen

Schmerz ist also sehr individuell und zeigt sich bei verschiedenen Menschen und auch in unterschiedlichen Situationen jedes Mal anders! Wir versuchen Schmerzen durch eine Behandlung oder durch Übungen möglichst positiv zu verändern – sie sollen erst weniger werden und dann komplett verschwinden. Wegen des sehr unterschiedlichen Empfindens hat die Medizin Wege gefunden, wie Schmerz individuell gemessen werden kann. Eine einfache, aber gute Möglichkeit ist die sogenannte Numerische Schmerzskala (NAS = numerische analoge Schmerzskala). Mit ihrer Hilfe können Sie die Stärke Ihres Schmerzes ermitteln.

Stellen Sie sich zur Beurteilung Ihrer Schmerzen eine Skala von 0 bis 10 vor. 0 entspricht keinem Schmerz und 10 entspricht dem schlimmsten Schmerz, den Sie sich vorstellen können. Dokumentieren Sie die Stärke ihres Schmerzes z. B. so: Beim Beugen nach vorn: (3/10). Das heißt: Sie empfinden bei der Beugung nach vorn einen Schmerz in der Intensität 3 von maximal 10.

Mit diesem ersten Wert für Ihre Schmerzstärke können Sie in späteren Tests vergleichen, wie viel und in welche Richtung (besser oder schlechter) sich Ihr Schmerz verändert hat. Damit können Sie auch die Effektivität Ihrer ärztlichen und physiotherapeutischen Therapie sowie die Wirksamkeit der in diesem Buch vorgestellten Übungen kontrollieren.

Ursachen von Schmerzen

Ursachen für Schmerzen gibt es viele:
- direkte Verletzung von Muskeln, Gelenkkapseln, Bandscheiben, Nerven, Knochen
- starke Kompression von Gewebe: Druckerhöhung, z. B. durch Schwellung
- Durchblutungsstörungen
- Entzündung

Wir nehmen Schmerzen über die Sinnesleistungen unseres Nervensystems wahr. Eine wesentliche Voraussetzung dafür, Schmerzen wahrzunehmen, ist,

dass das betroffene Gewebe (Muskeln, Nerven, Gelenke) an das Nervensystem angeschlossen ist. Schmerzen können wir also nur in einem von Nerven versorgten Gebiet mit vielen Schmerzrezeptoren wahrnehmen. Für den menschlichen Körper gilt: Der Rücken ist generell gut mit Nerven versorgt und schmerzempfindlich. Aber es gibt z. B. zwei sehr gut zugängliche Stellen, die sehr wenige Schmerzrezeptoren haben – die Haut an Ellbogen und unter den Kniescheiben. Das können Sie durch starkes „Zwicken" in diese Hautgebiete selbst testen. Kneifen Sie sich in die Haut am Ellbogen und in die Haut des Unterarmes (mit gleicher Intensität) und Sie werden den Unterscheid spüren. An der Wirbelsäule sind es z. B. die inneren zwei Drittel der Bandscheibe, die nicht (oder nur wenig) innerviert sind.

Häufige Ursache für Schmerzen ist eine Entzündung. Und sie ist prinzipiell nicht so schlecht wie ihr Ruf, auch wenn unser Wohlbefinden vorübergehend darunter leidet. Eine Entzündung erfüllt eine sinnvolle Aufgabe in unserem Körper – speziell für das Immunsystem. Sie alarmiert die körpereigenen Helfer: „Hierher bitte, an dieser Stelle haben wir eine Baustelle." Das gilt für einen Schnupfen ebenso wie für eine entzündete Wunde. Zudem: Nur durch eine angemessene Entzündungsreaktion kann unser Körper Verletzungen heilen. Ohne Entzündung läuft die Wundheilung langsamer und vor allem oft nicht komplett ab. Häufig bleiben Restschäden oder Restbeschwerden bestehen.

Was passiert bei Entzündungen?

Sie schneiden sich in den Finger. Der Schnitt tut weh. Was passiert weiter? Die kleine Blutung stoppt der Körper schnell. Das Blut trocknet an und verkrustet. Dieser Vorgang heißt Koagulation – Blutgerinnung. Durch Blutgerinnung werden kleine Blutgefäße verstopft. Gleichzeitig stellt der Körper die Blutgefäße im Verletzungsgebiet enger und reduziert damit den

▼ Die Numerische Analogskala ist ein Mittel, um den Schmerz zu messen.

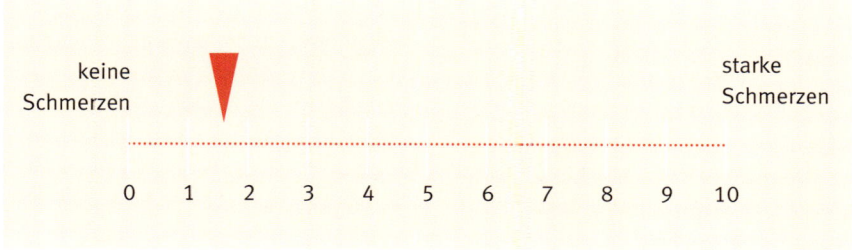

Blutfluss für den Zeitraum bis zur Blutungsstillung. Das verhindert einen zu großen Blutverlust und auch größere Schäden an inneren Organen.

Der nächste Schritt ist die Wundheilung. Ist die Blutung gestoppt, stellt der Körper die kleinen Gefäße wieder weit. So können die heilenden Nähr- und Baustoffen besser in das verletzte Gebiet einschwemmen. Nähr- und Baustoffe transportiert hauptsächlich das Blut. Deshalb pocht der Schmerz auch manchmal im Pulsschlag und

die verletzte Stelle ist leicht rot und überwärmt. Oft können Sie eine kleine Schwellung durch Flüssigkeitsansammlungen im Gewebe erkennen. Diese Schwellung ist ein weiterer Grund für das Empfinden von Schmerzen: Schwellung bedeutet Druckerhöhung im Gewebe und führt zu einer Schmerzwahrnehmung. Für eine normale Entzündungsreaktion spielt die Durchblutung die alles entscheidende Rolle. Ist das verletzte Gewebe schlecht durchblutet, können Wundheilungsverzögerungen auftreten. Lei-

der sind z. B. die Menisken der Kniegelenke oder auch die Bandscheiben an der Wirbelsäule schlecht durchblutete Gewebe, sie heilen also langsamer.

Um die Verletzung nun bestmöglich heilen zu können, benötigt unser Körper am Anfang der Wundheilung vor allem zwei Dinge: Ruhe und Zeit. Ruhe heißt: möglichst wenig Bewegung und Belastung im verletzten Gebiet, denn Bewegung verursacht bei einer akuten Entzündung vor allem eines – Schmerzen. Durch Bewegung verlagert sich Flüssigkeit (die Schwellung im Wundgebiet) und es kommt hauptsächlich zu einer Druckerhöhung, und das nehmen wir auch über Schmerzen wahr. Der Schmerz bewahrt uns davor, zu viel mit dem verletzten Finger zu tun. Eine normale Entzündung dauert etwa fünf bis zehn Tage, das gilt für den Schnitt in den Finger ebenso wie für die Strukturen des Rückens.

Nach dieser Zeit lassen die Entzündungssymptome (Rötung, Schwellung, Überwärmung, Funktionsstörung und Schmerz) meist nach, bis sie komplett verschwunden sind. Nur bei größeren Verletzungen, schwerwiegenden Erkrankungen oder bei Wundheilungsstörungen dauert eine Entzündung ungewöhnlich lange (länger als zehn bis 14 Tage ohne Veränderung). Wenn Ihre Entzündung länger als zwei bis drei Wochen andauert – ohne Aussicht auf eine Veränderung oder ohne eine Tendenz hin zur Besserung –, wenden

WISSEN

Die Qualität der Schmerzen

Sind Schmerzen permanent vorhanden, egal was Sie tun oder bleiben lassen, weist das auf eine Entzündung hin. Als Quelle kommen Nerven, Muskeln oder auch Gelenkkapseln infrage. Solche Entzündungen sind die Folge einer Überlastung oder einer direkten Verletzung, z. B. nach einem Sturz. Wenn Sie solche konstanten Beschwerden länger als fünf bis sieben Tage lang haben, suchen Sie bitte den Hausarzt auf. Entzündliche Zustände, die länger als sieben Tage andauern, zeigen meist, dass der Körper mit der Sache nicht alleine fertig wird. Dann benötigen Sie vielleicht Hilfe durch Medikamente, Elektrobehandlung oder Eisanwendungen. Denn: Sind die Störungen

bedingt durch eine harmlose Zerrung oder eine Prellung der Muskulatur, klingen die Beschwerden meistens nach zwei bis vier Tagen ab und der Schmerz lässt nach. Damit signalisiert der Körper uns: „Ich habe alles im Griff. Mach dir keine Sorgen." Alles, was länger dauert, kann auf eine ernsthafte Verletzung hinweisen. Treten hingegen die Schmerzen ausschließlich bei einer bestimmten Bewegung auf, ist ein mechanischer Auslöser für dieses Problem wahrscheinlich. Das bedeutet, dass immer bei dieser bestimmten schmerzhaften Bewegung eine Struktur (Muskeln, Nerven, Bänder oder Gelenkkapseln) besonders gereizt oder belastet wird.

Sie sich unbedingt an Ihren Arzt oder Physiotherapeuten.

Tipp

Kühlen Sie Ihren Beschwerdebereich mit einem Cool-Pack aus dem Kühlschrank. Damit setzen Sie Ihre Schmerzschwelle nach oben, der Schmerz wird weniger und Schwellungen werden reduziert. Die Kälte sollte dabei nicht länger als 30 bis 40 Sekunden einwirken. Dafür können Sie diese Kälteanwendung mehrmals täglich durchführen.

Schmerzen teilen sich in zwei große Gruppen:
- akute Schmerzen
- chronische Schmerzen

Akute Schmerzen lösen meist Verletzungen von Körpergewebe aus. Sie treten durch verschiedene Ereignisse auf: Sie können Folge einer direkten Gewalteinwirkung sein, wie bei einem Schlag oder Stoß, oder durch Überlastungen bei alltäglichen Aktivitäten oder einfachen Bewegungen entstehen. Bei einem akuten Schmerz ist eine Linderung meist recht gut und schnell möglich.

Bei akut auftretenden Schmerzen nehmen sogenannte Schmerzrezeptoren die Empfindungen wahr, diese leiten den Impuls dann an das Gehirn weiter. Im Gehirn werden die ankommenden Sinnesreize bewertet und es erfolgt eine Reaktion. Beispiel: Schneiden

▶ **Eine Entzündung und ihre Heilung verlaufen immer in den gleichen Stufen.**

wir uns an einem Stück Papier in den Finger oder kommen wir mit der Hand einer Kerzenflamme zu nahe, werden wir die Hand schnell zurückziehen, um sie von dem Schmerzreiz zu entfernen. Erst die Bewertung in unserem Gehirn macht einen Schmerz zum Schmerz.

Bei chronischen Schmerzen hingegen liegt die direkte Verletzung von Gewebe meist schon länger zurück. Oft sind die Verletzungen auch schon verheilt und die Spuren der Verletzungen nicht mehr sichtbar. Also sind die Gründe für einen empfundenen Schmerz eigentlich bereits beseitigt. Trotzdem nehmen Betroffene einen anhaltenden Schmerz wahr. Der Körper reagiert also genau wie bei einer akuten Verletzung. Der Grund dafür ist oft, dass unser Nervensystem eine falsche Bewertung vornimmt. Dann helfen eventuell spezielle Therapieverfahren. Mechanische Therapiemaßnahmen alleine reichen häufig nicht aus, um die Beschwerden anhaltend zu reduzieren oder gar komplett zu beseitigen. Die Therapie von chronischen Schmerzen ist immer eine besondere Herausforderung an das Team der Behandler und ist auch meist langwieriger. Die Betroffenen benötigen auch ein wenig Geduld mit ihrem Körper und müssen ihm die Zeit zugestehen, die er für seine Arbeit benötigt.

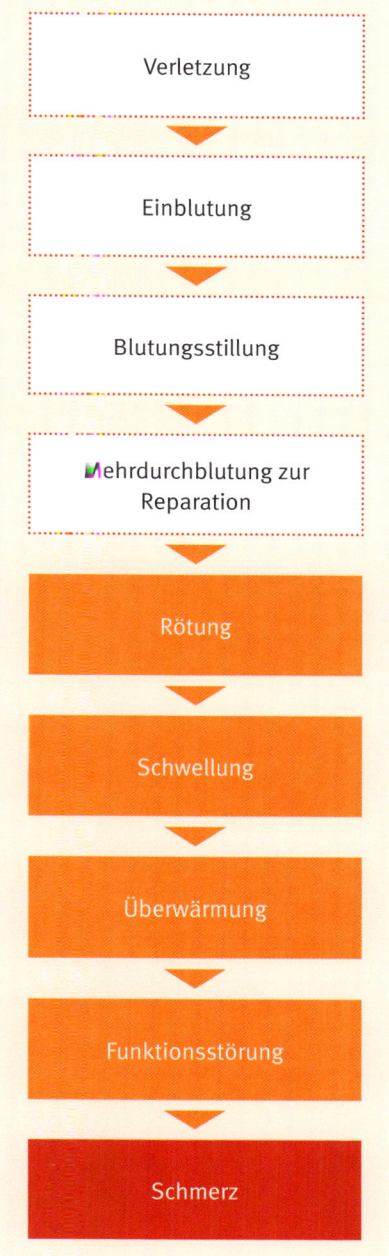

Verletzung

Einblutung

Blutungsstillung

Mehrdurchblutung zur Reparation

Rötung

Schwellung

Überwärmung

Funktionsstörung

Schmerz

Tipps für die Eigenbehandlung

Wer Rückenschmerzen hat, dem mangelt es nie an guten Ratschlägen anderer Betroffener. Das Fatale dieser Tipps ist leider, dass sie nicht bei jedem Rückengeplagten gleichermaßen hilfreich sind. Finden Sie zuerst einmal für sich heraus, was Ihnen guttut. Lassen Sie sich dabei nicht aus der Ruhe bringen und bleiben Sie hartnäckig. Sie finden Ihre Lösung!

Tipp 1:
Machen Sie den Eigentest und üben Sie!

Nutzen Sie die sieben Eigentests, um die effektivsten Übungen für Ihre Problematik zu finden. Arbeiten Sie die Übungen durch und setzen Sie vorrangig die Übungen um, bei denen Sie das Gefühl haben: „Die bringen mir tatsächlich etwas." Also Übungen, auf die Ihr Körper gut reagiert und bei denen Sie ein positives Gefühl entwickeln. Versuchen Sie, Ihr Übungsprogramm durch ergänzende Übungen zu erweitern und damit die Effektivität zu steigern. Bei anhaltenden Beschwerden (oder wenn Sie das Gefühl haben, der Schmerz wird schlimmer) konsultieren Sie in jedem Fall einen Arzt oder Therapeuten und holen sich dort fachlichen Rat.

Wichtig ist, dass Ihre Symptome (Schmerz, Unbeweglichkeit, Steifigkeit) durch die Übungen tendenziell besser werden. Rechnen Sie nicht damit, dass Ihre Beschwerden schon nach den ersten Übungseinheiten komplett beseitigt sind. Aber Sie sollten eine Tendenz in Richtung Besserung spüren. In keinem Fall sollten Sie mit der Übungen in den Schmerz oder in eine Verschlechterung Ihrer Symptome hineinarbeiten. Besprechen Sie die Übungen im Zweifelsfall mit Ihrem Arzt oder Physiotherapeuten, und stimmen Sie gemeinsam den Behandlungs- und Übungsplan auf Ihre Beschwerden hin ab.

Tipp

Finden Sie heraus, auf welche Belastungen und Bewegungen Sie mit mehr Beschwerden reagieren, und trainieren Sie Ihre Schwachstellen ganz gezielt.

Tipp 2:
Bleiben Sie der Therapie treu!

Wenn Sie wegen Ihrer aktuellen Beschwerden in Behandlung sind, dann versuchen Sie, die Tipps und Ratschläge Ihres Therapeuten oder Arztes auch in die Tat umzusetzen. Je mehr Sie davon in Ihren Tagesablauf integrieren, desto schneller und dauerhafter werden sich Ihre Symptome bessern. Führen Sie die von Ihrem Therapeuten empfohlenen Maßnahmen auch dann noch fort, wenn sich Ihre Beschwerden bereits gebessert haben oder komplett verschwunden sind. Je länger Sie selbst etwas tun, desto nachhaltiger wird Ihr Erfolg sein.

Tipp 3:
Salben/Gels und Medikamente

Die Wirkung einer medikamentösen Therapie bei Rückenbeschwerden beschränkt sich darauf, den Schmerz zu reduzieren und ggfs. eine vorhandene Entzündung zu hemmen, da diese sonst weiter Schmerzen verursacht. Gleichwohl: Mit Medikamenten erreichen Sie keine grundlegende Beseitigung der Ursache Ihrer Rückenbeschwerden. Keine Tablette oder Salbe wird eine muskuläre Überbelastung oder einen Riss in der Bandscheibe verschwinden lassen. Einzig unser Körper hat das Zeug dazu, Verletzungen zu heilen. Diese Selbstheilungskräfte sollten Sie unbedingt unterstützen und aktivieren. Natürlich kann es in bestimmten Situationen hilfreich sein, den Schmerz kurzfristig medikamentös zu unterdrücken. Etwa so lange, bis man einen Arzttermin wahrnehmen kann. Jedoch: Eine medikamentöse Therapie sollte lediglich für einen begrenzten Zeitraum angewendet werden. Da die Medikamente keine ursächliche Lösung bieten – und zudem mit einer ordentlichen Liste von Nebenwirkungen aufwarten –, sollte diese Therapie keine Dauerlösung für Sie sein. Suchen Sie nach Möglichkeiten, das Übel an der Wurzel zu packen. Finden Sie heraus, welche Ursachen oder Auslöser Ihre Beschwerden haben, und setzen Sie genau dort den Hebel an. Meist kommen Sie so Bewegungsstörungen, Überlastungen und Fehlhaltungen auf die Spur, denen Sie mit einem der Übungsprogramme in diesem Buch entspannt begegnen können. Nur durch Verhaltensänderungen und körperliche Aktivierung können Sie langfristig etwas verändern und Beschwerden in den Griff bekommen.

Wie Salben wirken. Salben und Gels enthalten ebenfalls meist Wirkstoffe, die den Schmerz reduzieren und die Entzündung hemmen. Sie können Salben kurzfristig einsetzen. Da es sich um eine äußerliche Anwendung handelt, spielt die Fläche, auf der die Salbe (und damit auch der Wirkstoff) aufgetragen wird, eine entscheidende Rolle: Die Haut nimmt die Salbe in den Blutkreislauf auf, und dieser verteilt die Substanz im Körper. Je größer die Fläche ist, desto mehr Salbe tragen Sie auf und desto mehr Wirkstoff wird über den Blutkreislauf aufgenommen. Bei Rückenschmerzen hat sich bewährt, den gesamten Rücken einzureiben. Wenn Sie niemanden zum Einreiben haben, können Sie alternativ auch Ihre Beine rundum einreiben. Der Wirkstoff findet auch so seinen Weg ins Beschwerdegebiet.

Was ist Salbe, was Gel? Die Grundlage für Salben oder Cremes ist meist Fett als Träger für die Wirkstoffe (z. B. Vaseline). Cremes enthalten dabei weniger Fett als Salben. Ein Gel hingegen ist auf Wasserbasis hergestellt und fettfrei. Gel schmiert meist nicht und hat einen kühlenden Effekt durch die Verdunstungskälte des Wassers. Dann sind da noch Pasten (z. B. Zinkpaste). Sie enthalten Pulver, wirken trocknend und binden Sekret.

Tipp 4:

Kälte und Wärme einsetzen

Wärme und Kälte haben prinzipiell dasselbe Wirkschema: nämlich eine Mehrdurchblutung. Ein Beispiel: Stecken Sie Ihre Hände im Winter in den Schnee. Der Effekt: Ihre Hände werden rot. Warum? Ihr Körper registriert einen Temperaturabfall im Gebiet der Hände – logisch, denn die stecken ja im Schnee – und regt eine Mehrdurchblutung an. Ihr Körper versucht, die Temperatur wieder anzugleichen, indem er in das „kalte" Gebiet der Hände mehr Blut schickt. Es handelt sich quasi um eine Luxusdurchblutung mit Wärme-Transport in das unterkühlte Gebiet.

Bei Wärme funktioniert der Mechanismus ähnlich: Legen Sie Ihre Hände unter ein warmes Kirschkernsäckchen aus der Mikrowelle oder unter eine mit warmem Wasser gefüllte Bettflasche. Wieder werden die Hände rot. Ihr Körper erkennt eine Überwärmung im Gebiet der Hände und möchte die Temperatur angleichen. Wiederum geschieht das zu einem großen Teil über den Blutkreislauf. Denn eine verstärkte Durchblutung kann auch dazu dienen, Wärme abzutransportieren. Genauso funktioniert dieser Temperaturkreislauf auch beim Rücken. Zudem reduziert eine gesteigerte Temperaturschwankung (egal ob durch Kälte oder Wärme ausgelöst) die Schmerzwahrnehmung. Mit einem Eingriff in den Temperaturhaushalt können Sie also auch Ihre Schmerzschwelle nach oben verschieben. Das Ergebnis: Sie werden weniger Schmerzen wahrnehmen.

Tipp

Bei akuten Beschwerden hilft meist Kälte am besten. Sie reduziert den Schmerz und lässt das Gewebe abschwellen. Bei chronischen Beschwerden hilft oft Wärme. Auch sie reduziert die Schmerzen und entspannt die Muskeln. Testen Sie, was für Sie am besten ist.

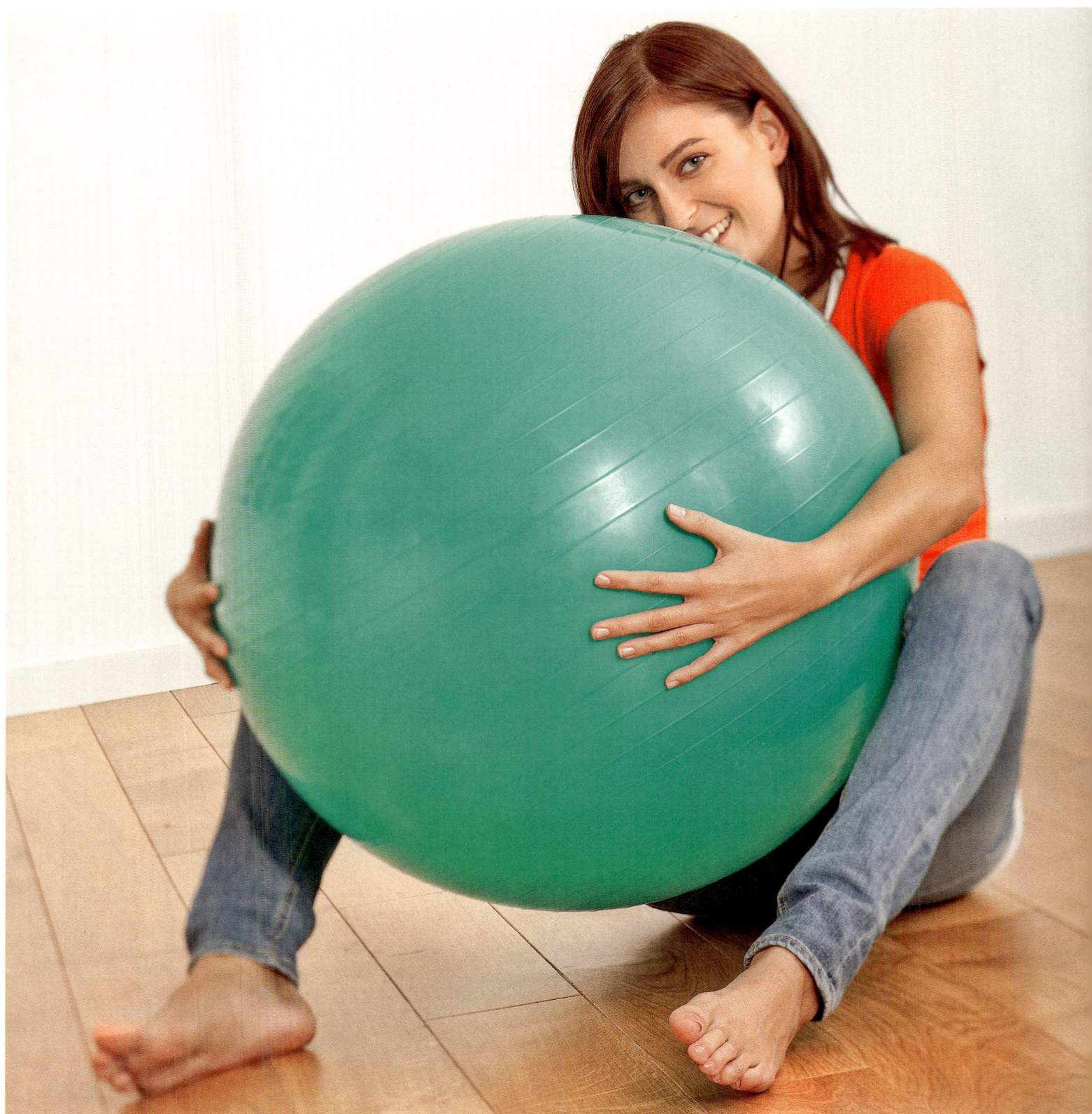

Ihr maßgeschneidertes Übungsprogramm

Ran an den „Feind", die Schmerzen, die Beschwerden. Sie haben nun ermittelt, wo Ihre Probleme liegen. Nun machen Sie sich an die Lösung! Entwerfen Sie Ihre eigene Strategie. Wählen Sie aus den vielen Übungen die aus, die für Sie passen. Die Ihnen guttun. Wie das geht, verrät Ihnen das folgende Kapitel.

50 starke Rückenübungen

Mit den Test-Ergebnissen konnten Sie Ihre Schwachstelle ausfindig machen, und Sie haben herausgefunden, bei welcher Bewegung sich Ihre Wirbelsäule mit Beschwerden meldet. Diese Informationen dienen Ihnen nun, um ein für Sie perfektes Trainingsprogramm zu gestalten.

Das Wichtigste zuerst …

Alle Informationen aus den Tests fließen nun direkt in die Gestaltung Ihres Trainingsprogramms ein. Werfen Sie einen Blick auf Ihren Test-Dokumentationsbogen und schauen Sie Ihre Ergebnisse der Tests 1 bis 7 an. Ist eine Bewegungsrichtung problematisch, sind natürlich auch vorrangig Übungen zu dieser Bewegung sinnvoll. Diese Übungen sollten Sie als Erstes für Ihr Trainingsprogramm auswählen. Zusätzlich können Sie Übungen zu anderen Bewegungsrichtungen, Übungen aus dem Ausdauer- und Kraftbereich und Übungen für die Bauchmuskulatur ergänzen. Sind bei Ihnen mehrere Bewegungsrichtungen betroffen, sollten Sie Ihre Ergebnisse nach der Schwere sortieren. Den am schlimmsten betroffenen Bewegungsbereich versorgen Sie zuerst mit Übungen zur Verbesserung. Gefolgt von der zweiten Bewegungsrichtung, dann der dritten und so weiter … So können Sie jeder symptomatischen Bewegungsrichtung die effektivsten Übungen zuordnen und aktiv etwas gegen Ihre Beschwerden unternehmen. Aus den einzelnen Bausteinen ergibt sich Ihr Übungsprogramm, das Sie mit Kraft-, Ausdauer-, Koordinations- und Stabilisationsübungen kombinieren und erweitern können.

Üben – Wofür?

Verschiedene Personen verfolgen mit einem Training stets auch unterschiedliche Ziele. Freizeitsportler etwa möchten in erster Linie die Muskelkraft erhalten oder verbessern. Sie streben häufig eine Zunahme der Muskelmasse sowie allgemeinen Fettabbau an. Leistungssportler hingegen erwarten eine deutliche Leistungssteigerun in ihrer Sportart. Sie betreiben außerdem ein Training zum Ausgleich, und um vielseitiger zu trainieren.

Rückenschmerzgeplagte und Rehabilitanden hingegen möchten zunächst vor allem eines: dass der Schmerz nachlässt. Sie möchten Muskeln wieder aufbauen, mobiler werden und eine eingeschränkte Beweglichkeit verbessern, eine schmerzhafte Funktionsstörung, Verletzung (Trauma) oder gar die Folgen einer Operation überwinden. Jeder trainiert also aus einem anderen Beweggrund und verfolgt unterschiedliche Ziele. Motivation hat dabei etwas mit Motiv zu tun. Was bedeutet: Es ist ein innerer Antrieb und ein Bild vor dem inneren Auge (eine Zukunftsvision) nötig, um sich selbst zu einem gesundheitsfördernden Verhalten und zu einem gesundheitsfördernden Training zu bewegen.

Training bringt in erster Linie eine Veränderung und dieses Veränderung muss man wollen.

Sportliche Rakete zünden

Den Einstieg in ein Rückentraining sollten Sie besonders nach längerer körperlicher Inaktivität und vor allem im Hinblick auf das Stütz- und Bindegewebe sorgfältig vorbereiten. In der ersten Phase sollten Sie vorsichtig und kontrolliert trainieren, um sich nicht zu überlasten. Sie bereiten sich am besten für steigende Belastungen vor und trainieren schonend durch höhere Wiederholungszahlen und geringere Intensität. Im Vordergrund stehen: das Gewöhnen an den Umgang mit den Übungen, das Lernen der korrekten Übungsausführung sowie die ersten Anpassungsreaktionen des Organismus. Der Muskel- und Gelenkstoffwechsel muss erst wieder aktiviert werden und die Muskulatur muss sich an ein besseres Zusammenspiel gewöhnen, was auch mit einer geringeren Gelenkbelastung einhergeht. In den ersten Trainingswochen ist dabei auch wichtig, auf eine Verbesserung der Kraftausdauer hinzuarbeiten. Starten Sie nicht zu intensiv, so beugen Sie Verletzungen vor.

Rakete steigen lassen

In der sich anschließenden Aufbauphase können Sie nun sowohl den Umfang eines Trainings als auch die Intensität des Trainings steigern. Grundlegend sollten Sie zuerst den Trainingsumfang (Wiederholungen oder Anzahl der Übungsdurchgänge) steigern, bevor Sie das Training intensivieren (Widerstand durch Gewichte oder ein Theraband). Das fördert eine kontinuierliche und schonende Anpassung des Organismus. In der Aufbauphase finden auch der gezielte Muskelaufbau und die Kraftsteigerung statt, die Ihre gesundheitliche Situation stabilisieren und wiederkehrende Beschwerden auf Dauer effektiv verhindern werden. Mit mehr Kraft steigern Sie auch Ihre koordinativen Fähigkeiten. Ein Ausdauertraining verbessert Ihren Stoffwechsel und beschleunigt die Regeneration.

Rakete im Orbit halten

Wenn Sie ein höheres körperliches Kraft- oder Leistungsniveau erreicht haben, sollten Sie das Potenzial langfristig erhalten und für Ihre Zwecke sichern. Um der Gewöhnung – und einem damit häufig verbundenen Motivationsverlust – vorzubeugen, gestalten Sie das Training jetzt etwas variabler. Beginnen Sie nun, neue Übungen und komplexere Bewegungsabläufe zu integrieren. Gerne können Sie auch ergänzend neue Sportarten in Ihr Freizeitprogramm einbauen: Radfahren, Schwimmen, Inlineskaten, Badminton, Joggen oder auch Nordic Walking sind bestens dazu geeignet, einer möglichen Trainingsmonotonie vorzubeugen.

Der Einstieg in ein Training orientiert sich an Ihren individuellen Voraussetzungen. Also daran, welche Bedingungen für Sie und Ihr Training anfangs vorherrschen: z. B. Schmerzen im Rücken oder eine bestehende Bewegungsstörung. Die weitere Gestaltung Ihres Trainingsprogramms wird dann im zukünftigen Verlauf maßgeblich von Ihren Trainingszielen und damit von Ihrer Motivation abhängen. Womit wir wieder bei Ihrem Motiv sind: Sie benötigen ein Leitbild.

Stellen Sie sich vor, wie Sie zukünftig Ihren Arbeitsalltag ohne Schmerzen bewerkstelligen. Wie Sie mehr Freizeitqualität durch Beweglichkeit bekommen. Suchen Sie das, was Sie am deutlichsten einschränkt, und münzen Sie dieses Leitbild in starke positive Bilder (Motive) um. Das wird Sie weiter bringen, als Sie es sich momentan vorstellen können.

Es macht einen gewaltigen Unterschied, ob Sie Übungen gegen einen Schmerz oder gegen eine Bewegungssteifigkeit zu einem Trainingsprogramm zusammenstellen. Prinzipiell haben Sie verschiedene Möglichkeiten, die einzelnen Übungen zu verändern und so einzustellen, dass Sie zu Ihren Ziele passen. Je nach Beschwerden (und ihren Ursachen) müssen Sie bei der Übungsauswahl und vor allem auch bei der Durchführung der Übungen anders vorgehen. Die grundlegenden Möglichkeiten, Übungen zu variieren, sind Veränderungen in den folgenden Einstellungen:

- **Bewegungsausmaß:** Sie können eine Übungsbewegung mit einem kleinen Bewegungsausmaß (mit einer kleinen Bewegung) oder mit einem großen Bewegungsausmaß (mit einer großen Bewegung) durchführen.
- **Bewegungstempo:** Sie können Ihre individuelle Geschwindigkeit bei der Durchführung einer Übung wählen. Zwischen schnell und langsam ist alles möglich, je nach Zielsetzung und bestehendem Problem.
- **Wiederholungszahl:** Sie können von einer Übung, je nach Trainingsziel, viele Wiederholungen machen (Ausdauertraining: 20 bis 50 Wiederho-

lungen) oder entsprechend wenige (Krafttraining: 8 bis18 Wiederholungen).

- **Anzahl der Durchgänge (Sätze):** Aus den Erkenntnissen der Trainingswissenschaften haben sich drei bis fünf Sätze, also drei bis fünf Durchgänge, mit einer Übung als sehr effektiv erwiesen. Im Krafttraining liegt die Anzahl der Durchgänge einer Übung bei drei bis sechs (mit einer Wiederholungszahl von acht bis maximal 25), im Ausdauertraining sind es eher ein bis zwei Durchgänge mit einer höheren Wiederholungszahl (25 bis 100 Wiederholungen). Die Belastungsdauer wird im Ausdauertraining auch in Minuten angegeben.

Mit diesen kleinen Einstellungsmöglichkeiten können Sie jede Übung an Ihre Bedürfnisse und Trainingsziele anpassen. Machen Sie sich in Ihrem Trainingsprogramm ein wenig vertraut mit den Veränderungen von Wiederholungszahl, der Bewegungsreichweite und des Bewegungstempos. Fühlen Sie nach, wie sich diese Anpassungen auf die Übungen auswirken und wie sich auch das Bewegungsgefühl dadurch für Sie verändert.

Was passiert eigentlich während eines Trainings mit dem Körper? Jede Form körperlicher Belastung oder Anstrengung führt irgendwann zur Ermüdung. Die Fragen dabei sind: Wie stark belaste ich mich? Wie intensiv trainiere ich? Wie stark ermüde ich? Wie lange

brauche ich, um mich von der Belastung zu erholen?

Unser Energiespeicher

Ein Auto braucht Benzin, um sich bewegen zu können. Unserem Körper müssen wir die Bewegungsenergie in anderer Form zuführen: Essen – Nahrungsstoffe – Energieträger. Unsere großen Energieträger sind Kohlenhydrate (Kartoffeln, Nudeln, Reis, Brot usw.), Eiweiße (Fleisch, Milchprodukte usw.) und Fette (Speiseöl, Butter usw.). Aus diesen Energieträgern gewinnt unser Körper, was er bei Aktivität dringend braucht: Adenosintriphosphat (ATP). Für jede Bewegung, für jede Belastung und für jeden Sport, den wir durchführen, bezahlen wir mit ATP. Das ist unsere „Währung". Geht das ATP aus, schlägt auch die Ermüdung voll zu Buche und wir müssen die Belastung abbrechen. Danach benötigen wir eine Pause. Sie muss ausreichend lang sein, um die ATP-Speicher unseres Körpers wieder zu füllen. Danach kann die nächste Belastung kommen.

Je trainierter Sie sind, desto weniger wird das Training Sie ermüden. Je trainierter Sie sind, desto stärker können Sie Ihren Körper belasten – denn er ist vorbereitet. Je geübter sie sind, desto intensiver können Sie trainieren, ohne sich zu überlasten oder gar in den Bereich einer möglichen Verletzung zu

Wie Sie das Training am besten dosieren.

Trainingsziele	Bewegungsausmaß	Bewegungstempo	Anzahl der Wiederholungen
Schmerzreduktion (wichtig bei allen Übungen/Bewegungen: Schmerzkontrolle)	Das Bewegungsausmaß muss so klein gehalten werden, dass bei der Übung keine Schmerzen entstehen. Verbessern sich die Schmerzen, können Sie die Bewegung auch größer durchführen.	Immer so schnell oder langsam bewegen, dass während der Übung keine Schmerzen entstehen. Lassen die Schmerzen nach: Tempo erhöhen.	Eher mit einer niedrigen Wiederholungszahl beginnen (ohne Schmerzreiz). Dann langsam steigern (dennoch muss die Bewegung immer schmerzfrei bleiben).
Beweglichkeit verbessern	Um eine Bewegung zu verbessern, müssen Sie sich in den Bereich hineinbewegen, in dem das Problem besteht. Von da an sollte die Bewegung mit der Zeit größer werden, bis das Ende der Bewegungsrichtung erreicht ist.	Beginn: langsam Steigerung: schneller	Mit 10–15 Wiederholungen beginnen und dann langsam – an die Leistungsfähigkeit angepasst – steigern (25–40 Wiederholungen).
Ausdauer steigern	Beginn: kleinere bis mittlere Bewegung Steigerung: große Bewegung	Ein langsames Bewegungstempo ist zu Beginn eines Ausdauertrainings zu empfehlen.	18–25 Wiederholungen steigerungsfähig auf bis zu 100 Wiederholungen.
Krafttraining	Beginn: kleine Bewegung Steigerung: größere Bewegung	Beginn: langsam Steigerung: schneller	8–18 Wiederholungen Steigerung durch höhere Gewichte (z. B. Hanteln) oder durch Wiederstand (z. B. Theraband)
Koordination und Stabilität verbessern	Beginn: klein Steigerung: groß	Beginn: langsam Steigerung: schnell	8–15 Wiederholungen

kommen. Durch regelmäßiges Training machen Sie Ihren Körper also belastbarer, weniger verletzungsanfällig, schneller regenerierbar.

Wie das funktioniert? Ein Beispiel: Ein einfaches Training mit ein paar wenigen Übungen wird zuerst Ihre Stoffwechsellage optimieren. Das bedeutet, Ihr Körper lernt, Nährstoffe und Energieträger schneller und effizienter in das so wertvolle und erforderliche ATP umzuwandeln. Dadurch steht dem Körper mehr Energie für die Aktivität zur Verfügung und Ermüdung tritt erst später ein. Sie werden also widerstandsfähiger gegen Ermüdung. Als Nächstes steigert Ihr Körper die Kraft, die Beweglichkeit und nicht zu vergessen die Elastizität. Alle diese Komponenten benötigen Sie für eine normale und schmerzfreie Funktionalität des Körpers und all seiner Bauteile.

Was tun bei akuten Rücken-schmerzen?

Da wir Schmerzen über unser Nervensystem wahrnehmen, können wir sie auch darüber beeinflussen. Denn zu den Sinnesleistungen unseres Nervensystems gehören auch das Empfinden und Wahrnehmen von Berührungen, Bewegungen und auch Temperaturunterschieden.

Da unser Körper nicht alle Reize (Schmerz, Berührung, Bewegung, Temperatur) gleichzeitig und im selben Maß empfinden kann, liegt genau darin eine sehr gute und einfache Möglichkeit, die Wahrnehmung für Schmerzreize zu reduzieren. Und zwar, indem wir die Wahrnehmung gezielt auf andere Empfindungen fokussieren. Wirken auf unseren Körper z. B. verstärkt mechanische Berührungsreize ein, reduziert sich dadurch die Sinnesleistung für die Schmerzwahrnehmung. Dasselbe können wir über Bewegungsreize oder Temperaturreize erreichen. Wir überlagern Schmerzempfindungen mit anderen Reizen.

Mechanische Reize. Dazu berühren Sie die Haut, die Muskeln und die Gelenke in der betroffenen Region der Wirbelsäule mit Ihrer Hand. Reiben oder klopfen Sie dann über die Haut dieses Gebietes mit Hand und Fingern. Das kann kreisförmig, von oben nach unten oder auch von rechts nach links geschehen. So beseitigen Sie den Schmerz wahrscheinlich nicht komplett, aber er wird weniger.

Bewegungsreize. Genauso verfahren Sie mit Bewegungen. Bewegen Sie z. B. die Arme und Beine. Machen Sie anfangs eher kleine und langsame Bewegungen mit den Hüftgelenken.

Thermische Reize. Thermische Reize setzen Sie durch Kälte (Eis- oder Gelpackung aus dem Kühlschrank) oder durch Wärme (Kirschkernsäckchen, Bettflasche, Heizkissen, Rotlichtlampe). Kälte und Wärme haben primär denselben Effekt: Sie führen zu einer Mehrdurchblutung an der betroffenen Stelle. Das ist auch sehr schön an der auftretenden Rötung zu erkennen, die in beiden Fällen auftritt.

Hilfe im Notfall. Selbst bei akuten Rückenschmerzen lässt sich eine Körperhaltung oder eine Position finden, in der die Schmerzen nachlassen oder komplett verschwinden. Probieren Sie verschiedene Positionen aus: Rückenlage, Seitlage (beidseits: rechts oder links) oder Bauchlage. Wenn das noch nicht den gewünschten Erfolg bringt, nehmen Sie Lagerungsmaterial wie Kissen oder auch Decken zu Hilfe.

Auch wenn die folgenden Übungen keine Garantie auf Besserung sind, haben sie sich in der Praxis mit Rückengeplagten über die Jahre als äußerst hilfreich und effektiv erwiesen.

Stufenlagerung

Eine der angenehmsten und simpelsten Entlastungsposi-
tionen ist die Stufenlagerung. So haben die Hüftgelenke
und die Kniegelenke ungefähr einen 90°-Winkel. In dieser
Position kann die Wirbelsäule mit ihren einzelnen Bauteilen (Gelenke, Bandscheiben, Nerven und Muskeln) optimal
entspannen und sie wird entlastet. Dabei liegen Sie auf dem
Rücken und haben Kniegelenke und Hüftgelenke so auf-
gelegt, dass sie in etwa um 90° gebeugt sind. Dazu eignet
sich ein Würfel ebenso gut wie ein großer Pezziball. Wenn
Sie diese Hilfsmittel nicht zu Hause haben, genügt auch ein
Hocker, auf den Sie Ihre Beine hochlegen. Alternativ kommt
noch ein Wäschekorb in Betracht. Den legen Sie verkehrt
herum (mit dem Boden nach oben), packen zwei bis drei
Decken oder große Kissen darauf und können so entspannt
und bequem Ihre Beine darauf hochlagern.

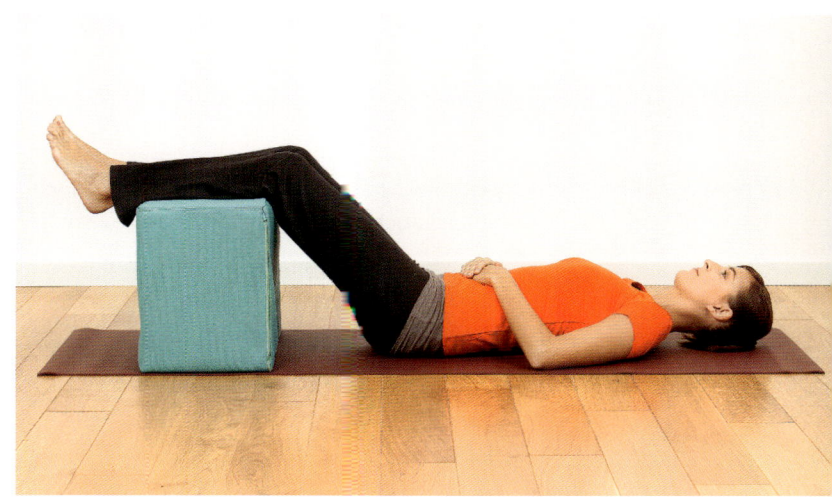

Stufenlagerung und Bewegung

Ein Pezziball bietet Ihnen eine komfortable Möglichkeit, die
Lenden-Becken-Hüftregion nach rechts und links auf dem
Ball zu bewegen. Der entscheidende Vorteil dieser Übung
ist, dass Sie das Gewicht Ihrer Beine während der Bewegung
auf dem Ball abgeben können. So können Sie Ihre Aufmerksamkeit ganz einer entspannten Bewegung widmen, ohne
dabei in einer Kraftanstrengung die Beine selbst halten zu
müssen. Mit der Lagerung durch den Pezziball können Sie
auch kleine Bewegungen nach rechts und links zur effektiveren Entlastung durchführen. Dabei können Sie den Ball
mit den Beinen nach rechts und nach links rollen. Alternativ
können Sie den Ball auch mit den Beinen in Richtung Füße
nach unten oder in Richtung Kopf nach oben bewegen. Kleine Bewegungsausschläge haben einen entscheidenden Vorteil: Sie können sehr gut kontrolliert werden.

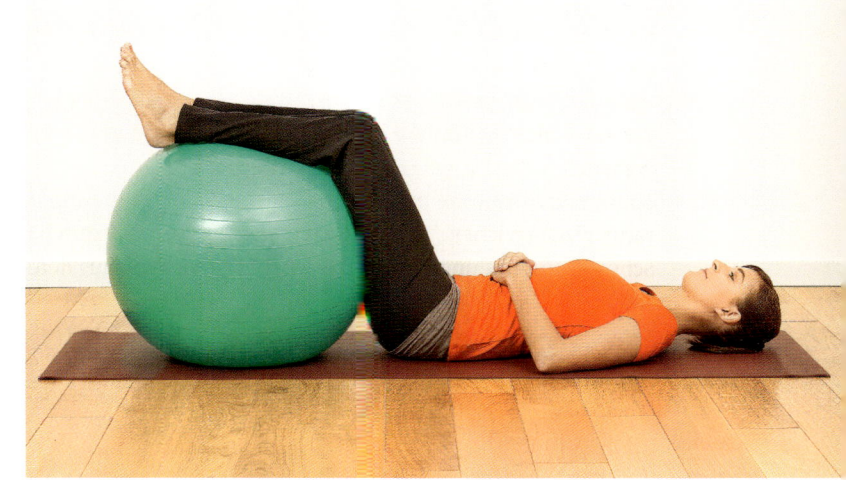

Rückenlage und aufgestellte Beine

Sie legen sich auf den Rücken und stellen Ihre Beine auf. Wenn diese Position alleine bereits eine Schmerzentlastung bringt, halten Sie diese Position einige Zeit. Zudem können Sie Ihre Beine langsam abwechselnd nach rechts und links bewegen. Dabei bleiben die Füße stehen. Beginnen Sie mit kleinen Bewegungen von vielleicht zwei bis drei Zentimetern nach rechts und nach links. Wenn Sie diese Bewegung gut vertragen, können Sie das Bewegungsausmaß gerne vergrößern.

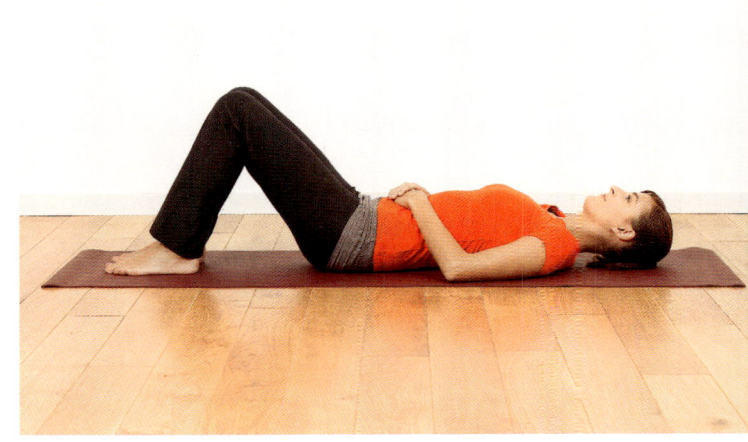

Rückenschaukel

Voraussetzung für diese Nothilfe ist, dass Sie die Übungsposition mit möglichst wenig bis gar keinen Schmerzen einnehmen können. Sie liegen auf dem Rücken und halten die Beine zum Oberkörper hin angezogen. Sie können Ihre beiden Beine auch mit den Händen in den Kniekehlen oder an den Schienbeinen festhalten. Alternativ können Sie ein Handtuch hinter den Kniekehlen durchführen, das Sie mit beiden Händen halten. In dieser Ausgangsposition wippen Sie mit dem Oberkörper sanft – und vor allem mit winzig kleinen Bewegungen – auf und ab.

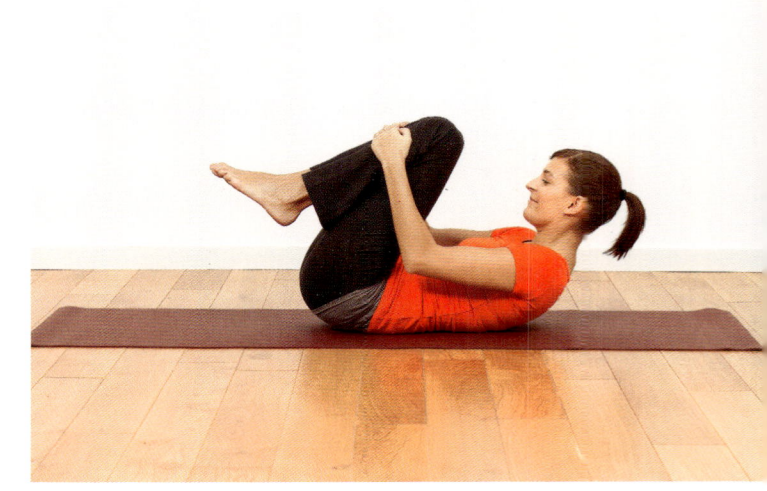

Päckchenlage

Gehen Sie in die Vierfüßlerposition (auf Hände und Knie – Hände leicht vor den Schultern und die Knie hüftgelenksbreit auseinander). Hüftgelenksbreit bedeutet, ungefähr so weit auseinander, dass Sie noch Ihre Faust zwischen die Knie bringen. Nun bleiben die Hände an Ort und Stelle stehen, während Sie den Oberkörper nach hinten bewegen und mit dem Gesäß auf die Fersen zubewegen. Diese Bewegung sollten Sie nur so weit durchführen, wie sie schmerzfrei möglich ist. Schmerz bedeutet: „Stopp!" Tipp: Wenn Sie längere Zeit in dieser Position bleiben, legen Sie sich ein Kissen unter den Kopf.

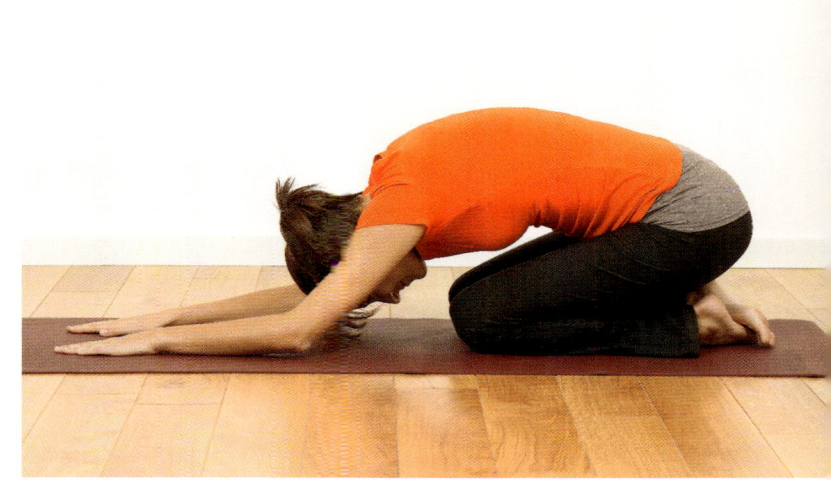

Amphibienposition

Legen Sie sich bequem auf den Bauch. Polstern Sie den Beckenbereich oder die Knie mit dem Lagerungsmaterial ab. Nun können Sie ein Bein seitlich neben dem Oberkörper nach vorne ziehen und dort entspannt ablegen. Probieren Sie diese Position mit beiden Beinen (rechts und links einzeln) aus und behalten Sie die Stellung für eine kurze Zeit bei, in der Sie die größte Entlastung spüren. In dieser Position bleiben Sie fünf bis zehn Minuten entspannt liegen.

Tipp

In Zuständen mit akuten Schmerzen nehmen Sie sich die Zeit und führen Sie diese Akuthilfen mehrmals täglich durch. Wenden Sie diejenige Übung immer wieder und bevorzugt an, bei der Sie das Gefühl bekommen: „Die hilft besonders gut!"

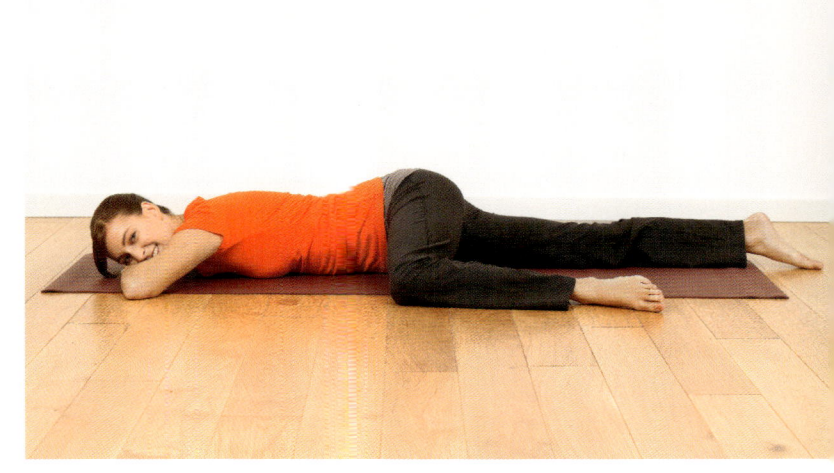

Übungen für mehr Körpergefühl

Um körperliche Beschwerden wie Schmerzen oder Funktionsstörungen in den Griff zu bekommen, ist in erster Linie ein gesteigertes Körpergefühl erforderlich. Körpergefühl ist die Fähigkeit, einzelne Körperregionen und auch Bewegungen wahrzunehmen.

Wer sich selbst kennt, kann Funktionsstörungen besser erkennen. Nur wenn Sie Ihren Körper mit seinen Abschnitten und Bestandteilen fühlen und seine Funktionen und deren Position erkennen, können Sie z. B. Ihre Körperhaltung verändern und verbessern. Die Körperhaltung ist definiert als die Position einzelner Körperabschnitte zueinander. In jeder Körperhaltung legen wir selbst fest, welche Belastungen wie stark auf uns einwirken. Wenn wir bewusster mit unserer Haltung umgehen, können wir dadurch auch Belastungen – und damit Funktionsstörungen – reduzieren. Erste Übungen, um Ihre Körperhaltung im Stand, im Liegen und im Sitzen zu erkennen und besser wahrzunehmen finden Sie unter Wahrnehmung trainieren, Seite 33. Zunächst aber widmen wir uns hier dem allgemeinen Körpergefühl. Die Übungen sollen Ihre Aufmerksamkeit auf eine Körperregion lenken und Ihnen dort einen

besseren Einblick und mehr Einfühlungsvermögen ermöglichen. Merken Sie sich für einen späteren Vergleich bitte bei jeder Übung Ihren ersten Eindruck in der Ausgangsposition. Spüren Sie nach, wie sich die Haltung für Sie anfühlt: Spannung? Druck? Zug? Seitenunterschied? Dann führen Sie die Übung durch und vergleichen nochmals Ihre Empfindung in derselben Ausgangsstellung wie zu Beginn. Dieser Vergleich ist wichtig für Sie, um herauszufinden, ob sich durch die Übungen, die Sie durchführen, auch etwas verändert.

Um sich zu verbessern, ist der erste wichtige Schritt in die richtige Richtung, die Ausgangssituation genau zu kennen. Sie sollten herausfinden, an welcher Stelle Ihr Körpergefühl nicht optimal ist. Erst dann können Sie etwas daran verändern und verbessern. Lernen Sie Ihren Körper in verschiedenen Situationen kennen.

Kontrolle über Körpergefühl

Eine gute Körperwahrnehmung ermöglicht Ihnen, die Körperhaltungen zu erkennen und vor allem auch Bewegungen sicher zu kontrollieren. Wenn Sie in der Lage sind, Ihre einzelnen Körperabschnitte (Beine, Becken, Rumpf, Kopf und Arme) besser zu spüren – und dabei noch wahrzunehmen, wie sich diese Körperabschnitte bei Bewegungen zueinander positionieren –, sind Sie schon einen großen Schritt weiter. Denn diese Wahrnehmung gibt Ihnen die Möglichkeit, Ihre Körperabschnitte besser zueinander zu positionieren und diese Position auch während einer Bewegung beizubehalten. Durch eine verbesserte Kontrolle der Bewegung aktivieren Sie die richtigen Muskeln für Bewegungen und sorgen gleichzeitig auch noch für eine bessere Zusammenarbeit aller beteiligten Muskelgruppen.

Standpendel

Ausgangsstellung

Stehen Sie aufrecht und bequem. Finden Sie Ihre Mitte und Ihr Gleichgewicht. Stellen Sie Ihre Füße parallel zueinander. Während der Übung machen Sie Ihren Körper ganz steif (als hätten Sie einen Besen verschluckt), um die Gewichtsverlagerung besser spüren und kontrollieren zu können.

Durchführung

Verlagern Sie nun das Gewicht langsam nach vorn auf den Fußballen und die Zehen, ohne mit den Fersen vom Boden anzuheben. Danach verlagern Sie Ihr Gewicht nach hinten auf die Fersen, ohne mit den Zehen und dem Fußballen vom Boden abzuheben. Versuchen Sie diese Pendelbewegungen langsam in der Größe zu steigern. Beginnen sollten Sie immer mit kleinen Bewegungen, die im Laufe der Zeit immer größer werden dürfen. Als Variante können Sie die Pendelbewegungen auch nach rechts oder links durchführen. In diese seitlichen Richtungen ist der mögliche Bewegungsweg deutlich kleiner als in der Bewegung nach vorn und nach hinten. Auch dabei bitte beide Füße mit einem flächigen Kontakt am Boden halten. Pendeln Sie 12- bis 20-mal in jede Richtung (rechts – links – vor – zurück).

Zu beachten

Achten Sie darauf, dass Ihre Füße während der gesamten Übung immer einen flächigen Bodenkontakt haben. Kein Teil des Fußes darf vom Boden abheben. Der ganze Körper sollte bei den Pendelbewegungen starr wie ein Pendel bleiben. Bewahren Sie Haltung: Richten Sie sich während der Übung immer wieder auf und versuchen Sie, diese Aufrichtung beizubehalten.

▶ **oben: Behalten Sie die ganze Zeit die Fußflächen auf der Erde!**
unten: Bewegen Sie sich langsam nach vorn und hinten.

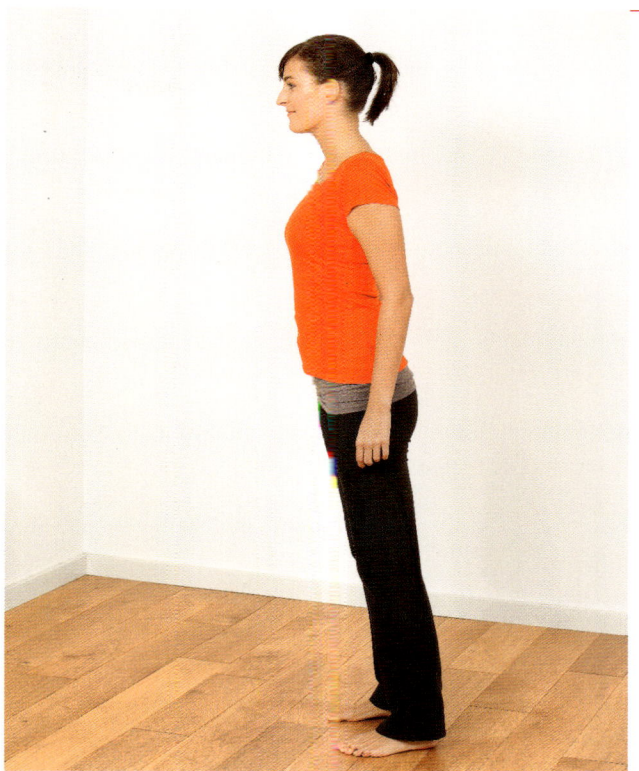

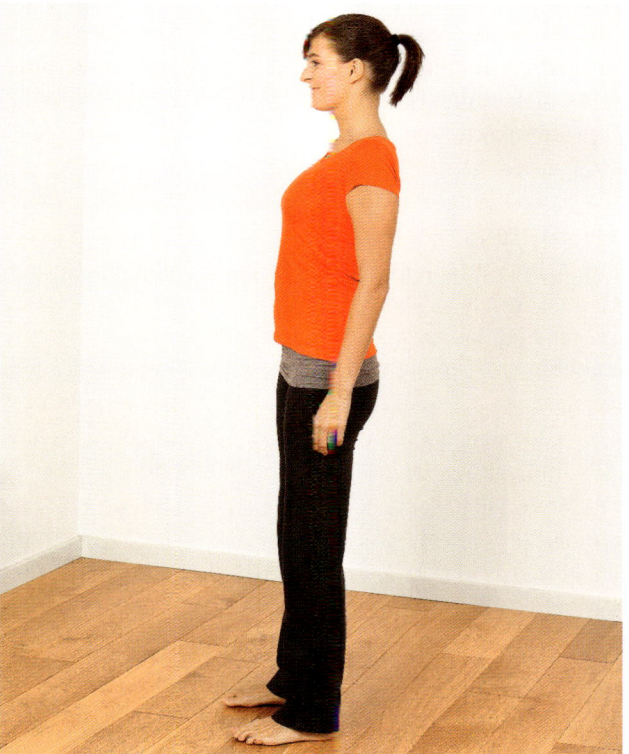

Fußmassage

Spüren Sie vor der Übung Ihren Stand. Wie fühlt es sich an, wenn Sie stehen? Fühlen Sie Spannung? Druck? Einen Seitenunterschied? Vergleichen Sie diese Empfindungen mit dem Gefühl nach der Übung.

Ausgangsstellung
Diese Übung können Sie im Sitzen oder auch im Stehen durchführen.

Durchführung
Sie benötigen einen Tennisball oder einen Igelball, auf den Sie einen Ihrer Füße (in Socken oder barfuß – in jedem Fall ohne Schuhe!) stellen. Wenn Sie diese Übung im Stand durchführen, achten Sie anfangs auf eine Möglichkeit, sich festzuhalten oder abzustützen (Stuhllehne, Tischplatte). Drücken Sie Ihren Fuß in den Ball hinein und bewegen Sie den Fuß auf dem Ball nach vorn und hinten, nach rechts und links. Sie können auch kleine Kreisbewegungen durchführen und damit Ihre Fußsohle massieren und entspannen. Führen Sie diese Bewegungen zu Beginn für etwa zwei bis drei Minuten mit jedem Fuß durch, um zuerst die Wirkung zu spüren. Wenn diese Übung angenehm für Sie ist, können Sie die Zeit gerne auch ausdehnen. Diese Übung eignet sich auch sehr gut für das Büro am Schreibtischarbeitsplatz.

Zu beachten
Im Stand immer nur mit einem Fuß auf einen Ball treten. Üben Sie zu Beginn noch keinen zu starken Druck auf den Ball aus.

▶ **Üben Sie zunächst keinen sehr großen Druck auf den Ball aus.**

Seitbalancierer

Ausgangsstellung

Legen Sie sich auf Ihre rechte Seite. Achten Sie darauf, dass Ihre Beine und der Oberkörper in einer geraden Linie verlaufen. Nun strecken Sie ihre Arme nach oben (neben den Kopf) in dieselbe Linie wie bereits Beine und Oberkörper.

Durchführung

Versuchen Sie, diese Position zu Beginn einfach nur zu halten, ohne nach vorn oder nach hinten umzukippen. Dabei können Sie die Zeit in Sekunden mitzählen, die Sie, ohne zu wackeln, schaffen. Dasselbe dann auf der anderen Seite.

Nun bewegen Sie Ihren Körper am Stück (Schultern und Becken gleichzeitig) in einer kleinen Bewegung nach vorn und nach hinten. Aber nur soweit bewegen, dass Sie nicht umkippen. Sie müssen diese Bewegung zu jedem Zeitpunkt kontrollieren und vor allem auch stoppen und halten können. Eine weitere Steigerung: Halten Sie die Bewegung an verschiedenen Stellen im Bewegungsweg für einen kurzen Moment. Von dieser Bewegung können Sie 15 bis 20 Wiederholungen machen. Auf jeder Seite machen sie dann vier Durchgänge mit jeweils 15 bis 20 Wiederholungen.

Zu beachten

Halten Sie während der gesamten Bewegung nach vorn oder nach hinten den Oberkörper, die Beine und die Arme in einer Linie. Vor allem darf Ihnen das Becken nicht nach vorn oder hinten ausweichen. Korrigieren Sie sich dabei bitte immer wieder selbst. Führen Sie die Bewegungen langsam und kontrolliert durch.

▼ Achten Sie darauf, dass Ihr Becken nicht ausweicht!

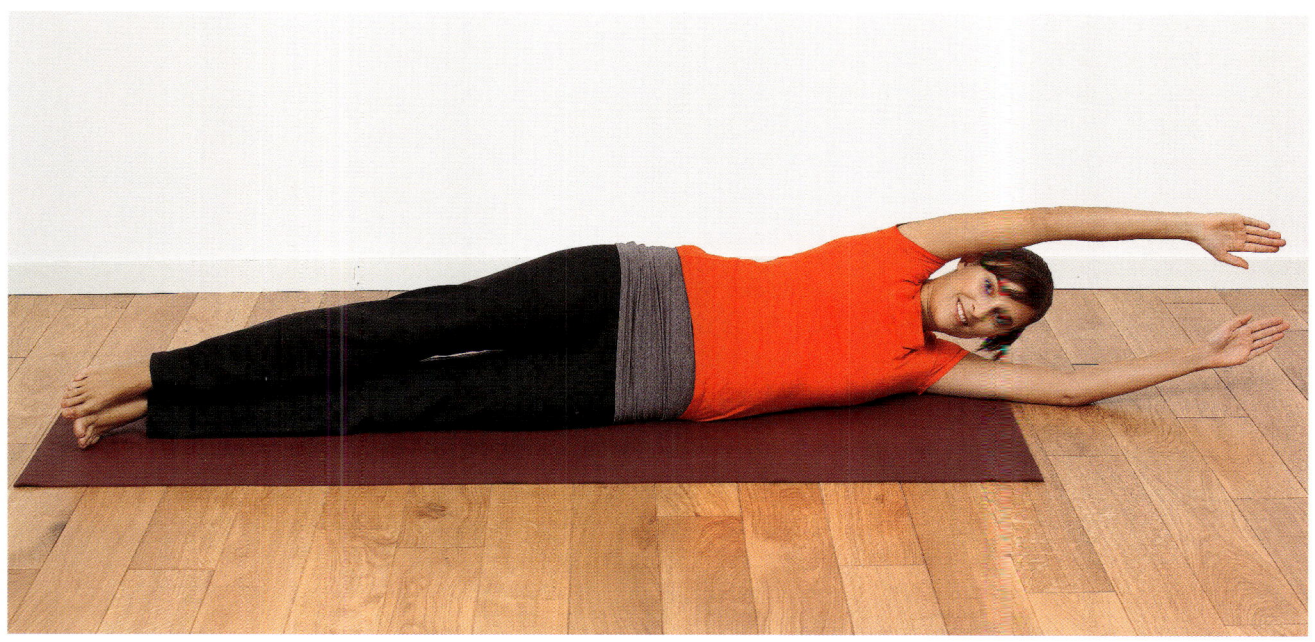

Lockerer Ringsitz

Ausgangsstellung

Setzen Sie sich in den Schneidersitz, oder nehmen Sie einen lockeren Ringsitz ein. (Ringsitz: Die Beine bilden einen Ring, die Fußsohlen zeigen zueinander). Der Ringsitz ist meist die bequemere Variante.

Durchführung

Im Ringsitz legen Sie nun einen Tennisball oder ein Kirschkernsäckchen unter eine Gesäßhälfte. Platzieren Sie dies an einer Stelle, die nicht schmerzt. Nun bewegen Sie das Becken in kleinen Bewegungen vor und zurück – sowie nach rechts und nach links so, als wollten Sie den Tennisball oder das Kirschkernsäckchen zermalmen. Diese Bewegungen führen Sie zwei bis drei Minuten lang aus, und dann wechseln Sie mit Tennisball oder Kirschkernsäckchen die Gesäßhälfte.

Zu beachten

Während der Bewegungen sollte kein Schmerz entstehen. Wird der Druck am Gesäß unangenehm oder gar schmerzhaft, verlagern Sie die Unterlage etwas. Ändert dies nichts am Schmerz, wechseln Sie eher die Seite. Schmerz heißt immer: Stopp!

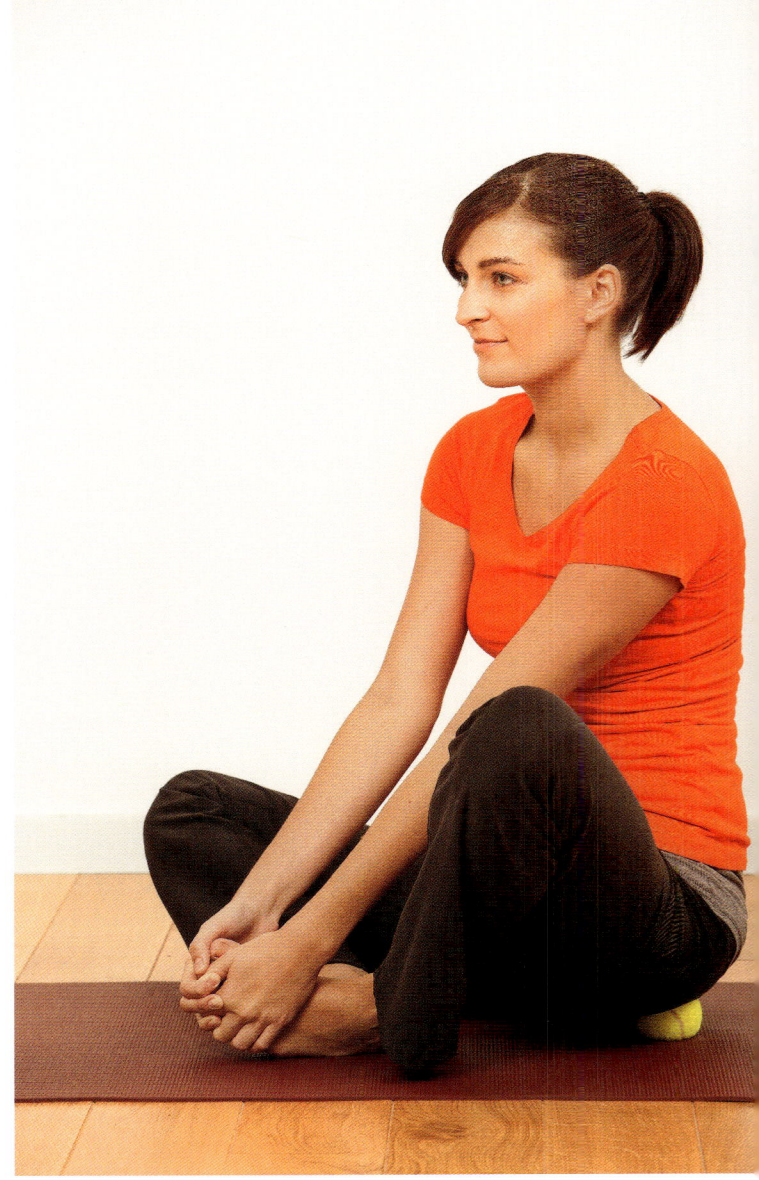

▶ Wird der Druck unangenehm, verlagern Sie die Unterlage ein wenig.

Mondlage

Ausgangsstellung

Legen Sie sich bequem auf den Bauch.

Durchführung

Beginnen Sie mit den Beinen – bewegen Sie beide Beine in eine Richtung, bis Ihr Becken der Bewegung folgen will. Sobald Sie spüren, dass sich Ihr Becken mit bewegt, stoppen Sie die Bewegung der Beine und lassen diese entspannt liegen. Nun bewegen Sie den Oberkörper und die Arme auf dieselbe Seite, bis Beine, Oberkörper und die Arme ein großes C bilden. In dieser Position atmen Sie tief ein und ganz langsam aus. Spüren Sie Ihrem Atem im Brustkorb nach. Spüren Sie, wie sich die Atemluft unter den Rippen in der Lunge verteilt und sich der Brustkorb weitet? Wenn Sie hier genau nachfühlen, werden Sie in dieser gebogenen Haltung einen deutlichen Seitenunterschied erkennen. Die offene Seite kann deutlich mehr Atemluft in der Lunge verteilen als die zusammengezogene Seite. Machen Sie etwa sechs bis zehn tiefe Atemzüge. Danach wechseln Sie auf die andere Seite und wiederholen dort ebenfalls die sechs bis zehn tiefen Atemzüge. Vergleichen Sie die Tiefe der Atemzüge und die Bewegungen der Rippen (links gegen rechts).

Zu beachten

Spüren Sie ihren Atem. Das in der Position gebildete C sollte eine gleichmäßige Form haben. Vermeiden Sie es, einen deutlichen Knick zu produzieren. Sie möchten keine Pfeilspitze formen, sondern mit Ihrem ganzen Körper ein schönes harmonisches C bilden.

▼ Liegen Sie bitte rund und harmonisch! Vermeiden Sie hier Ecken und Kanten.

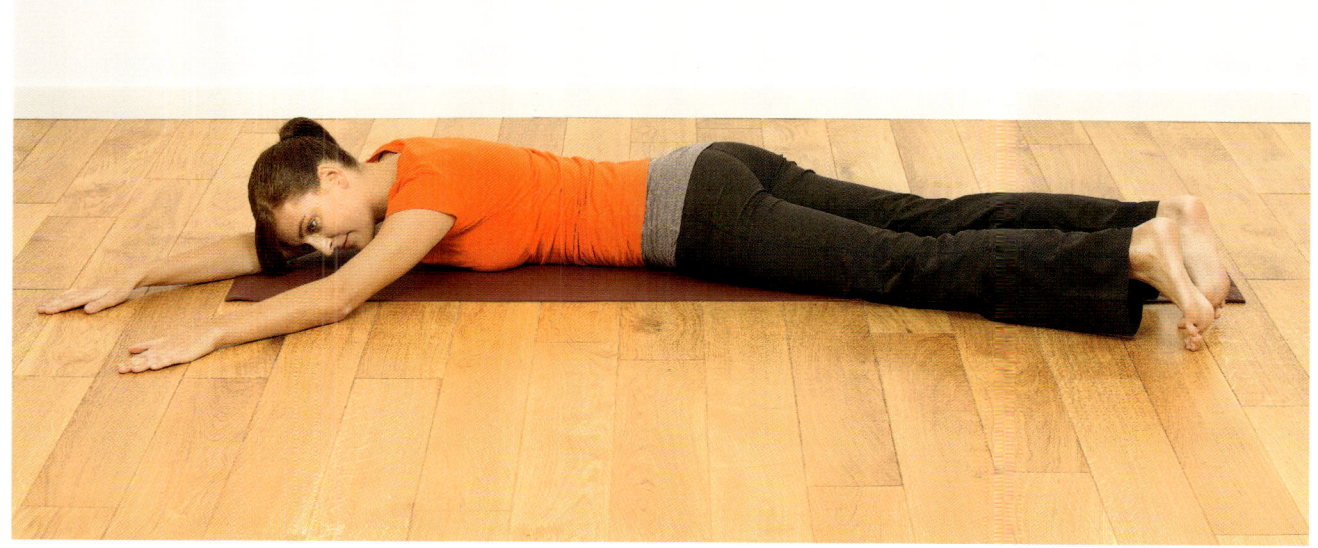

Hüftkreise

Machen Sie zunächst einen Test: Beugen Sie im Stand einzeln die Hüften an und nehmen Sie ein Bein vorn nach oben (Oberschenkel rechts und links einzeln anheben). Spüren Sie nach, wie sich diese Bewegung anfühlt: Wie weit können Sie den Oberschenkel anheben? Spüren Sie ein Spannen? Ziehen? Drücken? Fühlen Sie einen Seitenunterschied? Merken Sie sich diese Empfindungen und Bewegungseindrücke für den späteren Vergleich. Nun legen Sie sich auf den Rücken und beugen die Hüftgelenke nochmals an: Wieder ziehen Sie die Oberschenkel rechts und links einzeln zum Oberkörper hoch. Vergleichen Sie wieder und spüren Sie nach.

Ausgangsstellung
Rückenlage mit gestreckten Beinen.

Durchführung
Halten Sie ein Bein am Knie (Schienbein) oder in der Kniekehle fest und bewegen Sie den Oberschenkel zum Oberkörper hin. Nun führen Sie mit dem Bein kleine Kreisbewegungen nach rechts und nach links durch. Das lockert die Hüftgelenke und bewegt auch das Becken mit. Führen Sie diese kreisende Bewegung 15- bis 20-mal durch und machen Sie vier Durchgänge mit jedem Bein.

Zu beachten
Es sollte kein Schmerz entstehen. Drückt es ein wenig in der Leiste, reduzieren Sie die Kreisbewegung und führen die Bewegung zudem auch noch langsamer durch.

▼ **Lassen Sie keinen Schmerz entstehen! Sonst machen Sie den Kreisel kleiner.**

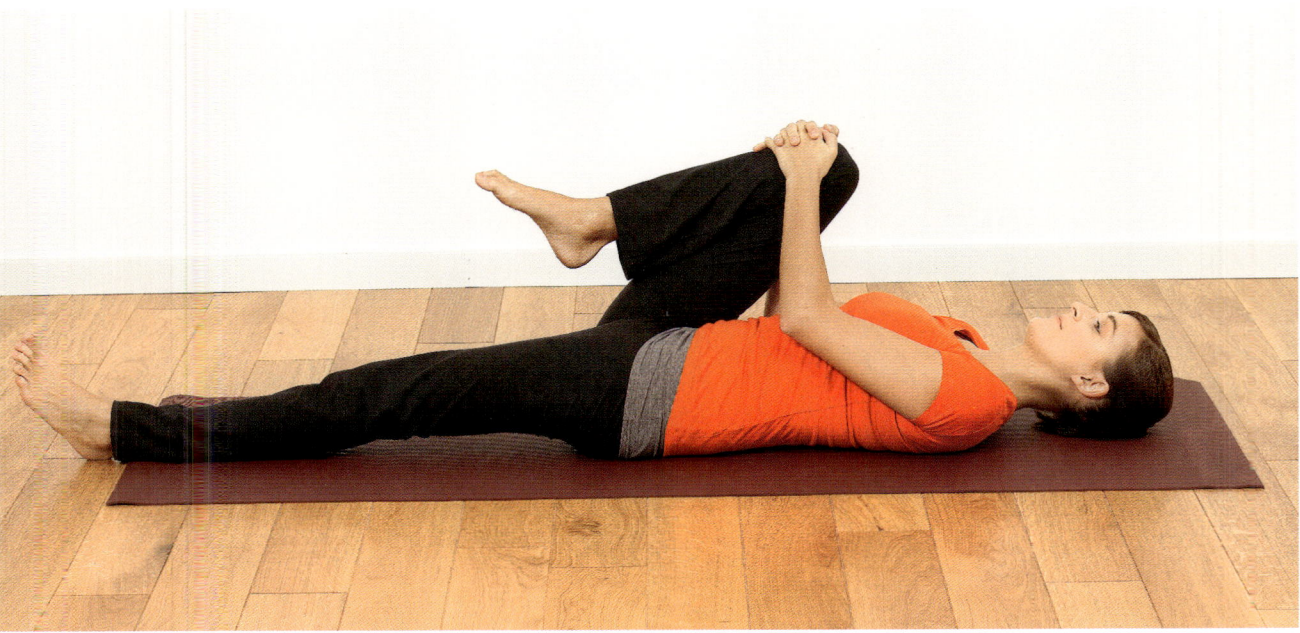

Beckenschaukel

Ausgangsstellung

Bevor Sie beginnen, legen Sie sich flach auf den Rücken und legen Ihre Beine gestreckt ab. Spüren Sie nach, wie Sie auf dem Boden liegen. Welche Auflagepunkte fühlen Sie? Schultern? Schulterblätter? Arme? Becken? Waden? Fersen? Dann legen Sie sich auf den Rücken und stellen Sie Ihre Füße auf den Boden. Nun legen Sie einen kleinen Ball/Gymnastikball (Durchmesser etwa 20 Zentimeter) unter das Kreuzbein. Das Kreuzbein liegt zwischen den Beckenschaufeln am unteren Ende der Lendenwirbelsäule. Die Beine bleiben während der Übung aufgestellt.

Durchführung

Bleiben Sie einige Zeit in dieser Position auf dem Ball liegen. Lassen Sie ihre Wirbelsäule absinken und entspannen Sie die Muskulatur. Atmen Sie tief durch und lassen Sie bei jedem Ausatmen etwas mehr an Spannung entweichen. In dieser Position können Sie zudem Ihr Becken auf dem Ball nach rechts und links hin und her schaukeln. Führen Sie diese Bewegung für zwei bis drei Minuten durch und nehmen Sie dann den Ball wieder unter dem Kreuzbein heraus. Nun legen Sie sich wieder flach auf den Rücken und fühlen erneut Ihren Auflagepunkte nach. Spüren Sie einen Unterschied zum Empfinden davor?

Zu beachten

Die Position des Balls sollte angenehm sein, nicht drücken und keinen Schmerz auslösen. Führen Sie die Bewegungen nach rechts und links anfangs nur langsam und sehr klein aus. Mit der Zeit können Sie auch schnellere und größere Bewegungen machen.

▼ Viel hilft nicht sofort viel – beginnen Sie mit kleinen Bewegungen.

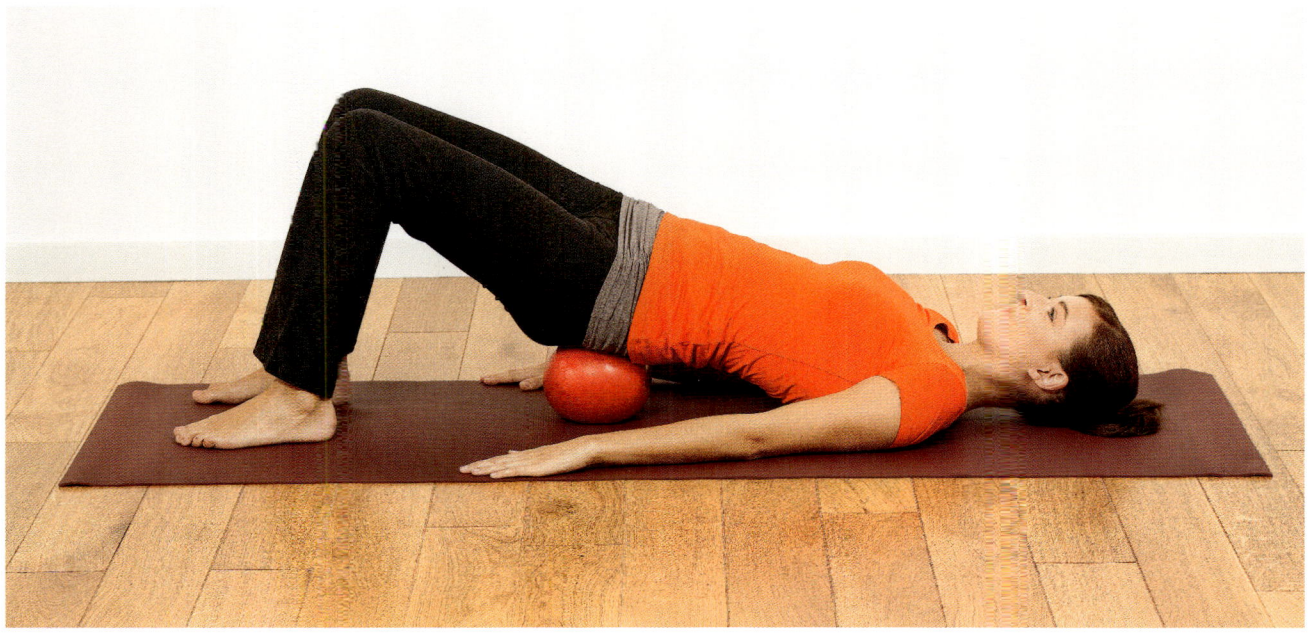

WISSEN

Atem = Leben

Atmung bringt Sauerstoff in den Organismus. Und das ist der Stoff, der Energie liefert. Zählen Sie einmal Ihre Atemzüge pro Minute – und beurteilen Sie Ihre (vertiefte) Atemleistung.

Ausgangsstellung. Egal: Aber sie sollte bequem sein – sitzen, stehen, liegen.

Durchführung. Sie benötigen eine Stoppuhr oder eine Uhr mit Sekundenanzeige zum sicheren Messen der Minute (ein Handy mit Stoppfunktion tut es auch). Zählen Sie Ihre Atemzüge in dieser Minute. Einatmen und Ausatmen zusammen sind ein Atemzug. Normal sind 15 bis 20 Atemzüge pro Minute. Merken oder notieren Sie sich die erreichte Anzahl an Atemzügen. Nun können Sie versuchen, die Anzahl der Atemzüge zu reduzieren. Dazu atmen Sie tief ein und lassen die Atemluft ganz langsam entweichen. So können Sie die Atemzüge auf zehn, acht, fünf ... reduzieren. Diese Übung hilft dabei, tiefer zu atmen und dadurch eine bessere Sauerstoffbilanz zu erhalten.

Zu beachten. Halten Sie niemals die Luft an! Der Atem sollte immer zirkulieren können und nicht gestoppt werden.

Sie können länger atmen – durch sehr tiefe Atemzüge beim Einatmen und durch sehr langsames Entweichen der Atemluft bei der Ausatmung. Je länger Ihre Atemzüge andauern, desto mehr Zeit hat Ihr Organismus dafür, den Sauerstoff aus der Atemluft in den Blutkreislauf zu überführen und im Körper zu verteilen. So werden Ihre Muskeln effektiver und schneller mit Sauerstoff und damit mit Energie für die Anstrengungen und Bewegungen im Alltag versorgt.

Schwachstelle: Beugen nach vorn

Beim täglichen Anziehen (von z.B. Schuhen oder der Hose) oder wenn wir etwas aufheben wollen, muss sich unsere Wirbelsäule nach vorne beugen. Gegen Schmerzen und Steifigkeiten in dieser Bewegungsrichtung können Ihnen folgende in der Praxis erprobte Übungen helfen. Führen Sie die Übungen schmerzfrei durch und passen Sie Tempo und Bewegungsgröße an.

Das Beugen nach vorn ist eigentlich eine recht unspektakuläre Bewegung. Dennoch bestehen ungeahnte Möglichkeiten, sich bei dieser Bewegung eine Funktionsstörung einzuhandeln. Der Teufel steckt bekanntlich im Detail und es sind häufig die unscheinbaren Aktivitäten, die mit einem großen Störungspotenzial aufwarten. Vor allem vermeintlich beiläufigen Bewegungen wie das Aufheben eines heruntergefallenen Stiftes oder eines Kaffeefilters vom Boden führen dazu, dass eine Bewegung schnell und unkontrolliert verläuft. Damit sind einer Überlastung Tür und Tor geöffnet – und diese Einladung werden Strukturen Ihres Rückens dann vielleicht dankbar annehmen. Dabei werden Muskeln oft ungenügend angespannt, Gelenke dadurch zu stark belastet und Bewegung nicht genügend begrenzt.

Bei Alarm sicherer

Seltener entstehen größere Beschwerden dadurch, dass Sie einen großen und schweren Gegenstand anheben. Führen Sie eine solche Aktivität durch, ist Ihr Körper schon vorher in einer Vorsichtshaltung. Denn er weiß bereits, dass eine schwere Last darauf wartet, von ihm angehoben zu werden. Also sind alle erforderlichen Muskeln schon gewarnt (vorinnerviert) und in Alarmbereitschaft für die kommende Belastung und die erforderliche Bewegungen. So vorbereitet kann jede Struktur (egal ob Muskel oder Gelenk) ihre Arbeit verrichten und die Belastung auf alle Strukturen verteilen. Bei schnellen, ruckartigen und noch dazu beiläufig durchgeführten Bewegungen sind die beteiligten Muskeln und Gelenke noch nicht vorbereitet und werden unvermittelt mit der belastenden Realität konfrontiert.

Das Beugen nach vorn unten erfordert eine große Beweglichkeit aller Gelenke der Lendenwirbelsäule sowie der Becken- und Hüftgelenke. Ebenso ist diese Bewegung eine große Herausforderung für die Elastizität der Bänder, Sehnen und Muskeln der Lenden-Becken-Hüft-Region. Fehlen Bewegungs- und Elastizitätsreserven, z.B. durch eine Vorschädigung oder permanente Überlastungen durch sitzende Tätigkeiten sind Funktionsstörungen lediglich eine Frage der Zeit. Auch die Elastizität des ISG kann eine entscheidende Rolle im Schmerzgeschehen einnehmen. Fehlen Beweglichkeit oder Elastizität in einem Gelenkbereich, müssen andere Regionen diesen Zustand entsprechend kompensieren.

Beckenwippe

Ausgangsstellung
Rückenlage mit aufgestellten Füßen.

Durchführung
Spüren Sie Ihre Beckenstellung, indem Sie die Hand unter das Becken legen. Es ist im Übrigen völlig normal, dass Sie im Liegen eine Hand unter Ihre Lendenwirbelsäule schieben können. Das bedeutet nicht, dass Sie ein Hohlkreuz haben, sondern liegt an der natürlichen physiologischen Krümmung der Wirbelsäule. Nun kippen Sie das Becken in einer kleinen Bewegung nach unten in Richtung Boden. Dabei soll der Abstand zwischen Rücken und Hand kleiner werden. Drücken Sie nun Ihre Hand mit dem Rücken fest auf den Boden. Dabei führt Ihre Lendenwirbelsäule eine Beugung aus, und diese gilt es nun mit dieser Übung stetig zu verbessern. Wiederholen Sie diese Bewegung zwischen 15- und 20-mal. Jeweils nach einer Pause von etwa 20 Sekunden machen Sie vier Durchgänge.

Zu beachten
Führen Sie diese Bewegung zu Beginn eher mit einem kleinen Bewegungsausschlag durch. Damit haben Sie die Bewegung besser unter Kontrolle und können vor einem eventuell auftretenden Schmerz rechtzeitig stoppen.

▼ **Halten Sie die Bewegung unter Kontrolle!**

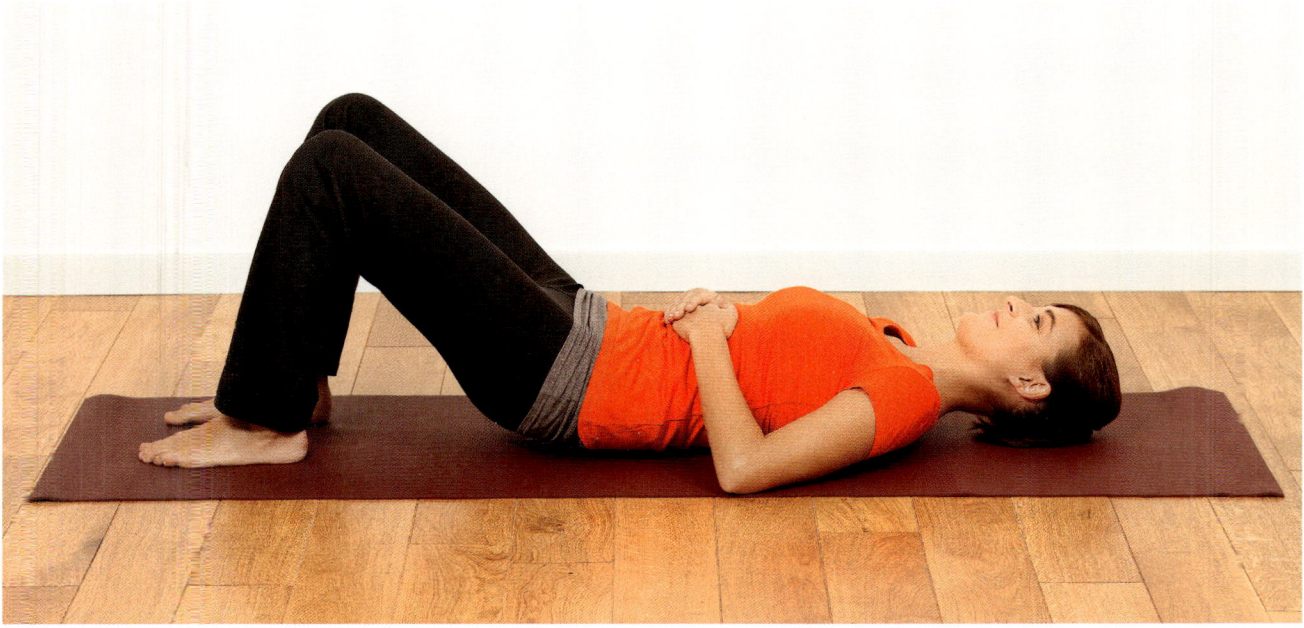

Hüftbeuger

Ausgangsstellung

Sie liegen in Rückenlage und haben Ihre Füße dabei auf dem Boden aufgestellt.

Durchführung

Heben Sie immer im Wechsel ein Bein vom Boden ab und bewegen Sie den Oberschenkel nach oben auf den Oberkörper zu. Unterstützen Sie diese Bewegung mit den Händen: Ziehen Sie das Bein mit beiden Händen zum Oberkörper heran.

Variante 1. Sie können die Übung abwechselnd, einmal mit dem rechten und einmal mit dem linken Bein durchführen – mit jedem Bein sollten Sie etwa 20 Wiederholungen machen.

Variante 2. Sie machen 20 Wiederholungen erst mit einem Bein, dann wird zum anderen Bein gewechselt.

Zu beachten

Liegen Sie bequem. Achten Sie auf eine gerade Bewegung des Beins, lassen Sie es nicht nach außen hin von der geraden Bewegungsbahn abweichen. Starten Sie mit einer langsamen und kleinen Bewegung, die im Laufe der Zeit stetig angepasst werden kann (Sie können die Übung dann schneller und größer durchführen).

▼ Lassen Sie das Bein nicht zur Seite ausbrechen!

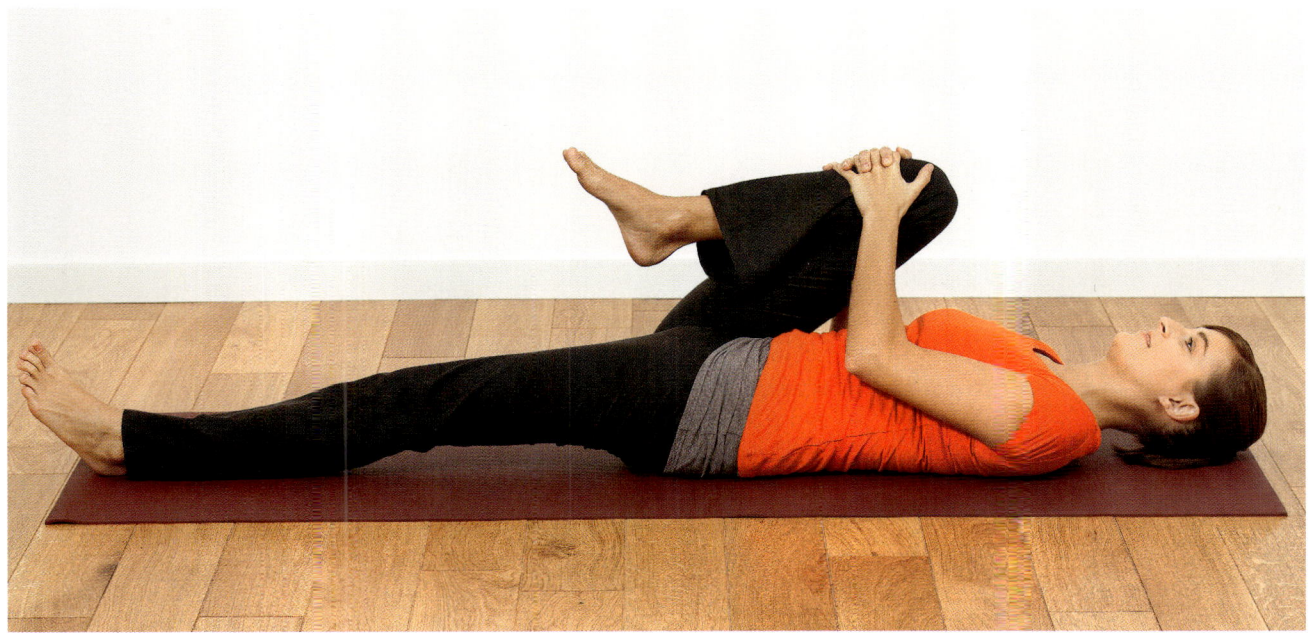

85

Katzenbuckel

Ausgangsstellung

Nehmen Sie die Vierfüßler-Position ein. Dazu gehen Sie auf Hände und Knie – die Hände stehen knapp vor den Schultern und die Knie stehen unter den Hüftgelenken hüftbreit auseinander. Optimal für den Anfang ist es, wenn Sie diese Übung vor einem Spiegel durchführen, damit Sie Ihren Rücken sehen und die Position und die Bewegung zu Beginn besser kontrollieren können.

Durchführung

Kontrollieren Sie Ihren Rücken. Zu Beginn der Übung sollte die Wirbelsäule relativ waagrecht verlaufen (parallel zum Boden). Nun machen Sie einen Katzenbuckel: Dazu kippen Sie das Becken nach oben und rollen die Lendenwirbelsäule langsam und kontrolliert mit in diese Richtung. Zu Beginn empfehle ich Ihnen eine kleine und langsame Bewegungsdurchführung, die Sie im Laufe der Zeit wieder in Richtung schneller und größer steigern können. Beim Rückweg endet die Bewegung in der Ausgangsstellung (Rücken annähernd parallel zum Boden). Machen Sie vier Durchgänge mit jeweils 12 bis 15 Wiederholungen und steigern Sie diese Vorgaben langsam.

Zu beachten

Vermeiden Sie ein Hohlkreuz. Eine Hohlkreuzposition entsteht, wenn Sie die Wirbelsäule auf dem Rückweg aus dem Katzenbuckel zu weit nach unten bewegen. Der Rücken verläuft dann nicht mehr in einer harmonischen Krümmung, sondern hängt durch. Die Lendenwirbelsäule darf sich durchaus nach unten wölben. Nur nicht durchhängen lassen!

▼ **Vermeiden Sie, dass bei der Übung ein Hohlkreuz entsteht.**

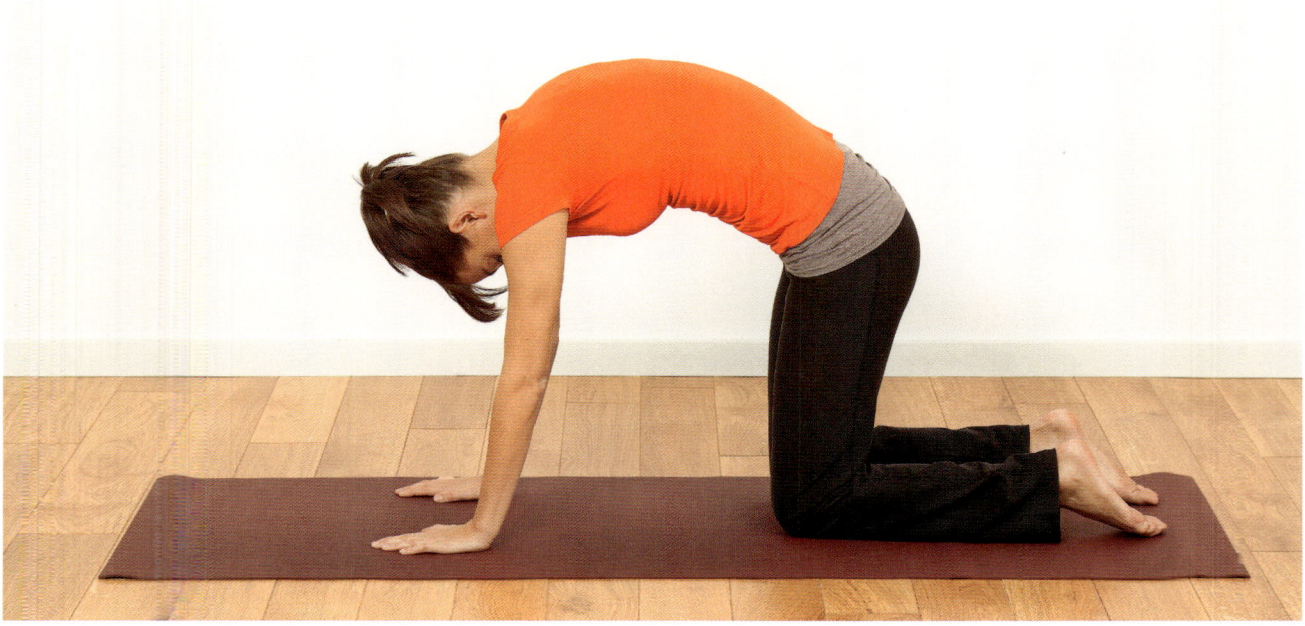

Langsitz

Ausgangsstellung

Sitzen Sie mit ausgestreckten Beinen. Wenn Sie dabei Schmerzen oder auch ein starkes Ziehen in der Kniekehle oder im rückseitigen Oberschenkel wahrnehmen, lassen Sie die Knie etwas locker und beugen Sie sie leicht an.

Durchführung

Legen Sie Ihre Hände auf die Beine (auf die Unterschenkel) knapp unterhalb der Kniescheibe. Nun bewegen Sie Ihren Oberkörper nach vorne und schieben Sie dabei abwechselnd eine Hand am Schienbein entlang nach unten in Richtung Fußgelenke. Zur Steigerung der Übung können Sie später auch beide Hände gleichzeitig nach unten zu den Fußgelenken bewegen, während der Oberkörper nach vorne geneigt wird. Mit der Zeit werden Sie diese Bewegung mit gestreckten Knien durchführen können. Machen Sie vier Durchgänge mit jeweils 12 bis 15 Wiederholungen.

Zu beachten

Stoppen Sie die Bewegung, wenn das Ziehen in der Kniekehle wieder auftritt oder wenn Sie einen Schmerz im Rücken fühlen.

▼ Zieht es in der Kniekehle oder haben Sie Schmerzen, stoppen Sie die Übung

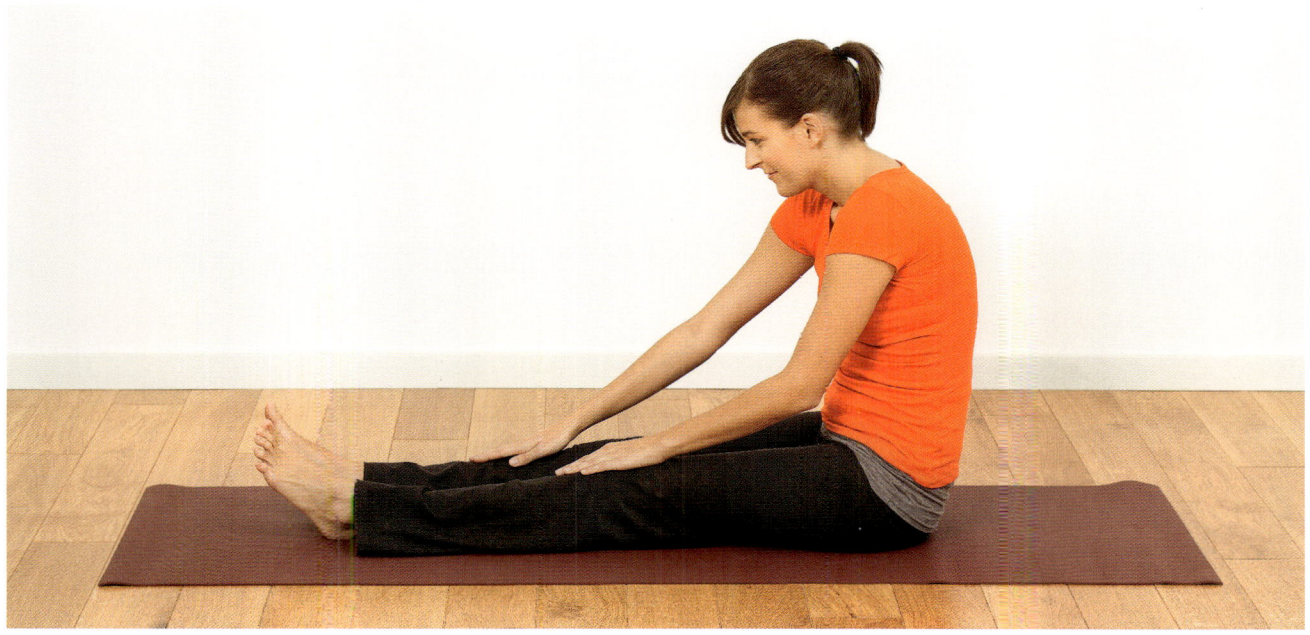

Schwachstelle: Strecken nach hinten

Die Wirbelsäule streckt sich beim Umdrehen und vor allem beim Aufrichten nach dem Bücken in geringem Maß nach hinten. Diese Bewegung kommt also recht häufig in unserem Alltag vor. Manchmal bereiten die beteiligten Bereiche Probleme. Durch gezielte Übungen können Sie diese stärken.

Wenn Sie beim Test eine Auffälligkeit bei dieser Bewegung bemerken, sind die folgenden Übungen sehr wichtig für Sie. Mit diesen vier Übungen können Sie Einschränkungen – z. B. Steifigkeit – bei der Streckung der Wirbelsäule entgegenwirken und sie wieder beweglich machen. Auch gegen bestehende Schmerzen helfen diese Übungen sehr gut. Bei Schmerzen sollten Sie das Tempo der Bewegungen in jedem Fall so wählen, dass die Übung für Sie schmerzfrei bleibt. Steht bei Ihnen eine Unbeweglichkeit im Vordergrund, führen Sie die Übung bis an die Bewegungsgrenze (jedoch auch hier ohne Schmerzen) durch. Nur so können Sie die Beweglichkeit wieder vergrößern.

Die Streckbewegung des Oberkörpers nach hinten ist die wohl meistunterschätzte Bewegung der Wirbelsäule.

Im normalen Alltag finden keine sehr großen Bewegungsausschläge in diese Streckrichtung statt. Vielmehr dient die Fähigkeit der Wirbelsäule, sich aufzurichten, eher einem mechanischen Ausgleich zu unserer gewohnheitsmäßigen eher gebeugten oder eingesunkenen Haltung. Mitunter wird die Wirbelsäule durch eine über Jahre angewöhnte eingesunkene Sitzhaltung in die Aufrichtung und Streckrichtung sogar ein wenig steif und unbeweglich.

Haltung durch Strecken

Fehlt diese Kapazität in der Beweglichkeit über einen längeren Zeitraum, ergeben sich daraus viele Fehlhaltungen und Fehlbelastungen für den gesamten Bewegungsapparat. Sie reichen von muskulären Ungleichgewichten (z. B. zu viel Spannung in einem Muskel und zu wenig Spannung in einem anderen) über Gelenkfehlbelastungen an der Wirbelsäule und den Hüftgelenken bis zu Schädigungen an den Bandscheiben oder den Gelenkkapseln. Die folgenden Übungen können diese Bewegungsdefizite beseitigen, muskuläre Spannungsunterschiede ausgleichen und auch beseitigen. Das kann die permanent einwirkende schädigende Belastung von Bandscheiben deutlich reduzieren.

Das heißt zusammengefasst: Sie gelangen durch die Streckung der Wirbelsäule zu einer aufrechteren Haltung. Das dient nicht nur einer insgesamt besseren Funktionalität von Gelenken und Muskeln, sondern liefert auch die Grundlage für eine aufrechte Körperhaltung in allen Lebenslagen.

Sphinx

Ausgangsstellung

Bauchlage – mit dem Aufstellen der Ellbogen können Sie den Grad der Streckung nach hinten beeinflussen.

Variante 1. Wenn Sie Ihre Ellbogen dicht am Körper auflegen, bedeutet dies mehr Streckung für die Wirbelsäule, da der Oberkörper weiter nach oben angehoben werden kann.

Variante 2. Wenn Sie die Ellbogen weiter nach vorne (vor dem Oberkörper) auflegen, bedeutet das weniger Streckung für die Wirbelsäule, da der Oberkörper tiefer gehalten wird. Entscheiden Sie, welche Position für Sie am angenehmsten ist. Probieren Sie verschiedene Positionen aus.

Durchführung

Stellen Sie Ihre Unterarme auf (die Ellbogen etwa unter den Schultergelenken) und lassen Sie den Oberkörper ein wenig einsinken. Ist diese Position unangenehm, können Sie die Ellbogen weiter nach vorne bringen. Dadurch bleiben Sie mit dem Oberkörper etwas tiefer , was oft schmerzfreier ist. In dieser Position bewegen Sie den Oberkörper ein wenig nach oben (versuchen Sie dazu den Kopf in Richtung Decke zu drücken – wie eine Schildkröte, die ihren Kopf aus dem Panzer nach oben schiebt). Lassen Sie das Becken während der Bewegung auf dem

Boden liegen. Auf dem Rückweg lassen Sie Ihren Oberkörper wieder langsam absinken. Der Kopf zieht sich wieder in den Schildkrötenpanzer zurück. Führen Sie diese Bewegung 20-mal durch. Mit einer kleinen Pause (etwa 20 bis 30 Sekunden) werden vier Durchgänge absolviert.

Zu beachten

Kontrollieren Sie die Bewegung. Beginnen Sie mit einem Bewegungsausmaß und einem Tempo, das für Sie angenehm ist. Verhindern Sie, dass Ihr Becken vom Boden abhebt. Schmerz heißt: Stopp!

Tipp

Funktioniert diese Bewegung bereits schmerzfrei und möchten Sie Ihre Streckfähigkeit noch weiter verbessern, können Sie sich auf den Händen (mit gestreckten Armen) abstützen und den Oberkörper auf und nieder bewegen. Auch dabei bleibt das Becken immer auf dem Boden liegen.

▼ Halten Sie Ihr Becken am Boden – es sollte nicht „abheben".

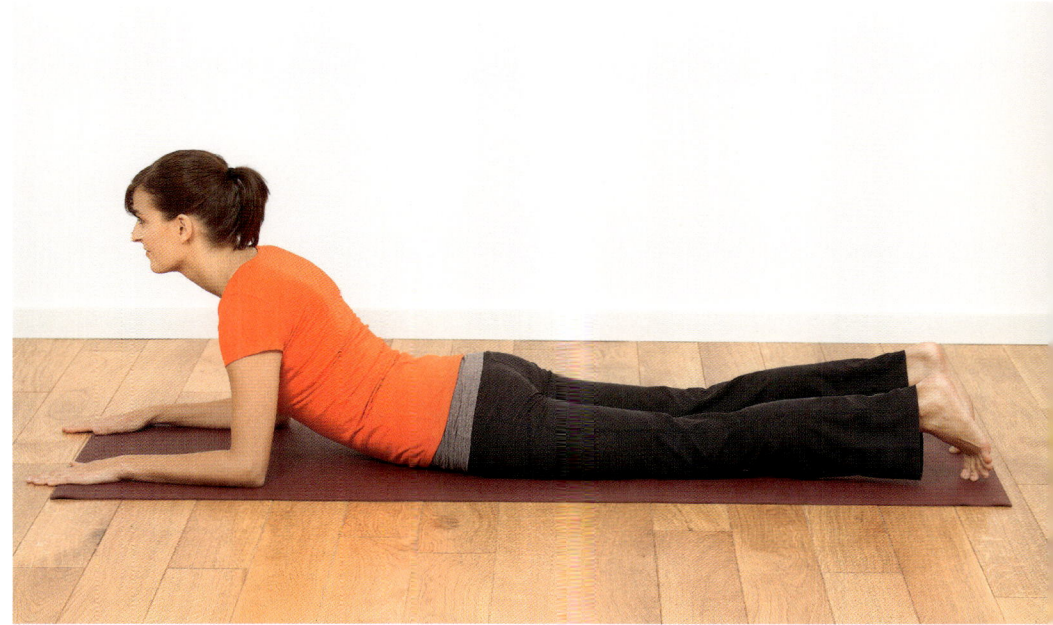

Handtuchroller

Ausgangsstellung

Sie benötigen für diese Übung ein aufgerolltes Handtuch. Nehmen Sie dazu ein großes Badelaken und klappen es der Länge nach einmal zusammen. Nun rollen Sie es auf, bis die Handtuchrolle die gewünschte Stärke angenommen hat. Legen Sie sich auf den Rücken und stellen die Füße auf. Die Handtuchrolle legen Sie nun knapp unterhalb der Schulterblätter quer unter den Rücken.

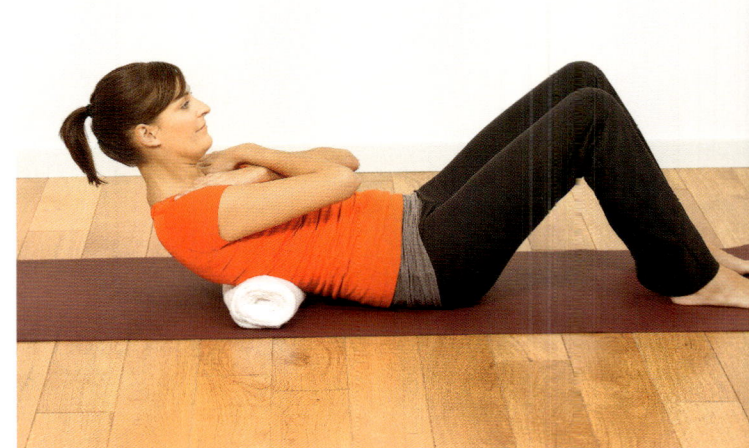

Durchführung

Legen Sie die Hände über Kreuz auf die Schultern und bewegen Sie den Oberkörper über die Handtuchrolle nach unten in Richtung Boden. Dabei können Sie gerne den Kopf oder auch die Schultern ganz auf dem Boden ablegen. Danach wird der Oberkörper wieder bis zur Ausgangsposition angehoben. In der heutigen Zeit müssen Übungen effektiv und multifunktionell sein – und genau da liegt diese Übung voll im Trend. Denn mit ihr schlagen Sie zwei Fliegen mit nur einer Klappe. Sie sparen damit also auch noch wertvolle Zeit:

- **Fliege 1:** Sie mobilisieren Ihre Wirbelsäule für die Streckung nach hinten.
- **Fliege 2:** Sie kräftigen damit auch Ihre Bauchmuskeln.

Machen Sie vier Durchgänge mit jeweils 12 bis 15 Wiederholungen.

Zu beachten

Zu Beginn sollten Sie die Aufwärtsbewegung vorsichtig gestalten und dabei auf eine gute Bauchspannung achten. Spüren Sie ein unangenehmes Ziehen an der vorderen Halsseite, nehmen Sie ein kleines Handtuch. Legen Sie es sich um den Nacken und halten Sie es vor der Brust mit beiden Händen fest.

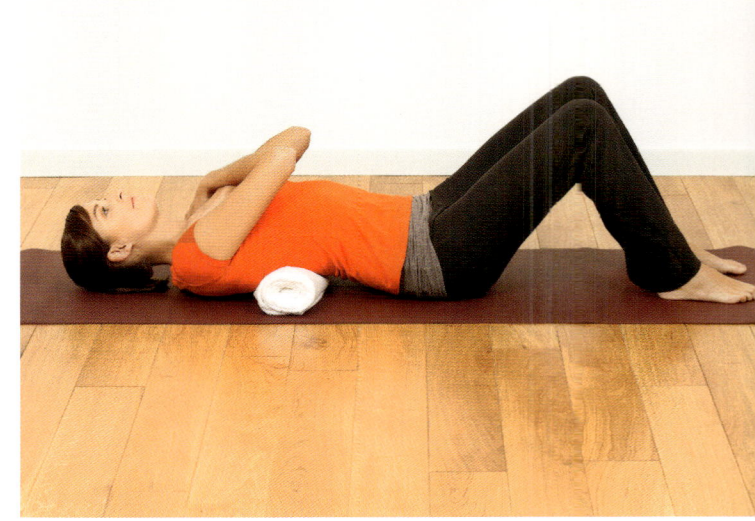

▶ oben: Benutzen Sie ein größeres Tuch, z. B. ein Badetuch.
unten: Gehen Sie vorsichtig vor und achten Sie auf eine gute Bauchspannung.

Hängebrücke

Ausgangsstellung

Nehmen Sie die Vierfüßler-Position
ein: Die Hände sollten knapp vor der
Schulter auf dem Boden stehen, die
Knie sollten unter den Hüftgelenken
positioniert sein. Sie können dabei
auch gerne ein weiches Kissen als Puffer unter die Knie legen – das reduziert den Druck auf die Kniegelenke
und auf die Kniescheiben.

Durchführung

Lassen Sie Ihr Becken langsam nach
unten in Richtung Boden abkippen
und damit Ihren Rücken leicht nach
unten durchhängen. Dabei entsteht

das Bild einer „Hängebrücke". Heben
Sie das Becken und den Rücken wieder
so weit an, dass die Wirbelsäule nahezu parallel zum Boden verläuft (bringen Sie also den Rücken wieder zurück
in die Ausgangsstellung). Machen Sie
vier Durchgänge mit jeweils zwölf
bis15 Wiederholungen.

Zu beachten

Kontrollieren Sie das Tempo und die
Bewegungsgröße. Vermeiden Sie in jedem Fall ruckartige Bewegungen.

▼ **Bleiben Sie geschmeidig und vermeiden Sie ruckartige Bewegungen.**

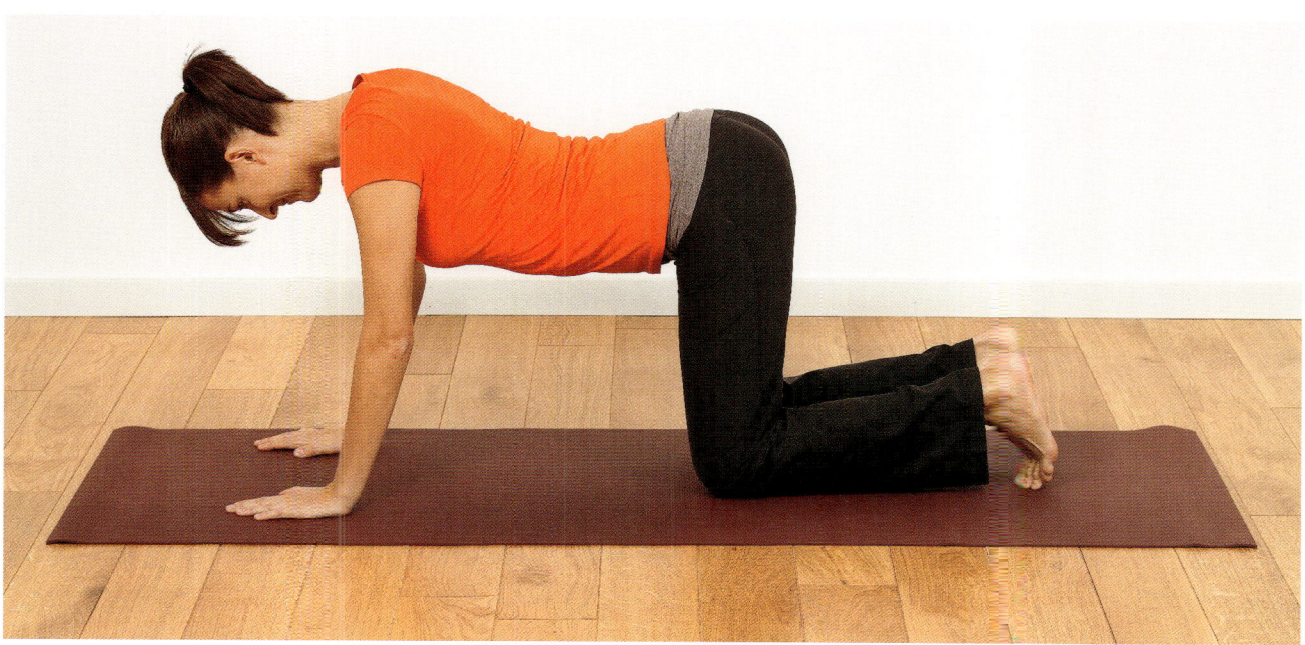

Guck-in-die-Luft

Ausgangsstellung

Sie stehen und stützen sich mit den Händen im unteren Teil des Rückens (auf dem Becken) ab. Dabei versuchen Sie den ganzen Körper aufzurichten und ganz steif und starr zu machen.

Durchführung

Nun strecken Sie den Oberkörper vorsichtig und mit einer kleinen, langsamen Bewegung nach hinten und nehmen zeitgleich das Becken leicht nach vorne. So biegt sich die Wirbelsäule sanft in Richtung Streckung nach hinten. Ihr ganzer Körper bildet nun, von Kopf bis Fuß, einen gespannten Bogen. Bewegen Sie sich genauso langsam wieder zurück in die Ausgangsposition: den aufrechten Stand. Wiederholen Sie diese kleine Bewegung 15- bis 25-mal und machen Sie vier Durchgänge der Übung.

Zu beachten

Kontrollieren Sie die Bewegung sehr genau und führen Sie sie so weit durch, wie sie für Sie noch angenehm ist. Es darf kein Schmerz entstehen.

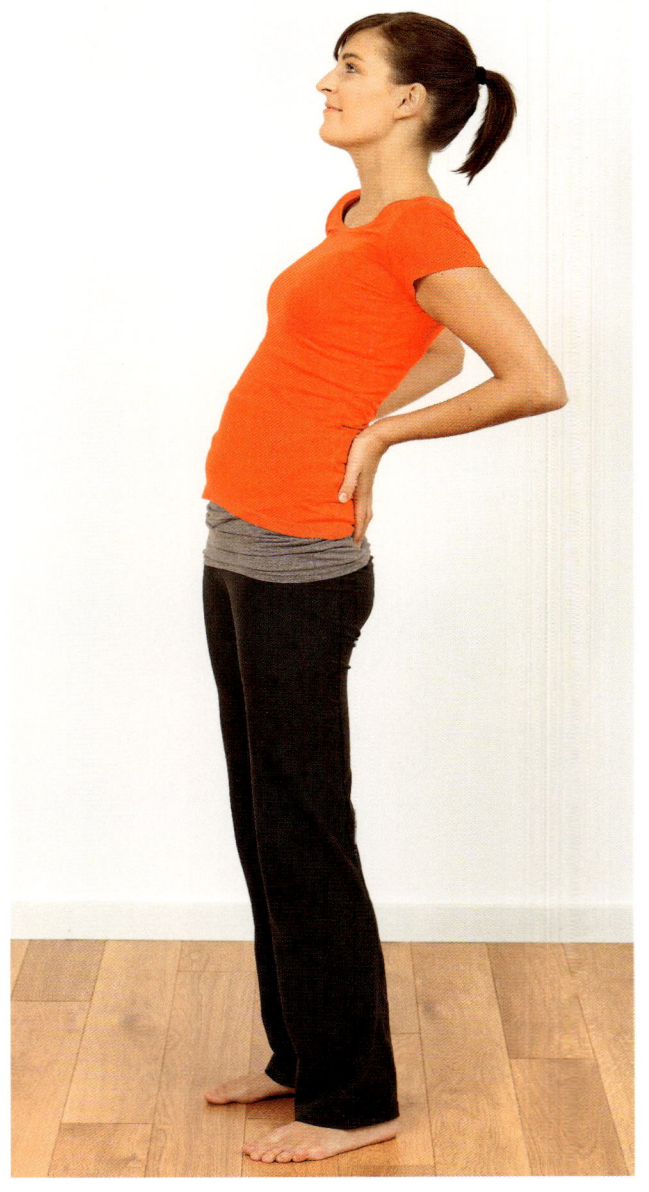

▶ Gehen Sie langsam vor und vermeiden Sie Schmerz.

Schwachstelle: Ileosakralgelenk (ISG)

Konnten Sie Ihre Beschwerden durch eine verstärkte Belastung des Ileosakralgelenks (ISG) mit Zug über einen Gürtel (siehe Test 5: Überprüfung des Ileosakralgelenks (ISG)) verändern, kann bei Ihnen eine ISG-Problematik vorliegen.

Wenn Ihr Test positiv ausgefallen ist, sind diese Übungen definitiv etwas für Sie. Ist Ihr ISG-Test negativ ausgefallen (Sie konnten durch den ISG-Test keine deutliche Veränderung Ihrer Beschwerden erreichen), dann können Ihnen diese Übungen trotzdem weiterhelfen. Versuchen Sie deshalb immer wieder, auch diese ISG-Übungen in Ihr Programm zu integrieren, um noch effektiver an Ihren Rückenbeschwerden zu arbeiten und weitere Verbesserungen zu erreichen.

Selbst unter Fachleuten ist die Rolle des ISG noch unzureichend geklärt. Das ISG ist eine sogenannte „Amphiarthrose" – das heißt, das Gelenk ist nur sehr wenig beweglich. Zudem nimmt die Bewegungsfähigkeit mit zunehmendem Lebensalter noch weiter ab. Daher herrscht auch unter den Behandlern immer noch Uneinigkeit darüber, inwieweit das ISG als Schmerzverursacher anzunehmen ist. Bei einer Untersuchung gibt es jedoch die Möglichkeit, mechanische Veränderungen in Form kleiner Bewegungen im ISG durchzuführen. Verändern sich daraufhin auch die Symptome, ist eine Beteiligung des ISG sehr wahrscheinlich. Hier gilt der mechanische Grundsatz: Immer wenn eine Struktur (Gelenk) bewegt wird und sich daraufhin die bestehenden Symptome des Betroffenen verändern (sie können stärker oder auch schwächer werden – Hauptsache, sie verändern sich), ist die Struktur zumindest beteiligt.

Chamäleon in Sachen Schmerz

Das ISG kann für viele Symptome verantwortlich sein. Es kann Schmerzen in der Lendenwirbelsäule, im Gesäß oder den Hüften, sogar Schmerzen in den Leisten oder dem unteren Bauchraum auslösen. Dann zeigen sich die Symptome meist typisch für den jeweiligen Bereich, sind jedoch häufig von kleinen Veränderungen (Bewegungen) im ISG direkt abhängig oder zumindest beeinflussbar. Zeigen sich aber keine Veränderungen der Symptome durch mechanische Veränderungen im ISG, ist eine Beteiligung des ISG als Schmerzquelle oder Ursache der Symptome eher unwahrscheinlich. Vielleicht hören Sie in dem Zusammenhang das Wort „ISG-Blockade". Das ISG ist oft das Ziel sogenannter manipulativer Mobilisationsmanöver („Einrenken"). Diese Maßnahmen bleiben natürlich – wenn das ISG nicht beteiligt ist –, ohne bleibenden Effekt auf die Symptome und helfen nicht dabei, die Störungen in den Griff zu bekommen.

Fersenschieber

Ausgangsstellung

Sie legen sich mit gestreckten Beinen auf den Rücken und halten dabei die Beine dicht beieinander.

Durchführung

Im Wechsel schieben Sie nun die Beine nach unten in Richtung Fußsohle. Dabei schiebt die Ferse über den Boden nach unten. Gleichzeitig ziehen Sie die gegengleiche Seite des Beckens nach oben in Richtung Rippen. Wenn Sie z. B. die rechte Ferse nach unten schieben, ziehen Sie das Becken links nach oben. Machen Sie vier Durchgänge mit jeweils 25 bis 50 Wiederholungen.

Zu beachten

Führen Sie eine kleine Schiebebewegung mit den Fersen aus (die Ferse sollte sich dabei um nicht mehr als zwei Zentimeter nach unten oder nach oben bewegen) und halten Sie Ihre Beine eng zusammen. Die Schultern sollten sich nicht mit bewegen.

▼ Achten Sie darauf, dass sich die Fersen um nicht mehr als zwei Zentimeter bewegen.

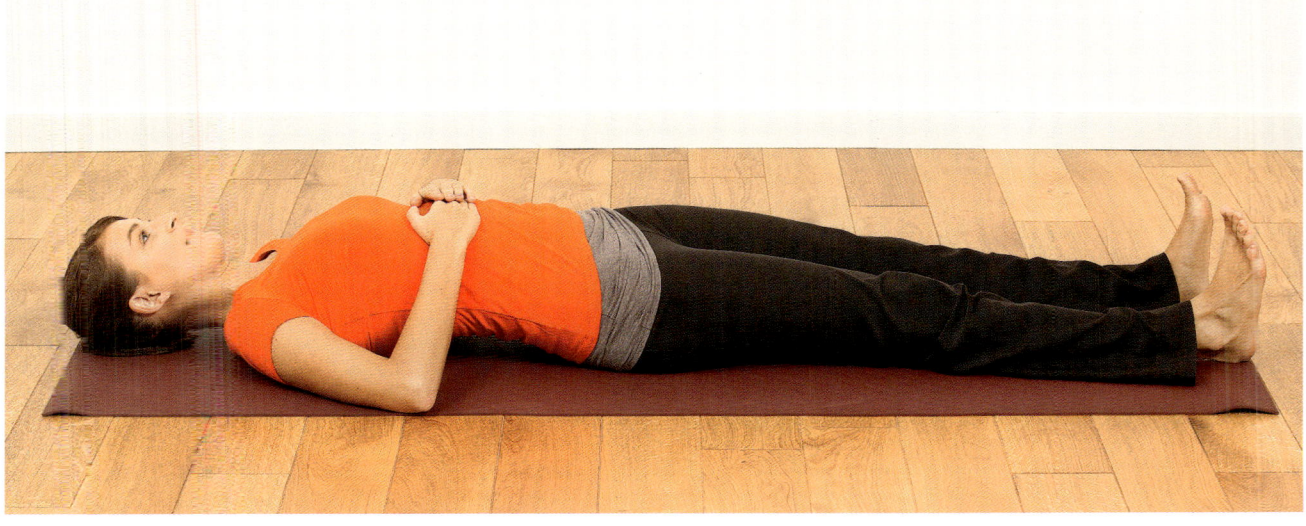

Dackelübung

Ausgangsstellung

Vierfüßlerposition: auf Händen und Knien. Die Hände liegen vor den Schultern auf, und die Ellbogen sind leicht gebeugt. Die Knie sind unter den Hüftgelenken.

Durchführung

Im Wechsel heben Sie nun ein Bein seitlich an, bis das Knie auf derselben Höhe wie das Becken ist. Die Assoziation eines Hundes bei Verrichten der Notdurft darf durchaus vor dem geistigen Auge erscheinen. Diese Bewegung führen Sie abwechselnd auf beiden Seiten aus und machen auf jeder Seite

viermal 20 Wiederholungen. Pausieren Sie zwischen den Übungen 20 Sekunden.

Zu beachten

Mit dem Becken und der Lendenwirbelsäule sollten Sie nicht zu weit in die Verdrehung ausweichen. Kontrollieren Sie das immer wieder während der Übung. Die Hände bleiben während

▼ Verdrehen Sie die LWS nicht zu stark, die Hände bleiben an Ort und Stelle!

der Bewegung stets am selben Platz. Halten Sie ihren Oberkörper gerade.

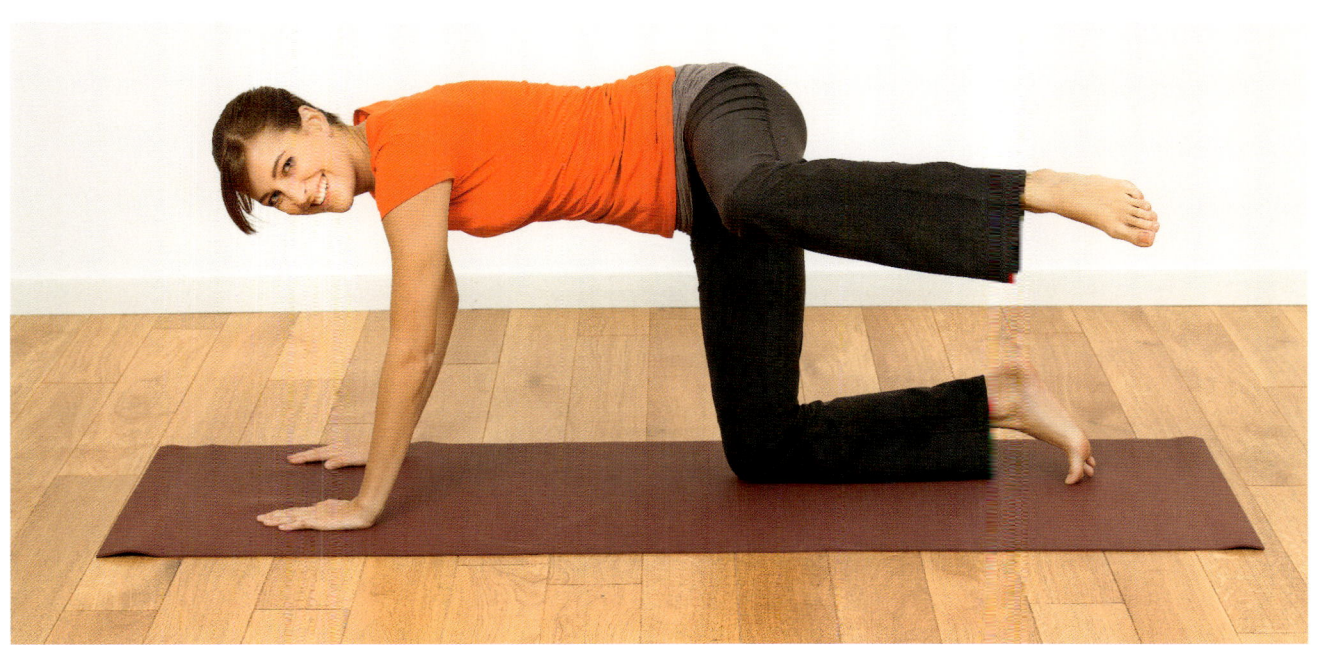

Vierfüßler-Krabbelübung

Ausgangsstellung
Vierfüßlerposition: auf Händen und Knien. Die Hände stehen vor den Schultern und die Ellbogen sind leicht gebeugt. Die Knie stehen unter den Hüftgelenken.

Durchführung
Stufe 1. Heben Sie abwechselnd eine Hand vom Boden ab: Heben Sie die Hand jeweils nur so weit vom Boden ab, dass gerade noch ein Blatt Papier darunterpasst (kein ganzer Katalog – nur ein Blatt!). Die Knie und die Füße bleiben bei dieser Übung immer ruhig am Boden liegen.

Stufe 2. Jetzt bleiben die Hände auf dem Boden stehen. Sie heben dafür im Wechsel ein Knie so weit vom Boden ab, dass wieder ein Blatt Papier darunter passt. Dabei sollen die Füße ruhig auf dem Boden liegen bleiben.

Stufe 3. Nun heben Sie gleichzeitig Hand und Knie vom Boden ab – und zwar immer diagonal. Die rechte Hand mit dem linken Knie und die linke Hand immer mit dem rechten Knie zusammen. Dabei bleiben die Füße immer auf dem Boden liegen. Hand und Knie wiederum nur so weit abheben, dass das Blatt Papier darunter passt.

Machen Sie vier Durchgänge mit jeweils zwölf bis 15 Wiederholungen.

Zu beachten
Halten Sie Ihre Wirbelsäule während der Übung gerade und achten Sie, während Sie Hand und Knie abheben, darauf, nicht mit dem Oberkörper nach rechts oder links mit zu schaukeln. Die erforderliche Gewichtsverlagerung müssen Sie mit Körperspannung ausgleichen.

▼ Halten Sie die Wirbelsäule gerade! Ihr Oberkörper sollte nicht schaukeln.

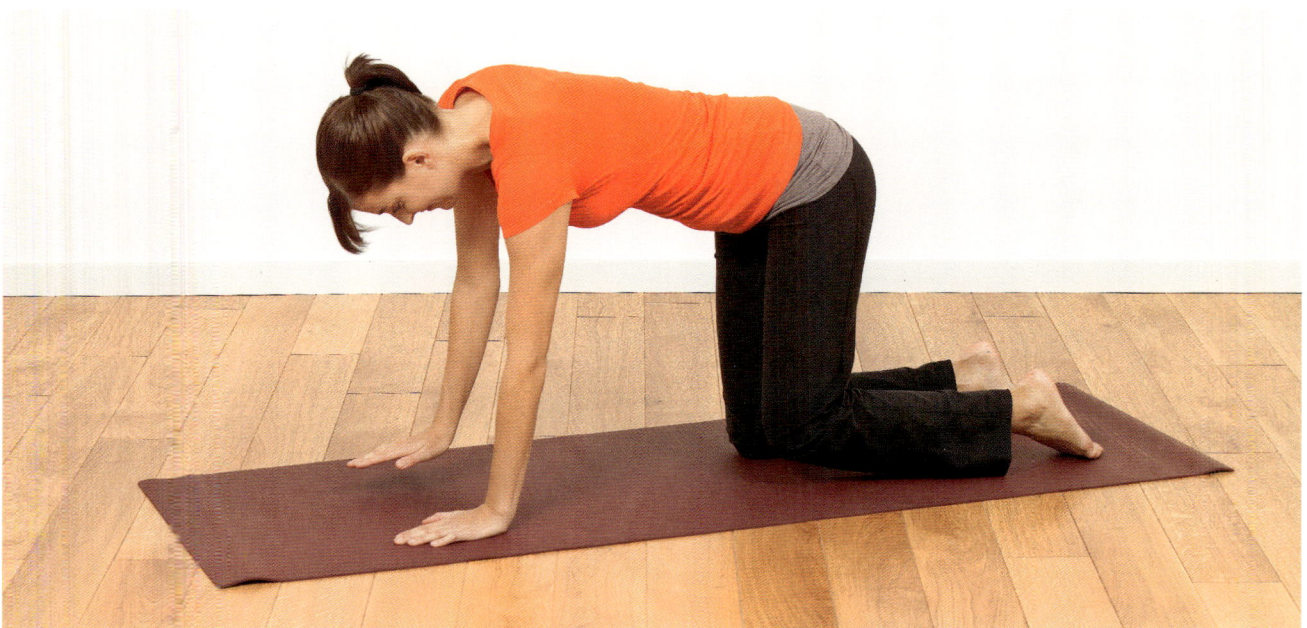

Tennisballtanz

Ausgangsstellung

Rückenlage mit aufgestellten Beinen. Legen Sie nun einen Tennisball unter eine Seite des Kreuzbeines.

Durchführung

Variante 1. Die Gesäßhälfte auf dem Tennisball bleibt während der Übung ruhig auf dem Ball liegen. Nun heben Sie die andere Gesäßhälfte langsam an, bis sie auf derselben Höhe ist wie die Ballseite. Dann lassen Sie das Becken wieder nach unten und legen es auf dem Boden ab. Diese kleine Bewegung wiederholen Sie 20-mal und machen vier Durchgänge dieser Übung.

Variante 2. Strecken Sie das Bein auf der Ballseite, und legen Sie es komplett auf dem Boden ab. Dabei können Sie die Fußsohle auf dem Boden entlangschieben. Ziehen Sie zum Wiederaufstellen des Beins ebenfalls den Fuß über den Boden nach oben, zurück in die Ausgangsstellung. Machen Sie vier Durchgänge mit jeweils zwölf bis 15 Wiederholungen.

Zu beachten

Üben Sie keinen zu starken Druck auf den Tennisball aus. Kontrollieren Sie die Bewegungsgröße und die Geschwindigkeit. Vor allem darf die Beckenbewegung von Variante 1 nicht zu groß werden. Behalten Sie während der Bewegung ein minimales Bewegungsausmaß bei.

▶ oben: Startposition von Variante 1:
Bei dieser Übung ist das Bewegungsausmaß minimal!
mittig: Endposition von Variante 1:
Halten Sie die Beckenbewegung klein!
unten: Variante 2:
Legen Sie das Bein komplett auf dem Boden ab.

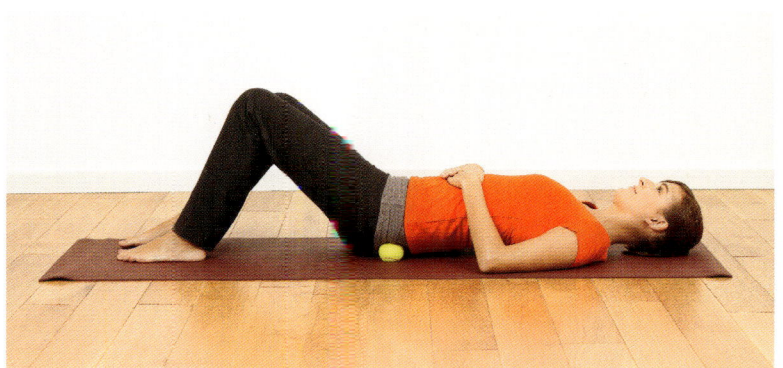

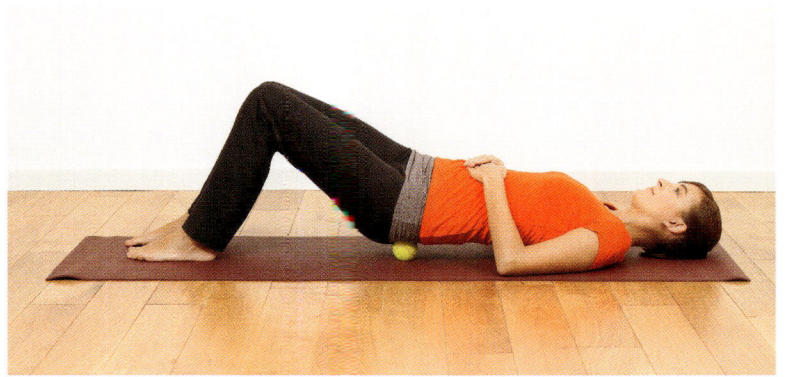

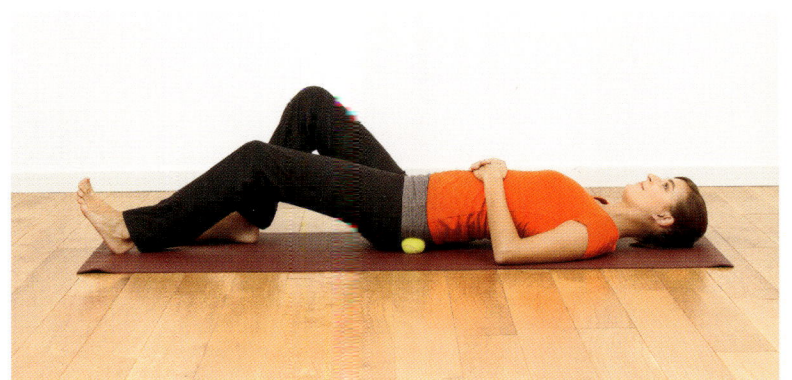

Schwachstelle: Seitneigung

Wenn Ihre Beschwerden in einer bewegungsgestörten oder schmerzhaften Seitneigung bestehen, sind die folgenden Übungen bestens für Sie geeignet. Lediglich die entsprechende Richtung müssen Sie noch für Ihr individuelles Problem wählen.

Die Übungen für die Optimierung der Seitneigung sind nachfolgend nur in eine Richtung dargestellt. Sie funktionieren aber genauso auch für die andere Seite. Achten Sie bei der Übungsausführung darauf, dass Sie die Bewegung auch für Ihre betroffene Seite und damit in der richtigen Bewegungsrichtung durchführen. Meist ist es auch sinnvoll, die Übungen auf beiden Seiten zu machen. Sie erreichen damit ein besseres Trainingsergebnis und eine stabilere und belastbarere Wirbelsäule.

Die Seitneigung ist variable Mechanik in bester Art und Weise! Eine elastische und bewegliche Neigung ermöglicht uns im Alltag eine Vielzahl von Aktivitäten, z. B. das einseitige Heben und Tragen von Taschen oder anderen Gegenständen. Wie kompliziert und komplex unser Körper funktioniert, wird uns dann klar, wenn wir die mechanischen Komponenten bei dieser scheinbar einfachen Seitneigung etwas genauer betrachten.

Bei der Bewegung kippen die Wirbel nicht einfach nur zur Seite, sondern sie verdrehen sich auch in geringem Maße gegeneinander. Also findet nicht nur eine reine Biegung der Wirbelsäule zur Seite statt, sondern – je nach Bewegungsausmaß – auch eine nicht unerhebliche Drehbewegung um die Achse der Wirbelsäule. Je mehr Bewegungsrichtungen in einer Aktivität vorkommen und integriert sind, desto größer sind auch immer die mechanischen Konsequenzen für den Bewegungsapparat und die an der Aktivität beteiligten Strukturen.

Die Belastungen, die bei dieser Aktivität auf unseren Bewegungsapparat einwirken, sind auch nicht nur auf die Bandscheiben begrenzt. Sie beeinflussen auch die Zwischenwirbelgelenke und die Gelenkkapseln sowie die Bänder der Wirbelgelenke. Bei der reinen Seitneigung kippt immer der obere Wirbel gegen den unteren Wirbel zu der Seite, in die der Oberkörper geneigt wird. Dabei verlagert sich die jeweils zwischengelagerte Bandscheibe etwas in die Gegenrichtung und kann, in Extremfällen, auch auf dem Rückweg eingeklemmt und gequetscht werden. Häufig entstehen so kleine Risse in den Oberflächen der Bandscheiben, die dann wiederum zu kleinen Entzündungsreaktionen und vor allem Schmerzen führen. Man spricht in diesem Zusammenhang auch von sogenannten „diskogenen Beschwerden". Die Symptome ähneln denen eines Bandscheibenvorfalls, der aber in solchen Fällen nicht vorliegt. Bei Fehlbelastungen der Gelenke durch die mit der Seitneigung verbundene Drehbewegung kann es auch zu spontanen Gelenkblockaden und zu kleinen Verletzungen der Knorpelflächen in den Gelenken kommen.

Eckengucker

Ausgangsstellung
Stellen Sie sich einfach hin.

Durchführung
Sie schieben einen Arm seitlich nach unten und lassen den Oberkörper dabei nach außen abknicken. Rufen Sie sich dazu folgendes Bild vor Augen: Sie stehen zwei kleine Schritte seitlich vor einer Häuserecke und versuchen, um diese Ecke herum zu schauen. Leider können Sie nicht dichter an die Ecke herangehen. Sie müssen sich also zur Seite neigen, um etwas sehen zu können. Richten Sie sich dann wieder auf. Auch diese Bewegung können Sie natürlich auf beiden Seiten vornehmen. Machen Sie vier Durchgänge mit jeweils zwölf bis 15 Wiederholungen.

Zu beachten
Verdrehen Sie Ihren Oberkörper dabei nicht.

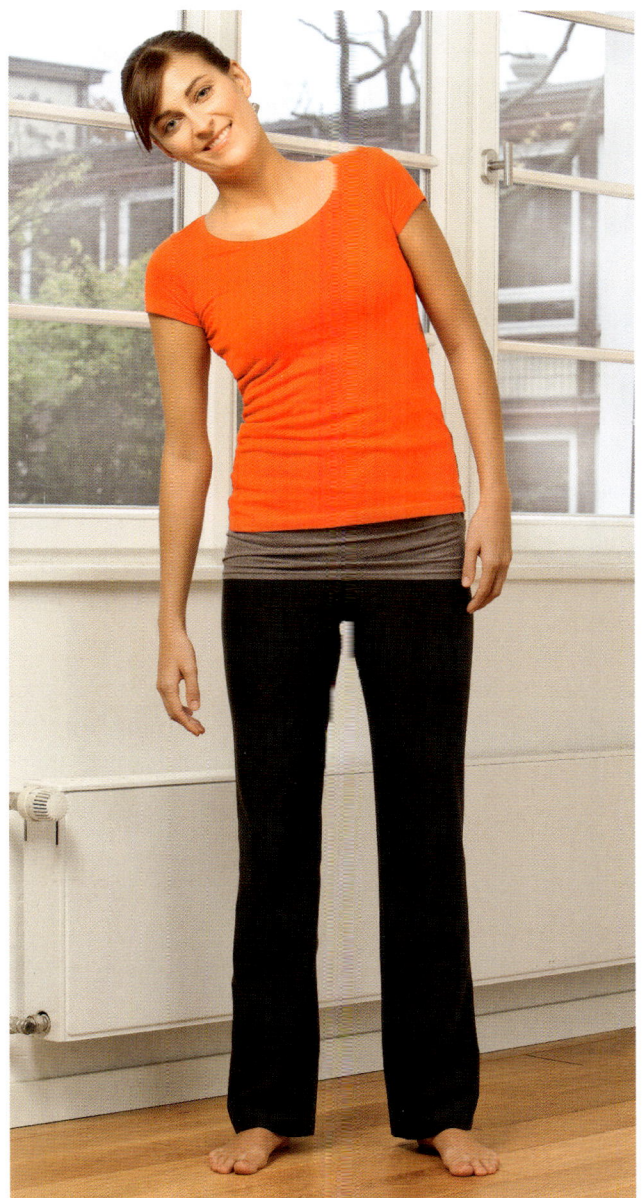

▶ Halten Sie sich gerade und verdrehen Sie nicht den Rücken.

Seitbieger

Ausgangsstellung
Dazu legen Sie sich auf den Bauch, die Beine sind gestreckt. Stellen Sie die Zehenspitzen auf dem Boden auf. Die Arme nehmen Sie neben dem Kopf, mit leicht gebeugten Ellbogen, nach vorne und stellen die Fingerspitzen ebenfalls auf dem Boden auf.

Durchführung
Variante 1. Die Beine bleiben bei der ersten Variante stabil auf dem Boden und bewegen sich nicht mit. Mit den

▼ Lassen Sie Becken, Oberkörper oder Schultern nicht ausweichen.

Händen „laufen" Sie nun mit kleinen Trippelschrittchen nach außen. Sie knicken so mit dem Oberkörper auf der Seite ein, und dabei nähern sich die Rippen dieser Seite dem Becken an. Gehen Sie so weit nach außen wie möglich, ohne mit dem Becken auszuweichen. Dann machen Sie die Schrittchen wieder zurück in die Mitte.

Variante 2. Bei der zweiten Variante bleiben die Hände und die Arme stabil auf dem Boden stehen, während Sie die Trippelschrittchen nach außen mit den Beinen machen. Dabei nähert sich das Becken den Rippen an. Sie sollten

darauf achten, nicht mit einer Verdrehung des Oberkörpers auszuweichen.

Variante 3. Als letzte Steigerung dieser Übung können Sie mit Händen und Beinen gleichzeitig nach außen trippeln. In kleinen Bewegungen lassen Sie beide Körperabschnitte (Schultern und Becken) seitlich nach außen wandern. Machen Sie vier Durchgänge mit jeweils zwölf bis 15 Wiederholungen.

Zu beachten
Lassen Sie keine Verdrehung des Oberkörpers zu.

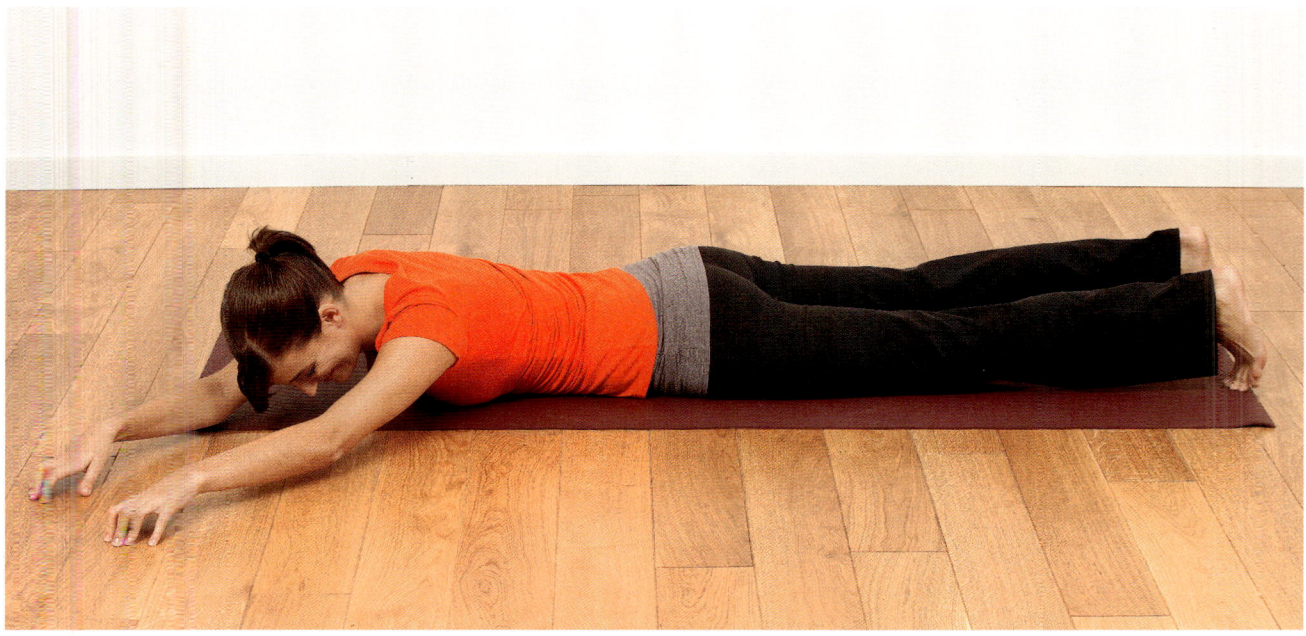

Breitbeiniger Beckenlifter

Ausgangsstellung
Legen Sie sich auf den Rücken und Ihre Beine in einem etwa 45°-Winkel auseinander.

Durchführung
Sie ziehen nun das Becken einseitig nach oben in Richtung Schultern. Das Becken nähert sich den Rippen an und die Wirbelsäule biegt sich zur Seite hin durch. Durch die breitbeinige Ausgangsstellung läuft die Bewegung weit über das Becken hinaus bis in die Brustwirbelsäule weiter. Das werden Sie bei der Durchführung selbst spüren: Ihr Oberkörper bewegt sich dabei gut mit. Bewegen Sie das Becken viermal in jede Richtung (rechts und links), und wiederholen Sie die Übung 20-mal.

Zu beachten
Halten Sie die Schultern und den Kopf so gut es geht in der Mitte.

▼ Halten Sie Schultern und Kopf möglichst mittig.

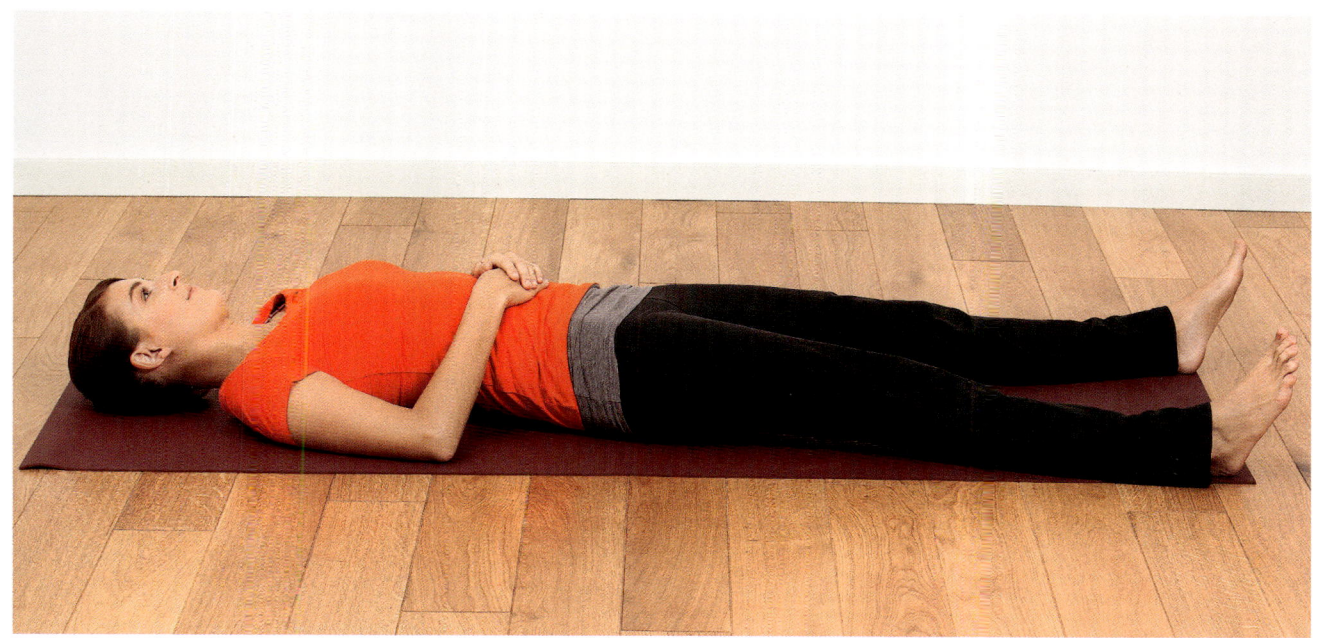

Dreimal Vierfüßler-Knicker

Ausgangsstellung

Vierfüßlerposition: auf Händen und Knien. Die Hände liegen vor den Schultern auf, und die Ellbogen sind leicht gebeugt. Die Knie stehen unter den Hüftgelenken.

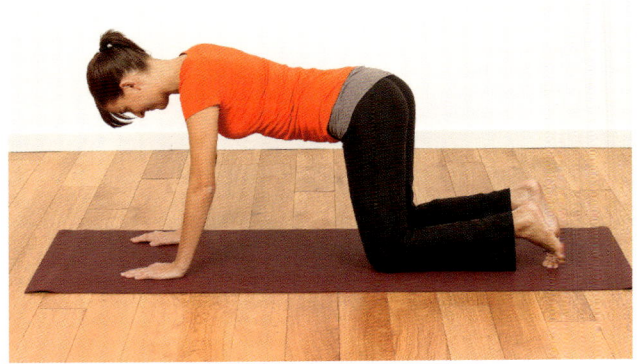

Durchführung

Variante 1. Ziehen Sie das Becken auf einer Seite in Richtung zur Schulter nach oben. Dabei nähert sich das Becken den Rippen (dem Rippenbogen) an und es entsteht eine Seitneigung der Wirbelsäule. Diese Bewegung können Sie in beide Richtungen (rechts/links) ausführen.

Variante 2. Ziehen Sie die Schulter auf einer Seite in Richtung zum Becken nach unten. Dabei nähert sich der Schultergürtel mit den Rippen dem Becken an und es entsteht eine Seitneigung der Wirbelsäule. Diese Bewegung können Sie in beide Richtungen (rechts/links) ausführen.

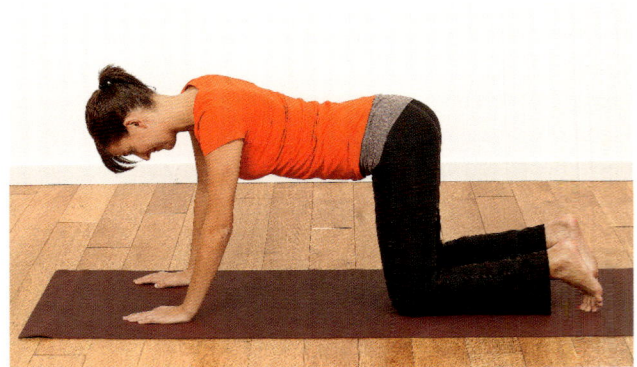

Variante 3. So wird die Bewegung etwas größer. Dazu bewegen Sie Schultern und Becken zusammen aufeinander zu. Hände und Knie bleiben dabei immer auf dem Boden und machen keine Bewegung. Machen Sie vier Durchgänge mit jeweils zwölf bis 15 Wiederholungen.

Zu beachten

Halten Sie Ihren Rücken so gerade wie möglich. Vermeiden Sie Ausweichbewegungen wie Verdrehungen des Oberkörpers und lassen Sie Ihre Lendenwirbelsäule nicht nach unten durchhängen (kein übermäßiges Hohlkreuz!).

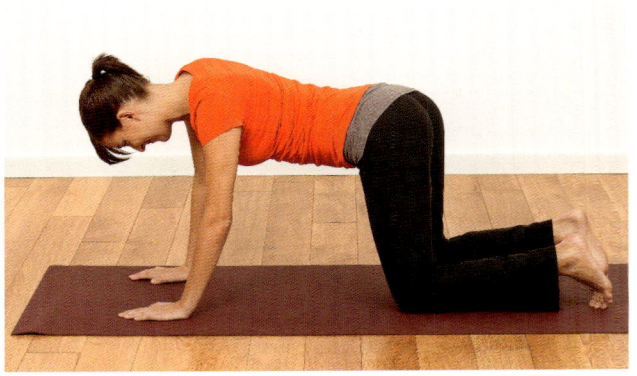

▶ **oben:** Vermeiden Sie Ausweichbewegungen.
mittig: Halten Sie Ihren Oberkörper gerade.
unten: Vermeiden Sie, ein starkes Hohlkreuz zu machen.

Schwachstelle: Drehbewegung

Für Störungen beim Drehen gilt: Machen Sie die Übungen in die gestörte Richtung. Die Darstellung der Rotationsübungen beschränkt sich wieder auf eine Seite. Die Übungen sind genauso für Bewegungsstörungen in die andere Drehrichtung durchzuführen. Empfehlenswert ist, im Sinne einer besseren Trainingssymmetrie alle Übungen auch in die andere Richtung durchzuführen.

Drehen ja – aber bitte kontrolliert! Häufig schenken wir den Bewegungen unseres Körpers im Alltag zu wenig Aufmerksamkeit. Solange alles wunderbar funktioniert und wir keinerlei Beschwerden wie Schmerzen oder eine eingeschränkte Beweglichkeit spüren, sind wir mit unserer Bewegungsfähigkeit zufrieden.

Aber: Vor allem Drehbewegungen führen wir im gelebten Alltag zu oft unkontrolliert, und damit meistens mit zu viel Schwung, aus. Dadurch erhalten diese alltäglichen Belastungen eine ungeahnte Kraft, die sich durch die Hebelwirkung der Wirbelsäule schnell potenzieren kann. Wie oft drehen wir uns „einfach einmal so", um noch schnell einen Ordner aus dem Regal zu holen oder dem Kollegen noch etwas zuzurufen. Schnell „einmal eben" umgedreht beim Rückwärtsausparken – ohne an mögliche Folgen zu denken. Je größer und schneller wir diese Bewegungen, die immer versteckt in täglichen Aktivitäten lauern, vornehmen, desto größer sind die mechanischen Auswirkungen auf die Bauteile der Wirbelsäule. Auch das nächtliche Drehen im Bett kann, vor allem bei schneller Bewegung, spontane Schmerzen auslösen. Gerade ruckartig ausgeführte Bewegungen haben ein ungemein schädigendes Potenzial, das oft zu Gelenkblockaden und Muskelverhärtungen führt. Auf diese ruckartigen Bewegungen reagiert die Muskulatur dann manchmal etwas ungehalten. Das Resultat ist ein verkrampfter, verspannter Muskelbereich, der nur noch unwillig Bewegungen durchführen möchte – und das auch noch mit zum Teil starken Schmerzen quittiert.

Sie können Ihren Körper speziell auf diese Drehbewegungen vorbereiten, indem Sie sich die entsprechenden Übungen heraussuchen und Ihr Trainingspensum durchziehen. Der menschliche Körper lebt von Bewegung: Sie hält unsere Muskeln und Gelenke elastisch, schützt vor Fehlbelastungen und damit auch vor Verletzungen und Schmerzen. Je größer Ihr Trainingsvorsprung wird, desto besser sind Sie vor Bewegungsstörungen geschützt.

TIPP

Versuchen Sie, ruckartige Drehbewegungen im Alltag zu vermeiden. Kontrollieren Sie die Drehungen, das Umschauen oder das Umdrehen und führen Sie diese Bewegungen bewusster durch. Das wird Ihnen auf lange Sicht dabei helfen, beschwerdefrei zu bleiben.

Sitzdreher

Ausgangsstellung

Sitzen Sie auf einem Stuhl, Hocker, Gymnastikball oder auf einen Schreibtischstuhl.

Durchführung

Seitdreher 1. Legen Sie die Hände über Kreuz auf die Schultern. Richten Sie Ihren Oberkörper etwas auf. Beginnen Sie damit, den Oberkörper mit einer kleinen Bewegung zu einer Seite zu drehen. Diese Bewegung kann zwischen drei und zehn Zentimeter groß sein. Dann drehen Sie den Oberkörper wieder zurück in die Mitte. Diese Drehbewegung wiederholden Sie 20-mal, bevor Sie dieselbe Bewegung auch zur anderen Seite machen. So wechseln Sie viermal von rechts nach links. Und: Immer in der Mitte stoppen.

Seitdreher 2. Diese Variante hilft Ihnen dabei, die Drehbewegung bis an das normale Ende der Beweglichkeit zu verbessern. Legen Sie eine Hand an die Außenseite des gegenüberliegenden Oberschenkels (dicht am Knie). Nehmen Sie z. B. die linke Hand an den rechten Oberschenkel, wenn Sie die Drehbewegung nach rechts optimieren möchten. Dann drehen Sie den Oberkörper bis an Ihr momentanes Bewegungsende. Nun können Sie mit der Hand nachhelfen und den Oberkörper noch ein kleines Stück weiter drehen. Dazu ziehen Sie z. B. mit der linken Hand die linke Schulter weiter nach vorn und drehen die rechte Schulter weiter nach hinten. Diese Bewegung wiederholen Sie 20-mal mit vier Durchgängen.

Zu beachten

Drehen Sie nicht in einen Schmerz hinein. Achten Sie während der Drehbewegung auf eine gerade Wirbelsäule.

▶ **oben** Überdrehen Sie nicht und stoppen Sie immer kurz in der Mitte.
unten Sie nähern sich normaler Beweglichkeit – drehen Sie aber nicht in den Schmerz.

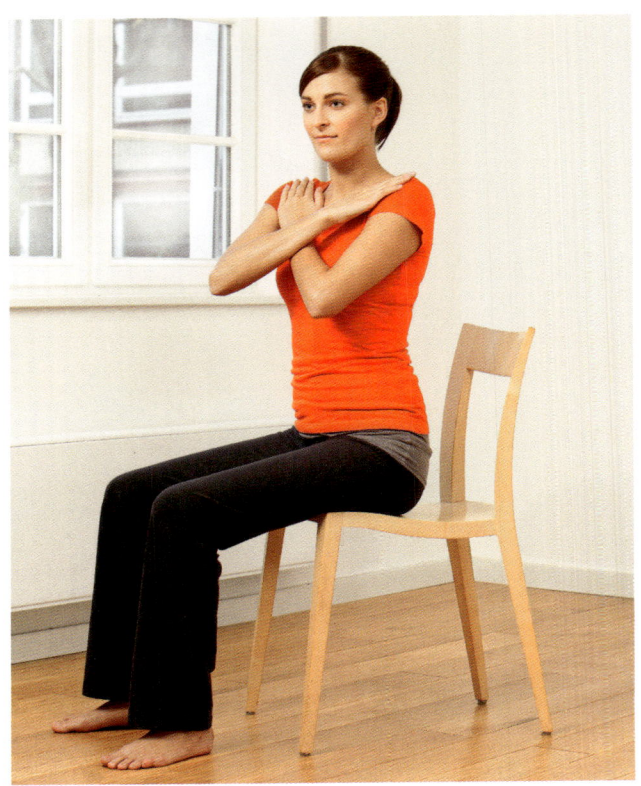

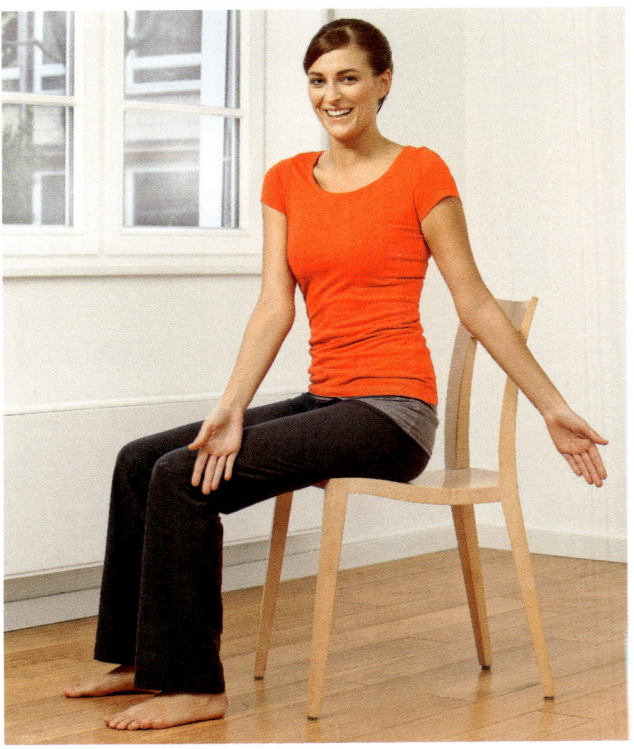

Beckendreher

Ausgangsstellung

Legen Sie sich in Rückenlage mit aufgestellten Beinen, die Arme liegen in einem Winkel von etwa 45° neben dem Oberkörper, entspannt auf den Boden.

Durchführung

Legen Sie beide Beine auf einer Seite auf dem Boden ab. Dabei sollte der Oberkörper flach am Boden liegen bleiben, ohne an den Schultern abzuheben. Sie verdrehen dabei das Becken gegen den Oberkörper und verbessern die Rotationsfähigkeit Ihrer Wirbelsäule. Diese Beinbewegung können Sie in beide Richtungen durchführen, z. B. 20-mal nach rechts und 20-mal nach links (viermal im Wechsel).

Zu beachten

Schultern liegen lassen. Wenn die Schultern auf einer Seite immer mit abheben, reduzieren Sie die Beinbewegung und stoppen Sie vor dem Boden (an der Stelle, an der die Schulter abheben will).

▼ Lassen Sie auf jeden Fall die Schultern auf dem Boden liegen!

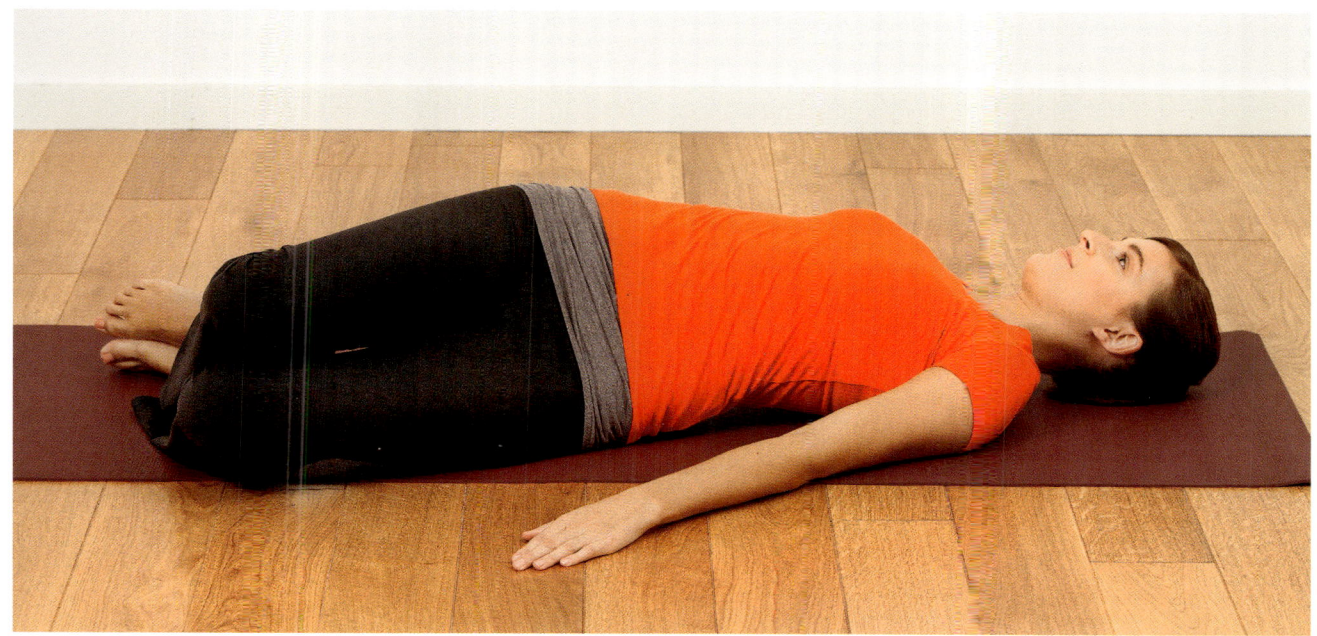

Rückengruß

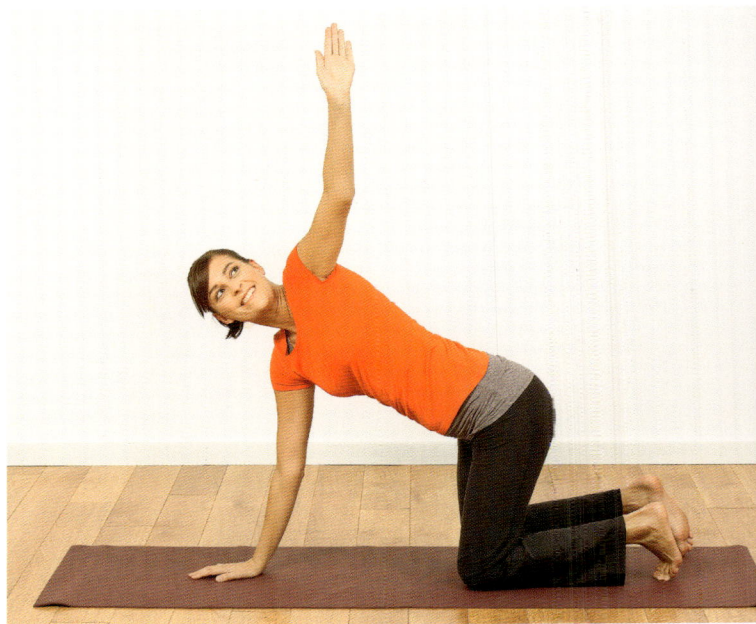

Ausgangsstellung
Vierfüßlerposition: auf Händen und Knien. Die Hände liegen vor der Schultern auf und die Ellbogen sind leicht gebeugt.

Durchführung
Bewegen Sie einen Arm seitlich nach oben, bis die Handinnerfläche zur Decke zeigt. Schauen Sie der Hand hinterher. Dabei dreht sich der Oberkörper nach oben. Im Rückweg taucht der Arm unter dem Oberkörper hindurch, bis Sie Ihre Schulter und den Kopf auf dem Boden ablegen können. Diese Bewegung wiederholen Sie 12- bis 18-mal, bevor Sie die Seite wechseln. Machen Sie vier Durchgänge auf jeder Seite.

Zu beachten
Den Rücken gerade halten.

Tennisaufschläger

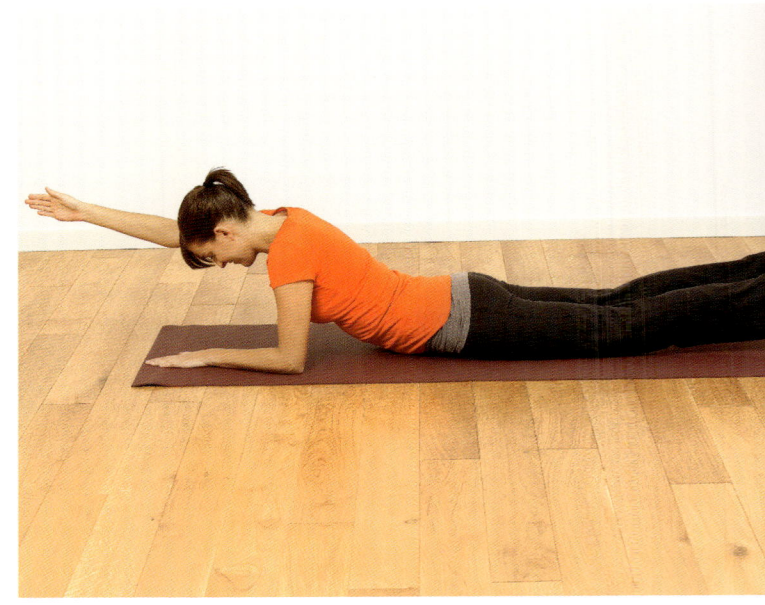

Ausgangsstellung
Bauchlage mit Unterarmstütz.

Durchführung
Heben Sie einen Arm nach vorn oben an (etwa in einem Winkel von 45°) und schauen Sie dem Arm/der Hand hinterher. Den Arm wieder unter dem Oberkörper aufstellen. Machen Sie 20 Wiederholungen pro Seite und das Ganze viermal hintereinander.

Zu beachten
Vermeiden Sie eine zu starke Hohlkreuzposition.

▶ oben: Achten Sie darauf, dass Sie weder einen Rundrücken-
noch ein Hohlkreuz machen.
unten: Gehen Sie nicht zu stark ins Hohlkreuz.

Schwachstelle: Nervensystem

Ihr Nervensystem benötigt vor allem dann Hilfe, wenn Sie ausstrahlende Beschwerden als Schmerzen oder Ziehen/Spannen im Bein empfinden. Immer, wenn Beschwerden einen strahlenden Charakter haben, ist das Nervensystem mit von der Partie.

Wenn Nerven nerven ... Da die Nerven alle anderen Strukturen wie Muskeln, Gelenke, Sehnen und Bänder versorgen, können Sie mit diesen Übungen auch für diese Körperteile etwas Gutes tun. Wenn Ihr Nervensystem beweglicher ist, kann es auch die Informationen für die anderen Strukturen besser und effektiver an den Mann, oder vielmehr an den Muskel, bringen. In jedem Fall ergänzen diese Übungen einer ausgewogenen Trainingsplan für einen gesunden Rücken. Auch vor diesen Übungen können Sie sich Ihre schwierigen Bewegungsrichtungen noch einmal vor Augen führen, um sie mit dem Zustand nach den Übungen zu vergleichen. Wenn Sie z. B. beim Bücken einen ausstrahlenden Schmerz über das linke Gesäß bis in den Oberschenkel spüren, dann merken Sie sich dieses Bewegungsgefühl. Führen Sie die Übungen für das Nervensystem durch und vergleichen Sie direkt danach die Empfindung beim Bücken. Hat sich etwas daran verändert? Das ist ein wichtiges Kriterium für eine effektive Übung: Es sollte sich etwas verändern. Es kann sein, dass der Schmerz beim Bücken nun (nach den Übungen) etwas später oder etwas schwächer kommt. Ebenso kann es passieren, dass die Ausstrahlung nun nicht mehr so stark zu spüren ist oder nicht mehr so weit nach unten in den Oberschenkel zieht. Lassen Sie sich überraschen, welche Effekte bei Ihnen auftreten. Beginnen Sie bei den Übungen für ein beweglicheres Nervensystem mit einer geringen Wiederholungszahl (maximal acht bis 15 Wiederholungen). Warten Sie die ersten Reaktionen Ihres Körpers auf die Übungen ab und steigern Sie das Training langsam innerhalb der ersten Woche auf maximal 20 bis 25 Wiederholungen mit vier Durchgängen pro Übung. Weitere Steigerungen sind später immer noch möglich.

Das Nervensystem ist ein Sensibelchen – und hat immer alle Hände voll zu tun: Informationen weiterleiten, Funktionen und Bewegungen steuern, Rückmeldungen geben, abwarten und reagieren ... Es ist rund um die Uhr aktiv. Das bedeutet auch, dass das Nervensystem sehr schnell und intensiv auf Trainingsreize anspricht.

TIPP

Was Ihr Nervensystem angeht: Fallen Sie nicht mit der sprichwörtlichen Tür ins Haus, überfordern Sie Ihr Nervensystem nicht. Bauen Sie Ihr Training langsam auf und steigern Sie langsam. Warten Sie vor jeder Steigerung der Wiederholungszahl oder des zeitlichen Umfangs im Training stets die Reaktionen Ihres Nervensystems und Ihrer Symptome ab. Geben Sie Ihrem Körper dafür genügend Zeit.

Beinstrecker

Diese Bewegung eignet sich vor allem bei ausstrahlenden
Schmerzen in den rückseitigen Oberschenkelbereich. Auch,
wenn der Schmerz bis in die Zehen ausstrahlt.

Ausgangsstellung
Rückenlage: Ziehen Sie einen Oberschenkel in Richtung
Oberkörper und halten Sie das Bein locker in der Kniekehle mit einer Hand oder auch gerne mit beiden Händen (mit
gestreckten Armen). Alternativ können Sie ein Handtuch um
die Kniekehle wickeln und das Bein damit halten. Das entspannt die Position. Machen Sie vier Durchgänge mit jeweils
zwölf bis 15 Wiederholungen.

Durchführung
Strecken Sie das gehaltene Bein im Kniegelenk nur so weit,
bis Sie erste Beschwerden spüren. Dann beugen Sie das
Kniegelenk wieder an und wiederholen diese Bewegung
8- bis 15-mal. Davon machen Sie vier Durchgänge.

Zu beachten
Achten Sie darauf, dass Sie keine Symptome, Beschwerden
oder Ausstrahlungen auslösen.

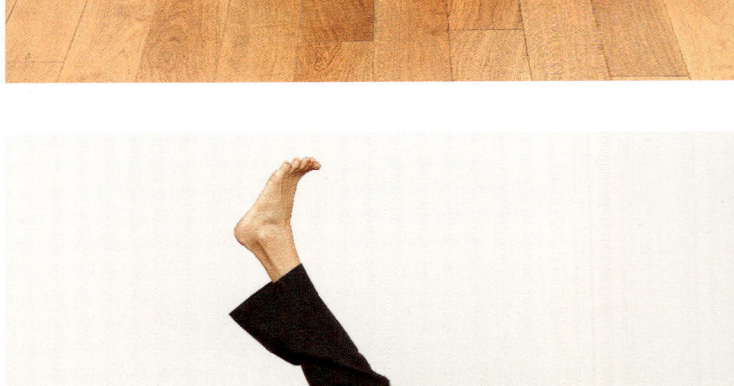

▶ oben: Die Übung ist geeignet bei ausstrahlenden
Beschwerden in den rückseitigen Oberschenkel.
unten: Trainieren Sie niemals in den Schmerz hinein!

Beinrotierer

Diese Übung ist vor allem zu empfehlen, wenn Sie ausstrahlende Schmerzen im rückseitigen Beinbereich haben (Oberschenkelrückseite).

Ausgangsstellung

Rückenlage, die Beine sind gestreckt und die Zehen zeigen senkrecht nach oben.

Durchführung

Sie drehen das gestreckte Bein langsam nach außen (die Zehenspitzen zeigen dann nach außen) und wieder zurück in die Ausgangsstellung (nun zeigen die Zehenspitzen wieder senkrecht nach oben). Machen Sie vier Durchgänge mit jeweils zwölf bis 15 Wiederholungen.

Zu beachten

Zu Beginn stoppen Sie die Drehbewegung des Beines immer in der Mitte (Zehen zeigen nach oben). Später, wenn sich Ihre Beschwerden gebessert haben, können Sie die Drehbewegung auch nach innen durchführen.

▼ Rotieren Sie erst nach innen, wenn die Beschwerden nachgelassen haben.

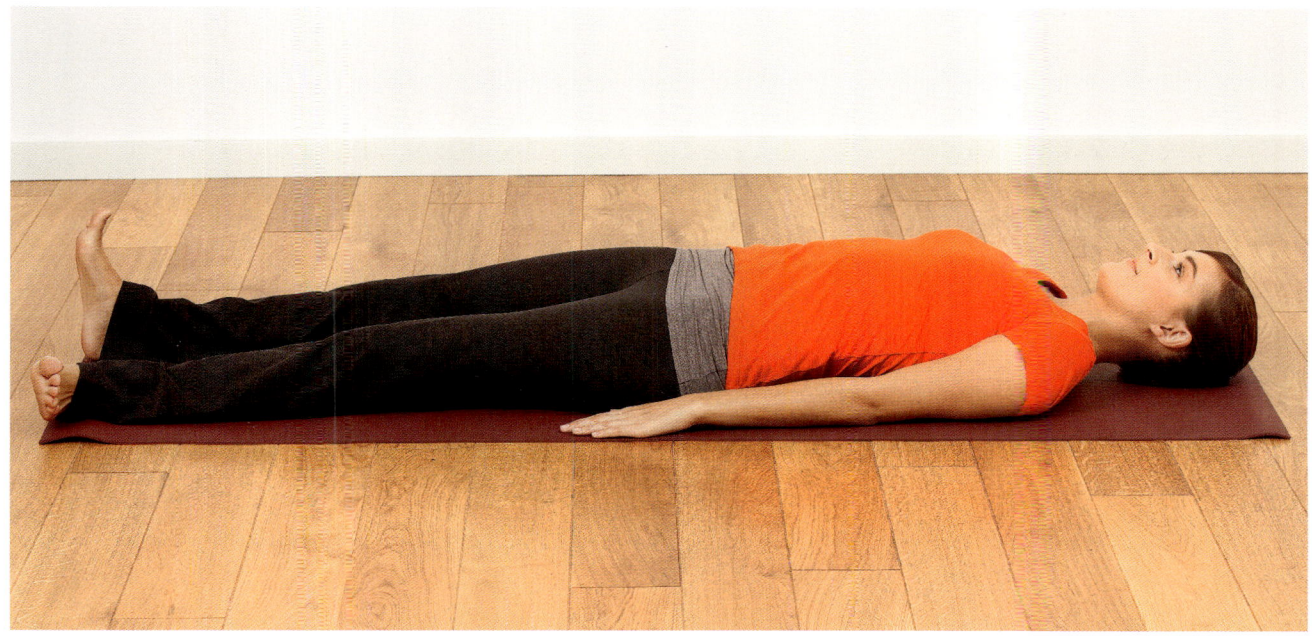

Kniebeuger

Diese Übung hilft vor allem gegen Beschwerden, die in den vorderen Beinbereich (Oberschenkelvorderseite) ausstrahlen.

Ausgangsstellung
Bequeme Bauchlage, legen Sie die Beine gestreckt ab.

Durchführung
Beugen Sie immer im Wechsel ein Knie (rechts, dann links) an. Stoppen Sie die Bewegung immer vor Ihren Beschwerden. Machen Sie vier Durchgänge mit jeweils zwölf bis 15 Wiederholungen.

Zu beachten
Viel hilft nicht immer viel. Beschwerden, die auf eine Nerven-Fehlfunktion zurückzuführen sind, müssen Sie mit größter Sorgfalt angehen. Das bedeutet für die Übungen: Mit wenigen Wiederholungen und kleinen Bewegungen beginnen und nur langsam steigern.

▼ Nerven schonen: Beginnen Sie immer mit kleinen Bewegungen!

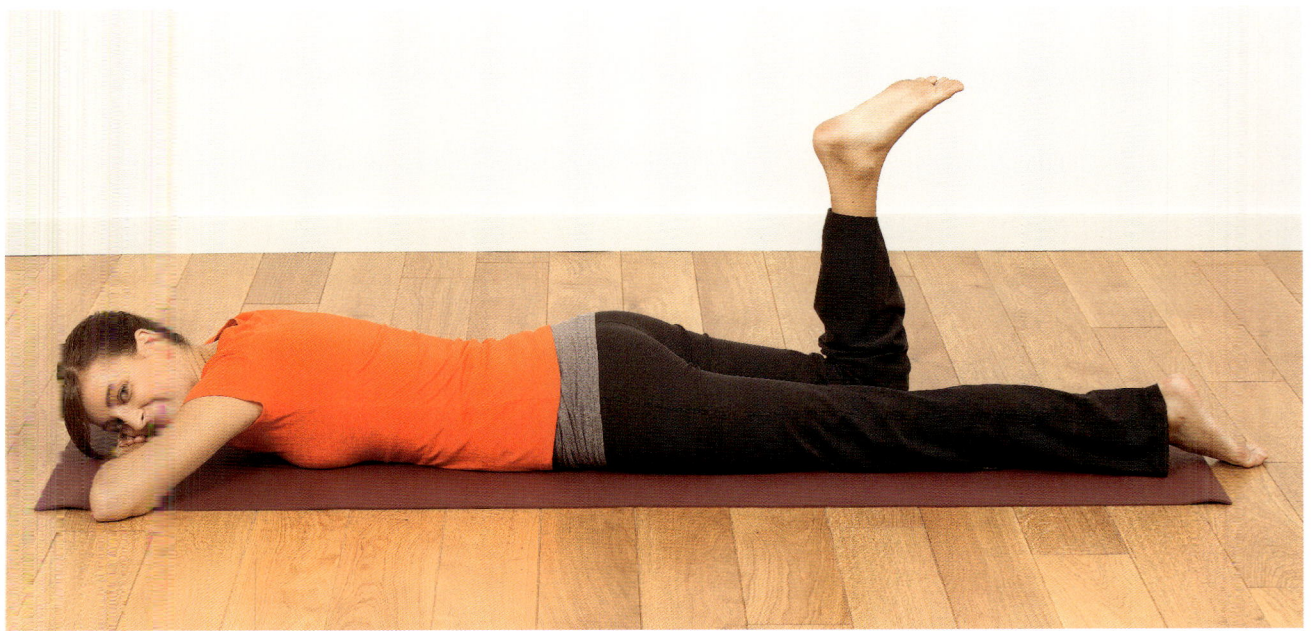

Kicker

Diese Übung ist vor allem bei ziehenden Beschwerden entlang der gesamten Wirbelsäule, oder auch bei in die Beine ausstrahlenden Beschwerden optimal geeignet. Auch dann, wenn Ihre Körperhaltung (aufgerichtete oder eingesunkene Sitzhaltung) Ihre Beschwerden beeinflusst.

Ausgangsstellung
Setzen Sie sich bequem hin.

Durchführung
Lassen Sie Ihren Oberkörper nach vorne einsinken und machen Sie dabei einen runden Rücken. Nun strecken Sie ein Bein aus und richten gleichzeitig den Oberkörper auf. Wenn Sie das Bein wieder absenken und den Fuß wieder auf den Boden stellen, lassen Sie auch gleichzeitig Ihren Oberkörper wieder einsinken. So wechseln Sie immer zwischen diesen beiden Positionen: Bein beugen/Oberkörper einsinken (Startposition). Bein strecken/Oberkörper aufrichten (Endposition). Sie können diese Bewegungen mit beiden Beinen koordinieren. Beginnen Sie mit dem Bein, in dem Sie Ihre Beschwerden besonders deutlich wahrnehmen. Empfehlung: Die Übung dennoch auf beiden Seiten (mit beiden Beinen nacheinander) durchführen. Machen Sie vier Durchgänge mit jeweils zwölf bis 15 Wiederholungen.

Zu beachten
Lösen Sie keine Symptome Beschwerden oder Ausstrahlungen während der Übung aus.

▶ oben: Diese Übung eignet sich bei ziehenden Beschwerden entlang der Wirbelsäule.
   unten: Achten Sie darauf, dass sich für Sie während der Übung keinerlei Beschwerden entwickeln.

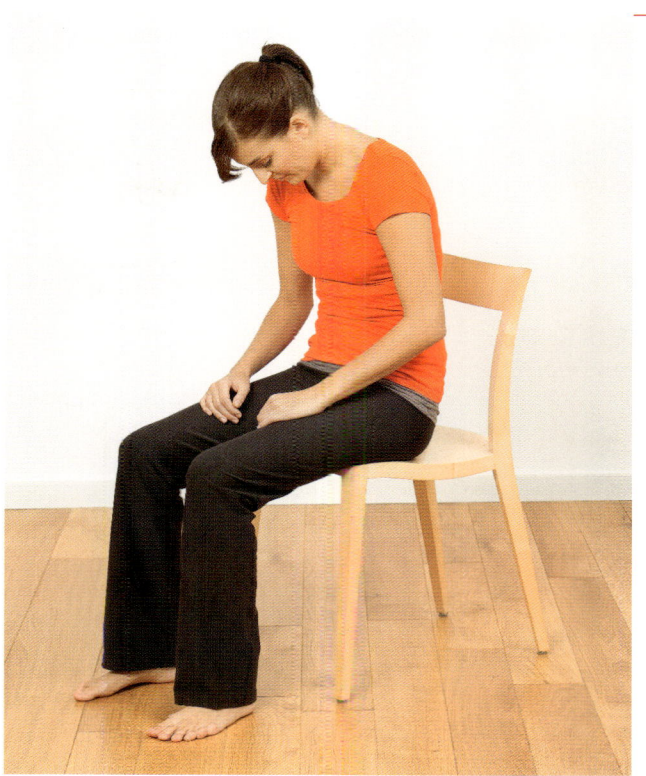

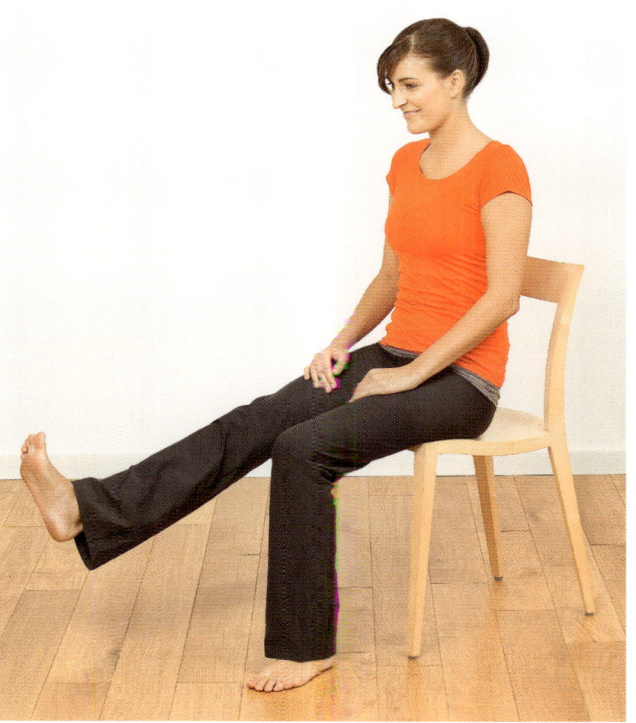

Ausdauerübungen für den Rücken

Ausdauer ist definiert als möglichst große Ermüdungswiderstandfähigkeit. Das bedeutet, Sie können eine Bewegung oder eine Belastung, die normalerweise zur Ermüdung der Muskulatur führt, möglichst lange durchführen (ohne schnell zu ermüden).

Es geht also darum, eine Übung möglichst häufig zu wiederholen. Empfehlung ist: Testen Sie vor dem eigentlichen Training die Ausdauerübung einmal. Machen Sie so viele Wiederholungen, wie Sie können. Dann haben Sie einen Ausgangswert, den Sie nach ein paar Wochen Training mit der erreichten Verbesserung vergleichen können. Wenn Sie Ihre Symptome spüren (Schmerz, Kribbeln usw.), stoppen Sie die Übung.

Unser Körper benötigt für jede Bewegung eine gewisse Menge Energie. Diese Energie liefern uns die Energieträger (Kohlehydrate, Eiweiße und Fette), die wir mit der Nahrung aufnehmen. Daraus gewinnt unser Körper die schnell verfügbaren Energieträger Adenosintriphosphat (ATP) und Kreatinphosphat (KP). Je mehr dieser Energieträger in unseren Muskeln verfügbar sind, desto widerstandsfähiger sind wir gegen Ermüdung – wir sind damit ausdauernder. So oder so: Sind alle Energieträger verbraucht, ermüden wir und brechen die Aktivität ab.

Wie ist die Infrastruktur?

Wichtig im Stoffwechsel ist auch, dass der Körper die Energieträger überhaupt nutzen kann. Dafür müssen die Überbringer an die Stellen transportiert werden, die sie am meisten brauchen: die Muskelzellen. Dieser Transport geschieht über den Blutweg. Haben wir eine schlechte Durchblutung oder zu wenig kleine Blutgefäße in den Muskeln, werden die Energieträger schlechter transportiert – und wir ermüden schneller. Zwar hat unser Körper in dem Fall genug Energieträger gelagert, kann sie aber aufgrund der schlechten Infrastruktur (zu wenig Transportwege) nicht an Ort und Stelle bringen. Gezieltes Ausdauertraining verbessert die Durchblutung der Muskulatur, was einen schnelleren und effektiveren Transport von Energieträgern zur Folge hat. Die direkte Konsequenz: Sie ermüden später und haben mehr Kraftreserven für Bewegungen. Zudem lagert der Körper mehr Energieträger in den Muskelzellen und den inneren Organen ein. Der Körper vergrößert damit quasi sein Depot (das Lager) für die Energieträger. Das Resultat: Wer mehr dieser Energieträger hat, dem gehen sie bei Aktivität auch nicht so schnell aus. Das steigert die körperliche Leistungsfähigkeit.

Bauchkäfer

Ausgangsstellung

Bauchlage. Stellen Sie die Fußspitzen auf. Die Knie sind nicht ganz gestreckt (die Kniescheiben berühren nicht den Boden). Die Arme sind nach vorne gestreckt und die Fingerspitzen ebenfalls auf dem Boden aufgestellt.

Durchführung

Nun heben Sie abwechselnd diagonal Arm und Bein vom Boden ab (den rechten Arm immer mit dem linken Bein, den linken Arm immer mit dem rechten Bein). Heben Sie Arm und Bein nur so weit vom Boden ab, dass noch ein Blatt Papier darunter passt. Machen Sie vier Durchgänge mit jeweils 50 bis 100 Wiederholungen. Dabei darf die Lendenwirbelsäule leicht nach unten sinken.

Zu beachten

Üben Sie zu Beginn langsam. Erst wenn Sie mit der Koordination der diagonalen Bewegung besser zurechtkommen, sollten Sie das Tempo steigern. Achten Sie auf eine stabile Körpermitte (leichte Bauchspannung beibehalten).

▼ **Beginnen Sie langsam und halten Sie die Körpermitte stabil.**

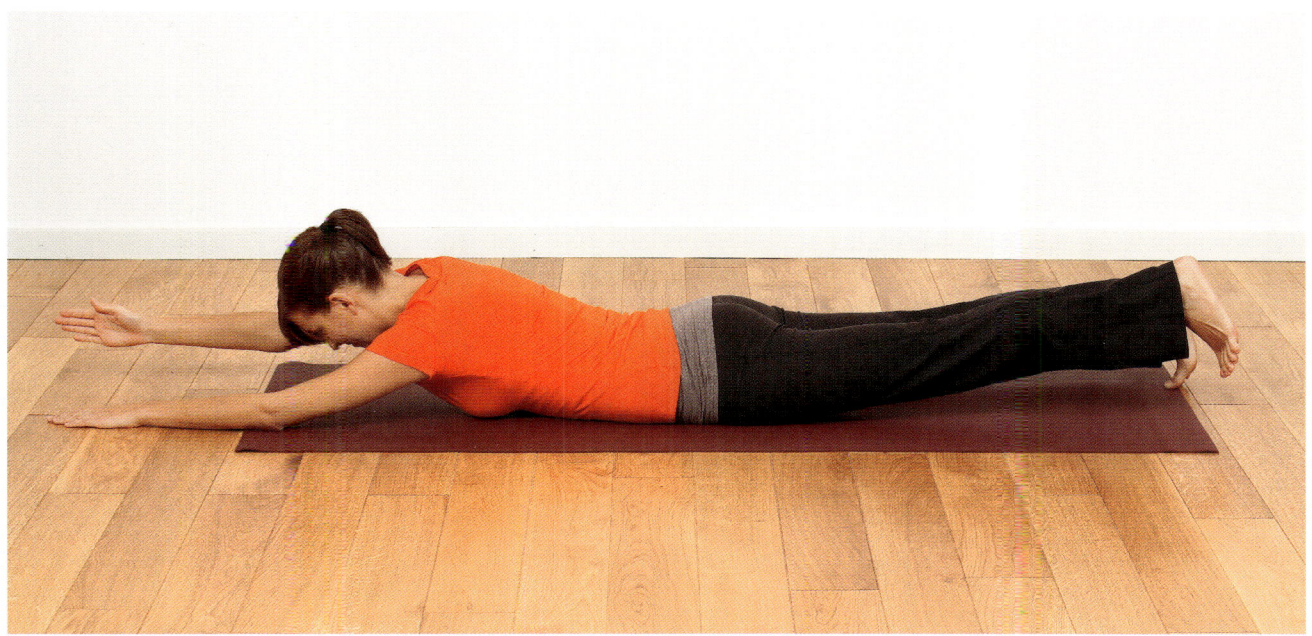

Trockenschwimmer

Ausgangsstellung

Vierfüßlerposition: auf Händen und Knien. Sie stützen sich in diesem Fall auf die Unterarme. Die Hände liegen vor den Schultern auf, und die Ellbogen sind leicht gebeugt. Die Knie stehen unter den Hüftgelenken.

Durchführung

Diagonal werden Arm und Bein angehoben und in einer „Kreisbewegung" nach hinten und wieder zurück nach vorne bewegt. Die Armbewegung erfolgt so: Den Arm dicht am Körper nach hinten ziehen und in einem großen Bogen wieder nach vorne zurück-holen (wie bei der Kraulbewegung beim Schwimmen).

Die Beinbewegung sieht so aus: Das diagonale Bein nach hinten strecken und wieder nach vorne auf dem Boden absetzen. In der Einübungsphase machen Sie viermal 20 Wiederholungen. Sind Sie mit dem Bewegungsablauf vertraut, steigern Sie diese Übung und machen vier Durchgänge mit jeweils 50 bis 100 Wiederholungen.

Zu beachten

Die diagonale Bewegung erfordert ein wenig Übung. Achten Sie auf eine stabile Körpermitte mit ausreichend Bauchmuskelspannung.

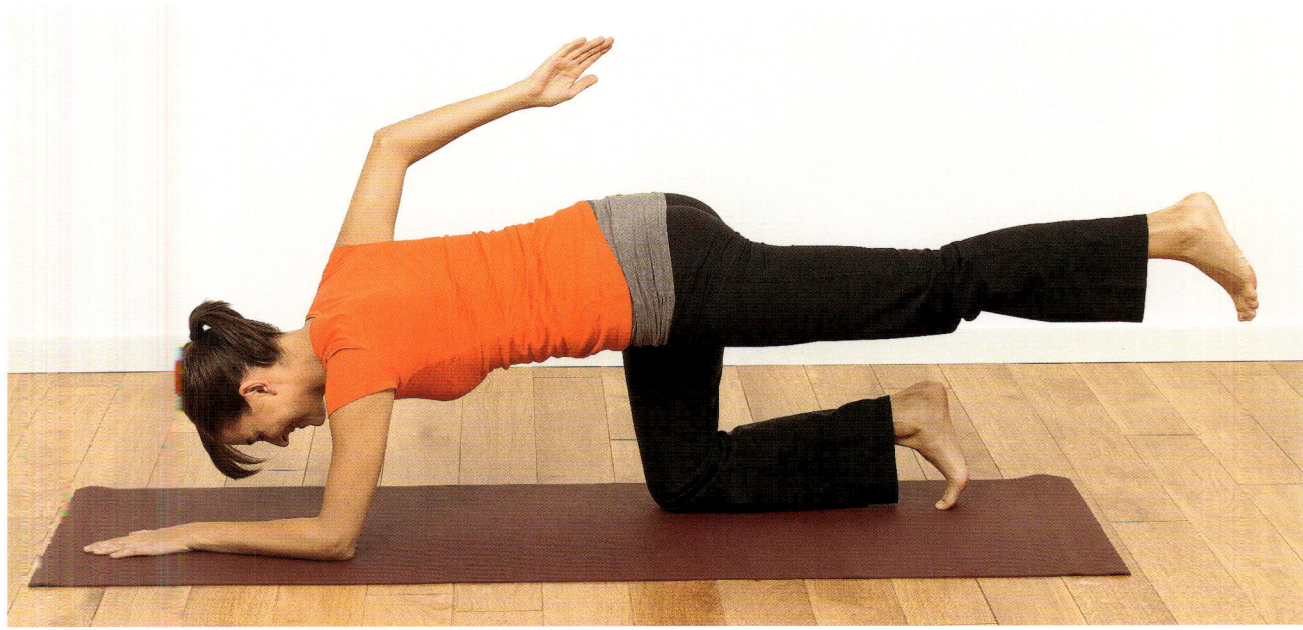

▼ Achten Sie auf eine stabile Spannung der Bauchmuskulatur.

Seitstütz

Ausgangsstellung

Seitlage: Beine, Hüfte, Becken und Oberkörper bilden eine Linie. Stützen Sie den unten liegenden Arm mit dem Unterarm/Ellbogen auf. Der Ellbogen ist unter der Schulter.

Durchführung

Heben Sie das Becken so weit vom Boden ab, bis Oberkörper und Becken in einer geraden Linie zueinander liegen. Halten Sie diese Position. Nun lassen Sie das Becken bis kurz vor dem Boden absinken und heben es wieder an. In der Einübungsphase machen Sie viermal 20 Wiederholungen. Sind Sie mit dem Bewegungsablauf vertraut, steigern Sie diese Übung und machen vier Durchgänge mit jeweils 50 bis 100 Wiederholungen.

Zu beachten

Lassen Sie das Becken nicht nach vorne oder nach hinten kippen, sondern halten Sie die Linie mit den Schultern. Achten Sie auf eine ausreichende Bauchspannung zur Stabilisation der Körpermitte und der Wirbelsäule während der Bewegung.

▼ Halten Sie Schultern und Becken in einer Linie.

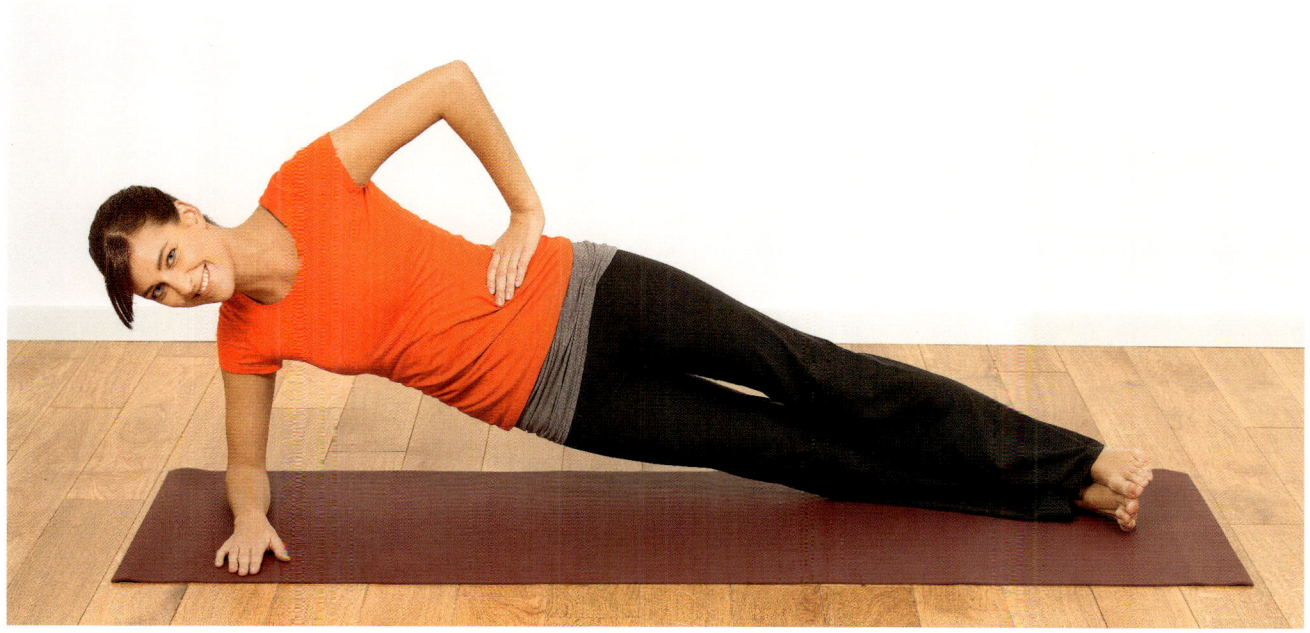

Auskeilen

Ausgangsstellung

Vierfüßlerposition: auf Händen und Knien. Die Hände liegen vor den Schultern auf, und die Ellbogen sind leicht gebeugt. Die Knie sind unter den Hüftgelenken. Um die Knie zu schonen, können Sie ein Kissen unterlegen.

Durchführung

Im Wechsel wird ein Bein nach hinten gestreckt, bis der Oberkörper und das gestreckte Bein auf einer Linie sind. In der Einübungsphase machen Sie viermal 20 Wiederholungen. Sind Sie mit dem Bewegungsablauf vertraut, steigern Sie diese Übung und machen

vier Durchgänge mit jeweils 50 bis 100 Wiederholungen.

Zu beachten

Beim Strecken des Beines keine zu starke Hohlkreuzposition zulassen. Immer wieder auch die Bauchmuskeln anspannen, um den Rücken zu stützen.

▼ Achten Sie darauf, dass Sie nicht ins Hohlkreuz gehen.

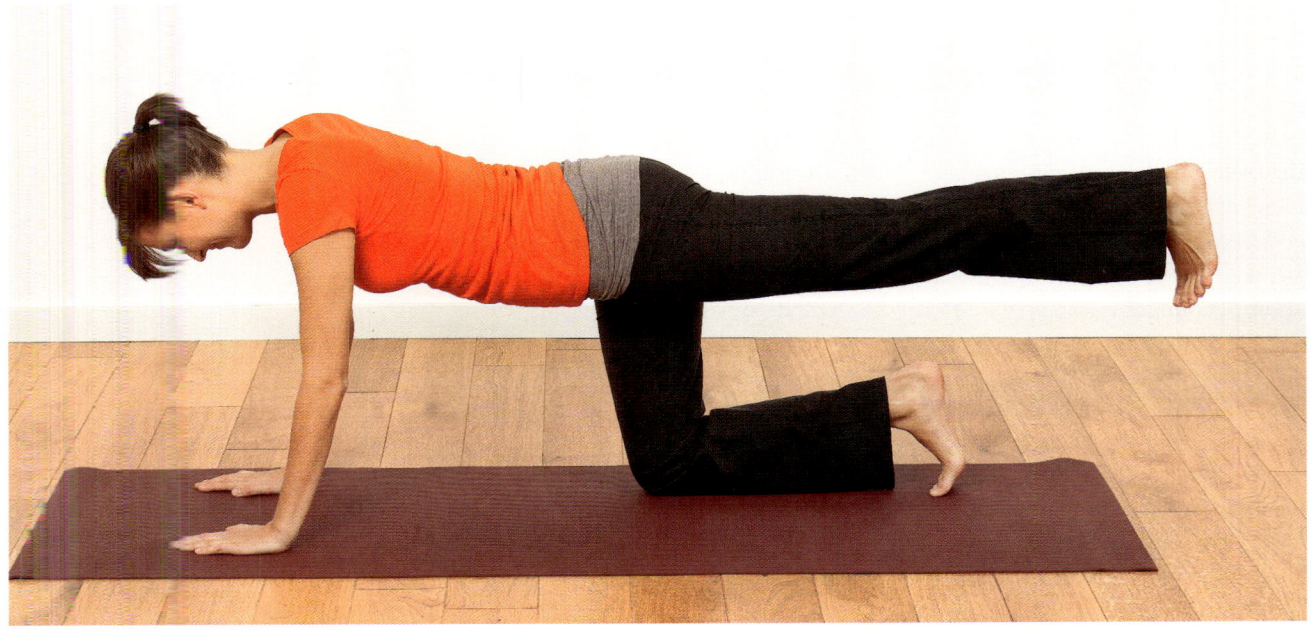

Kräftigungsübungen für den Rücken

Den Faktor Kraft dürfen Sie auch im Zusammenhang mit einem Rücken-training nicht unterschätzen oder vernachlässigen. Eine kräftige Muskula-tur schützt den Körper immer auch vor Verletzungen und verhindert eine schnell auftretende Überbelastung. Das gilt natürlich auch und insbesondere für die Wirbelsäule und ihre Belastungen im Alltag.

Kraft ist eine Form vor Energie. Für unseren Körper ist sie auch die Grundlage für jede Form von Bewegung und Aktivität. Nur wenn die Muskeln normal funktionieren, können sie für alle Anforderungen genügend Kraft produzieren. Das bedeutet praktisch: Die Muskeln müssen in der Lage sein, sich so stark zusammen-zuziehen (zu kontrahieren), dass die entstehende Kraft für die geplante Bewegung ausreicht. Die durch die Muskelanspannung entstehenden Kräfte werden dann über die Sehnen (mit denen der Muskel mit den Knochen verbunden ist) auf ein Gelenk übertragen. Das Ziel: Bewegung. Der Muskel ist also der eigentliche Ort, an dem Bewegungskräfte in unserem Körper entstehen, die Sehnen sind die Verbindungen zu den bewegenden Elementen – den Gelenken.

Warum Krafttraining sinnvoll ist

Regelmäßige und vor allem kontrollierte Bewegung baut den Körper und seine Bauteile auf. Nur wenn wir unseren Körper gezielt und regelmäßig bewegen, bekommen die Bauteile wie Knochen, Bänder oder Gelenke die notwendigen Wachstumsreize. Nur durch diese Reize bauen sich die Strukturen auf und werden belastbarer. Krafttraining nutzt unserem Körper in vielerlei Hinsicht:

- Bewegung fördert Elastizität und Kraftentwicklung.
- Kraftreize bauen Knochen, Sehnen und Bänder auf und machen diese belastbarer.
- Krafttraining schützt vor Überlastungen.
- verbessert die Koordination

- Krafttraining reduziert die Gefahr von Verletzungen.

Es hat also durchaus Vorteile, wenn Sie immer auch ein paar Kräftigungs-übungen in Ihren Trainingsplan miteinbauen. Selbst dann, wenn Ihr Hauptproblem eigentlich eine eingeschränkte Beweglichkeit oder gar Schmerzen sind, kann wohldosiertes Krafttraining aus der Misere helfen.

Tipp

Beginnen Sie stets mit Bedacht, steigern Sie die Intensität des Krafttrainings langsam und erweitern Sie am Anfang zuerst den Umfang des Trainings – also die Wiederholungszahl oder die Anzahl der Durchgänge einer Übung.

Diagonaler Abheber

Ausgangsstellung

Vierfüßlerposition: Auf Händen und Knien. Die Hände liegen vor den Schultern auf, und die Ellbogen sind leicht gebeugt. Die Knie sind unter den Hüftgelenken.

Durchführung

Variante 1. Heben Sie Arm und Bein diagonal so weit vom Boden ab, dass Ihr Arm, Ihr Oberkörper und Ihr Bein eine gerade Linie ergeben. Diese Position halten Sie für ein bis zwei Sekunden, dann wechseln Sie zur anderen Diagonale. In der Einübungsphase machen Sie viermal zehn Wiederho-

lungen mit jeder Diagonale. Sind Sie mit dem Bewegungsablauf vertraut, steigern Sie diese Übung und machen sechs Durchgänge mit jeweils acht bis zwölf Wiederholungen. In der weiteren Progression können Sie auch Kurzhanteln dazu nehmen.

Variante 2. Heben Sie diagonal Arm und Bein ab. Aus dieser Position bringen Sie Ellbogen und Knie unter dem Oberkörper zusammen und strecken Arm und Bein wieder in die Ausgangsposition zurück. In der Einübungsphase machen Sie viermal zehn Wiederholungen mit jeder Diagonale. Sind Sie

mit dem Bewegungsablauf vertraut, steigern Sie diese Übung wieder und machen sechs Durchgänge mit jeweils acht bis zwölf Wiederholungen.

Zu beachten

Stoppen Sie die Bewegung auf der Körperebene (Arm und Bein nur so weit anheben, dass die Linie mit dem Oberkörper gehalten wird). Halten Sie Ihre Körpermitte über eine angemessene Bauchmuskelspannung stabil.

▼ Heben Sie Arm und Bein nur bis auf Niveau des Oberkörpers an.

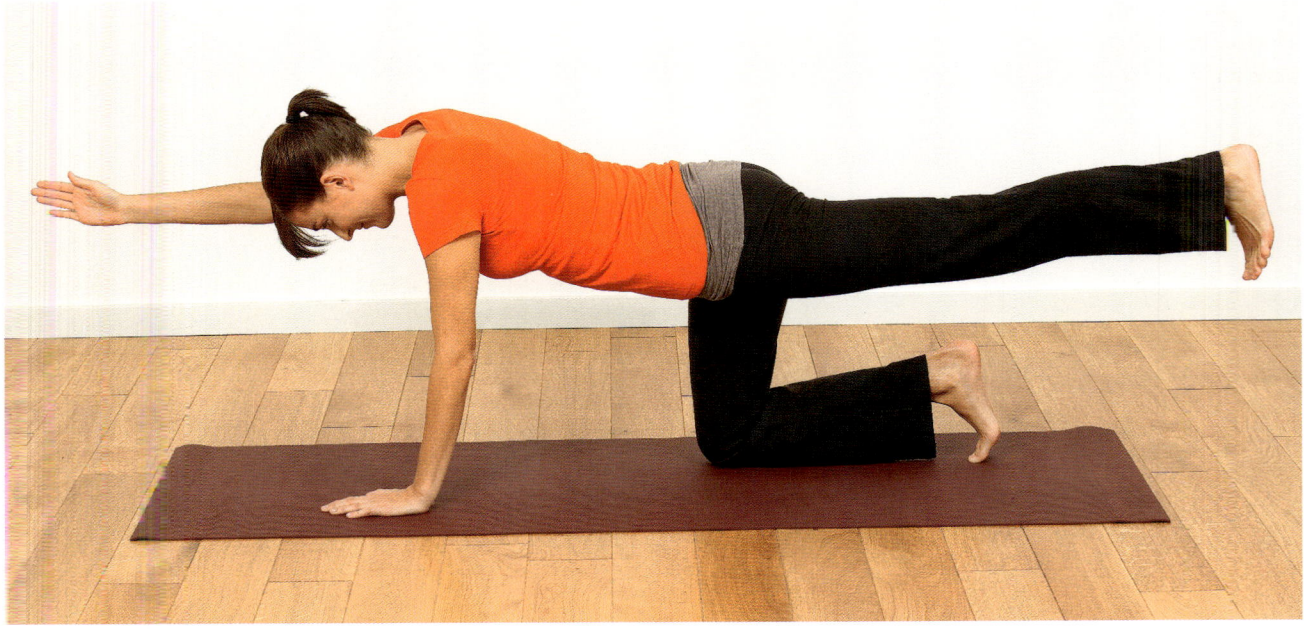

Standliegestützen

Ausgangsstellung

Stellen Sie sich mit dem Rücken an die Wand. Ihre Schultern haben Kontakt zur Wand und die Füße sind etwa eine Fußlänge vor der Wand aufgestellt. Nehmen Sie beide Arme seitlich nach oben (bis auf Schulterhöhe) und legen Sie die Oberarme und Ellbogen ebenfalls an die Wand.

Durchführung

Halten Sie Ihren gesamten Körper steif und gerade. Nun drücken Sie Ihren Oberkörper mit den Ellbogen von der Wand weg und lehnen sich langsam und kontrolliert wieder gegen die Wand. In der Einübungsphase machen Sie viermal zehn Wiederholungen. Sind Sie mit dem Bewegungsablauf vertraut, steigern Sie diese Übung und machen sechs Durchgänge mit jeweils acht bis zwölf Wiederholungen.

Zu beachten

Bei dieser Übung ist die Stabilität der Körpermitte (also die Bauchspannung) besonders wichtig. Biegen Sie die Wirbelsäule nicht zu stark durch.

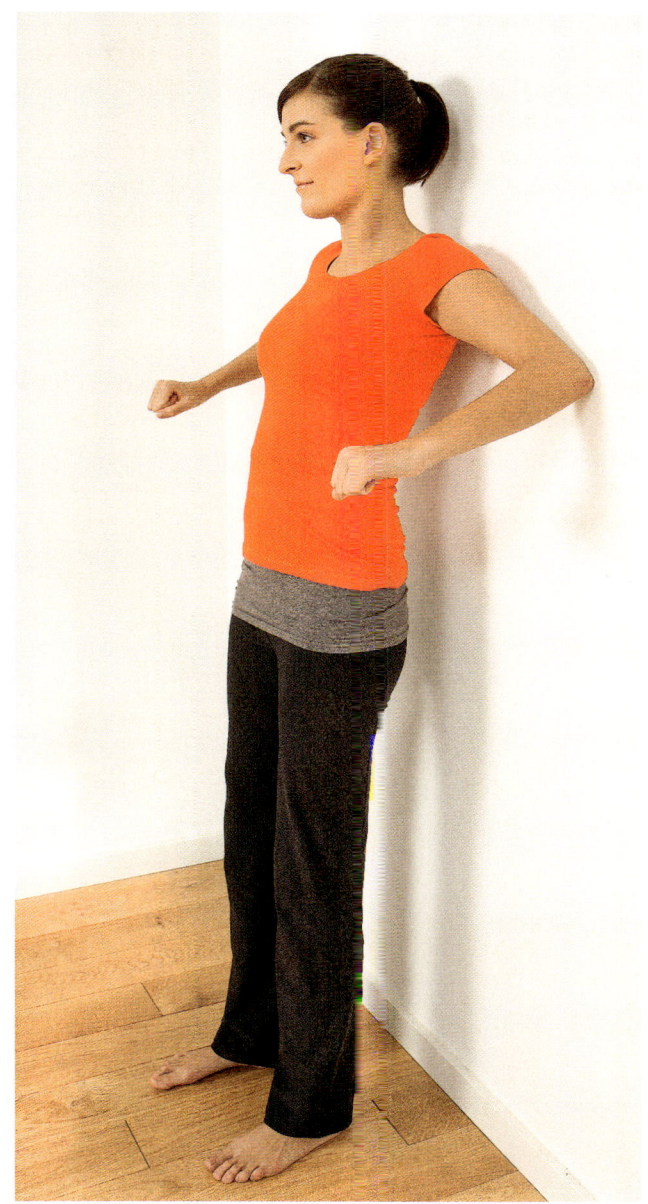

▶ Spannen Sie den Bauch an, biegen Sie nicht die Wirbelsäule durch.

Rückenstrecker

Ausgangsstellung

Bauchlage, die Zehenspitzen sind aufgestellt, strecken Sie die Knie nicht komplett durch.

Durchführung

Den Oberkörper leicht (für maximal drei bis vier Zentimeter) anheben und wieder bis kurz vor den Boden absenken (auf und nieder). In der Einübungsphase machen Sie maximal viermal zehn Wiederholungen. Sind Sie mit dem Bewegungsablauf vertraut, steigern Sie diese Übung auf sechs Durchgänge mit jeweils acht bis zwölf Wiederholungen.

Progression: Strecken Sie die Arme bei der Bewegung des Oberkörpers nach vorne. Das verlängert den Hebel und macht die Übung damit deutlich anstrengender und intensiver.

Zu beachten

Den Oberkörper nicht zu sehr anheben. Bleiben Sie bei den vereinbarten drei bis vier Zentimetern Bewegungsweg. Er reicht locker aus, um die Übung anstrengend zu gestalten.

▼ Der Bewegungsweg sollte nicht mehr als drei bis vier Zentimeter betragen!

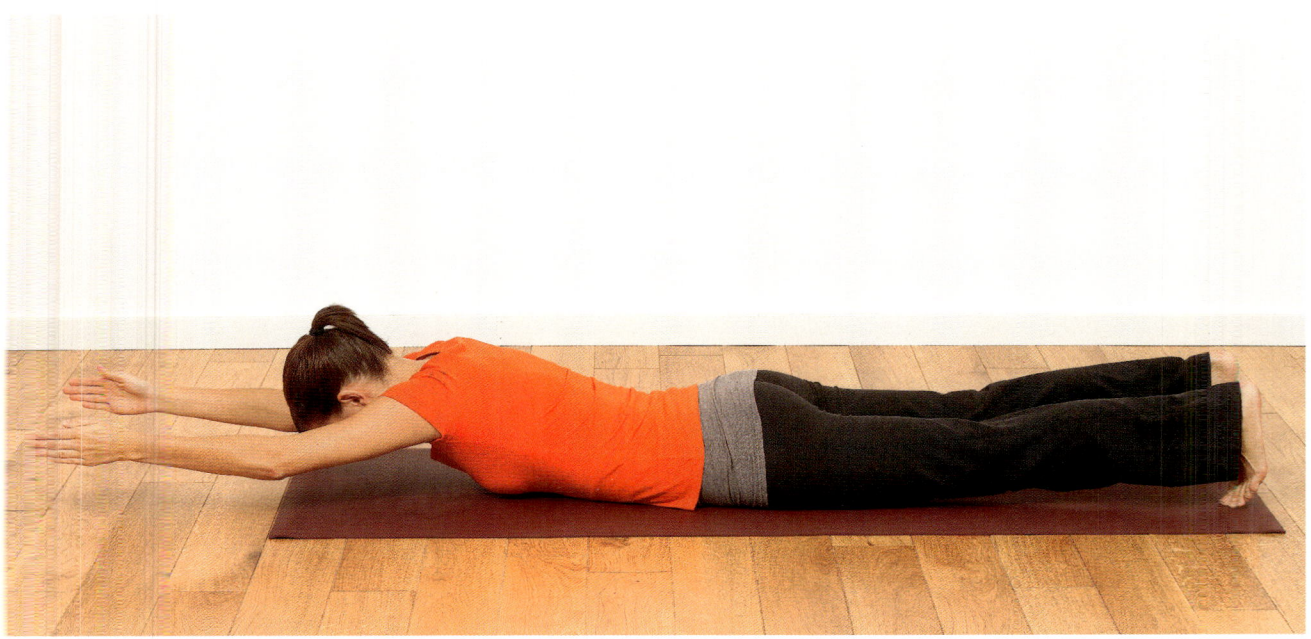

Vierfüßler zur Seite

Ausgangsstellung

Vierfüßlerposition: auf Händen und Knien. Die Hände liegen vor den Schultern auf, und die Ellbogen sind leicht gebeugt. Die Knie stehen unter den Hüftgelenken. Arm und Bein sind diagonal angehoben.

Durchführung

Bewegen Sie Arm und Bein gleichzeitig auf dieselbe Seite. Der Oberkörper macht die Seitneigung in der Vierfüßlerposition mit. Der Arm und das diagonale Bein werden gleichzeitig nach rechts und links bewegt. In der Einübungsphase machen Sie viermal zehn Wiederholungen mit jeder Diagonale. Sind Sie mit dem Bewegungsablauf vertraut, steigern Sie diese Übung auf sechs Durchgänge mit jeweils acht bis zwölf Wiederholungen.

Zu beachten

Sie sollten die Hüfte und das Becken nicht verdrehen. Achten Sie auf eine gleichmäßige seitliche „Krümmung" des Oberkörpers. Es sollte ein harmonisches „C" entstehen.

▼ Achten Sie darauf, dass Sie Hüfte und Becken nicht verdrehen.

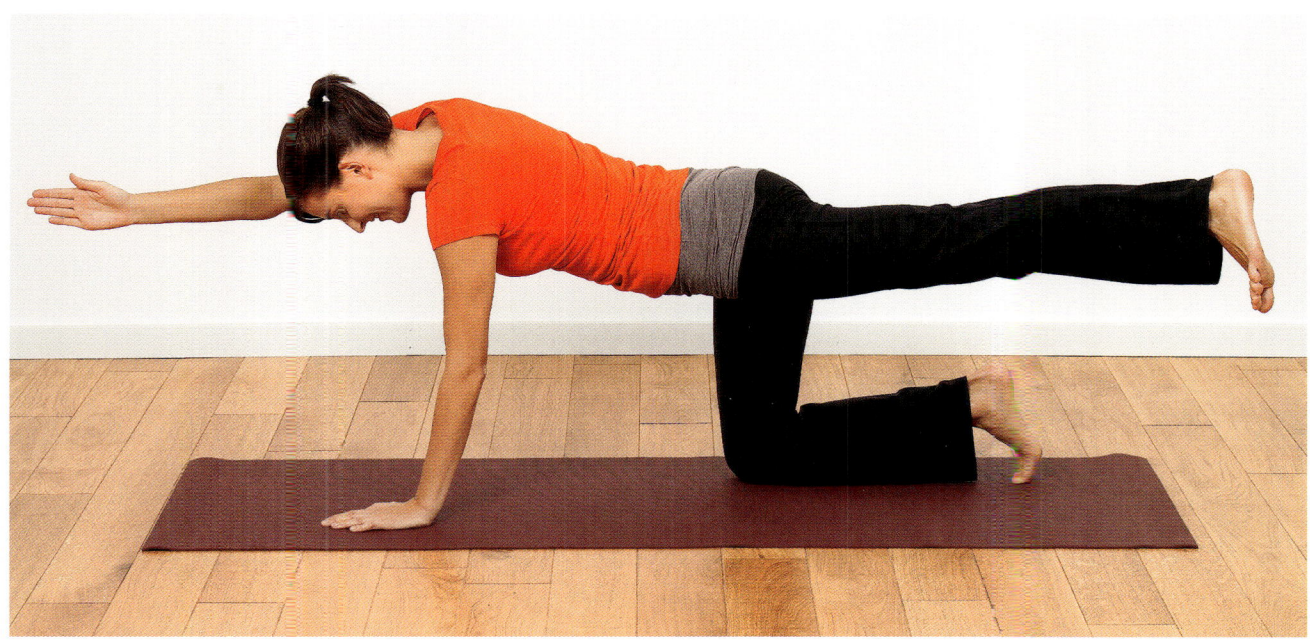

Fußfinder

Ausgangsstellung

Begeben Sie sich in die Bauchlage, stellen Sie die Zehenspitzen auf und stellen Sie die Fingerspitzen nach vorne auf. Die Ellenbogen sollten vom Boden abgehoben sein.

Durchführung

Bringen Sie nun Hand und Fuß diagonal hinter dem Oberkörper zusammen. Dabei genügt es, wenn Sie mit den Fingerspitzen die Ferse berühren. Die Bewegung wird im Wechsel mit beiden Diagonalen durchgeführt. In der Einübungsphase machen Sie viermal zehn Wiederholungen mit jeder Diagonale.

Sind Sie mit dem Bewegungsablauf vertraut, steigern Sie diese Übung auf sechs Durchgänge mit jeweils acht bis zwölf Wiederholungen.

Zu beachten

Versuchen Sie, das Becken möglichst gerade liegen zu lassen und nicht mit zu drehen. Halten Sie eine gute Bauchmuskelspannung für eine stabile Körpermitte.

▼ Drehen Sie das Becken nicht mit! Dabei hilft eine gute Bauchmuskelspannung.

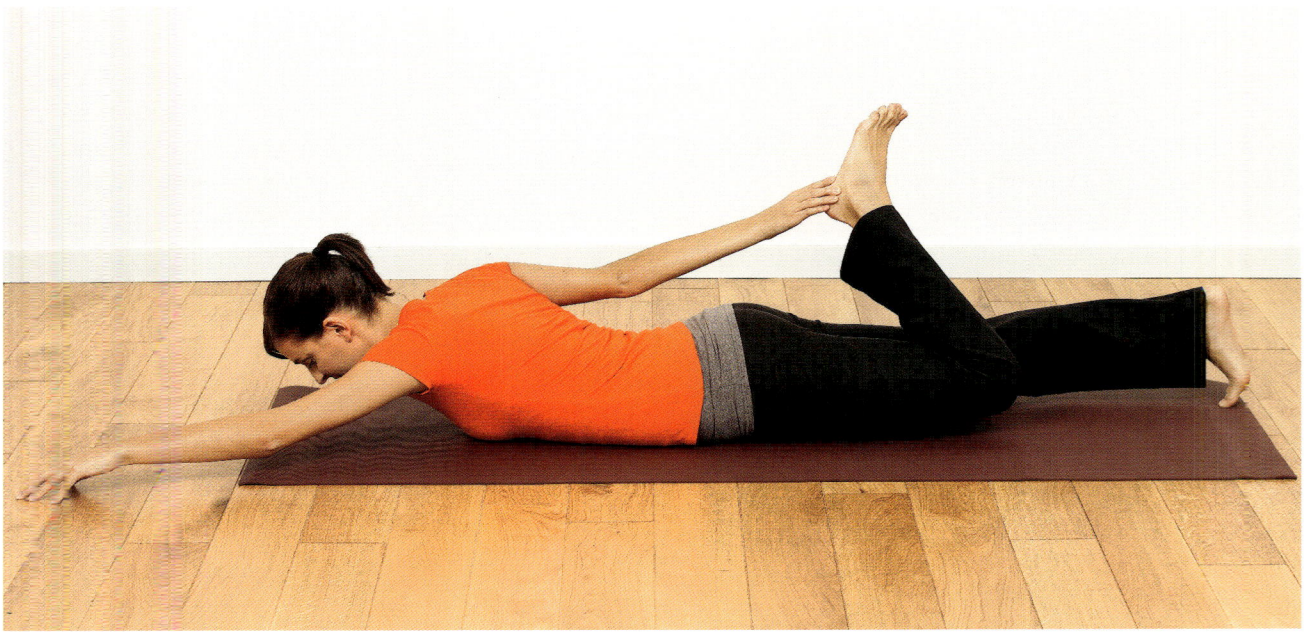

Kräftigungsübungen mit dem Theraband

Für die Kräftigung der Rückenmuskulatur ist es wichtig, von Zeit zu Zeit auch die Übungs-Intensität zu steigern. Dazu eignet sich der Einsatz von Trainingsgewichten, z. B. Kurzhanteln, Gewichtsmanschetten oder ein Theraband.

Diese kleinen Hilfsmittel führen dazu, dass Sie die Bewegungen gegen einen erhöhten Widerstand durchführen. Der Effekt: Sie benötigen für die Übungen mehr Kraft und die Muskulatur muss dadurch mehr arbeiten. In der Konsequenz haben Sie durch diese Mehranstrengung auch eine gesteigerte Trainingswirkung. Ihre Muskeln werden kräftiger und belastbarer. Das Theraband bietet Ihnen folgende Vorteile:

- kleines, platzsparendes Gerät (Verschwindet zu Hause bei Nichtgebrauch auch gerne in einer Schublade.)
- transportabel (Sie können es auch mit in den Urlaub nehmen.)
- überall einsetzbar
- Der ganze Körper ist damit trainierbar.
- geringe Anschaffungskosten (zehn bis 18 Euro, je nach Stärke)

- variabler Widerstand durch verschiedene Stärken (nach Farben sortiert)
- Prinzip des „steigenden Widerstandes": Je stärker Sie daran ziehen, desto mehr Widerstand setzt das Band Ihnen entgegen. Im Gegensatz zu Trainingsgewichten: Dort bleibt der Widerstand stets derselbe).

Durch die Übungen mit dem Theraband stärken Sie in den folgenden Übungen vor allem die aufrichtenden Muskeln des Rückens.

Diese Übungen zeigen nur einen kleinen Ausschnitt aus den schier unbegrenzten Trainingsmöglichkeiten mit dem Theraband. Dieses kleine Trainingsgerät können Sie übrigens auch dazu nutzen, andere Muskelregionen zu kräftigen oder Gelenke zu mobilisieren. Wenn Sie die Übungen im Lauf der Zeit auch auf andere Körperregionen ausdehnen, kommen die Effekte auch Ihrem Rücken zugute.

Die Trainingsintensität zu steigern, tut Ihnen von Zeit zu Zeit gut. Wenn Sie z. B. bereits im Training sind und sich Kraft und Ausdauer schon verbessert haben, benötigen Sie weitere, intensivere Trainingsreize, um sich dauerhaft weiterzuentwickeln. Das bedeutet für: Sie sollten zwischendurch immer wieder neue Trainingsreize setzen, um Ihren Organismus weiter voranzutreiben und um einer Monotonie im Trainingsalltag vorzubeugen. Um einschneidender Langeweile im Training entgegenzuwirken, ist das Theraband geradezu ideal. Es bietet neue Bewegungsmöglichkeiten und spielerisch steigende Intensität für das Training Ihres Rückens.

Jubelpose

Ausgangsstellung
Schrittposition im Stand: Stehen Sie mit dem vorderen Bein in die Mitte des Therabands und halten Sie die Enden fest. Diese wickeln Sie nun um Ihre Hände.

Durchführung
Heben Sie die Arme gegen den Widerstand des Therabands nach vorne an. Führen Sie die gestreckten Arme nach oben. In der Einübungsphase machen Sie viermal zehn Wiederholungen. Sind Sie mit dem Bewegungsablauf vertraut, steigern Sie diese Übung und machen sechs Durchgänge mit jeweils acht bis 15 Wiederholungen.

Steigerung: Wickeln Sie das Theraband mehrfach um die Hände oder nehmen Sie es doppelt. Dadurch wird es für die Bewegung in der Übung kürzer und der Widerstand steigt an, was die Arbeit intensiviert.

Zu beachten
Achten Sie auf eine gute Spannung der Bauchmuskulatur zur Stabilisation der Körpermitte.

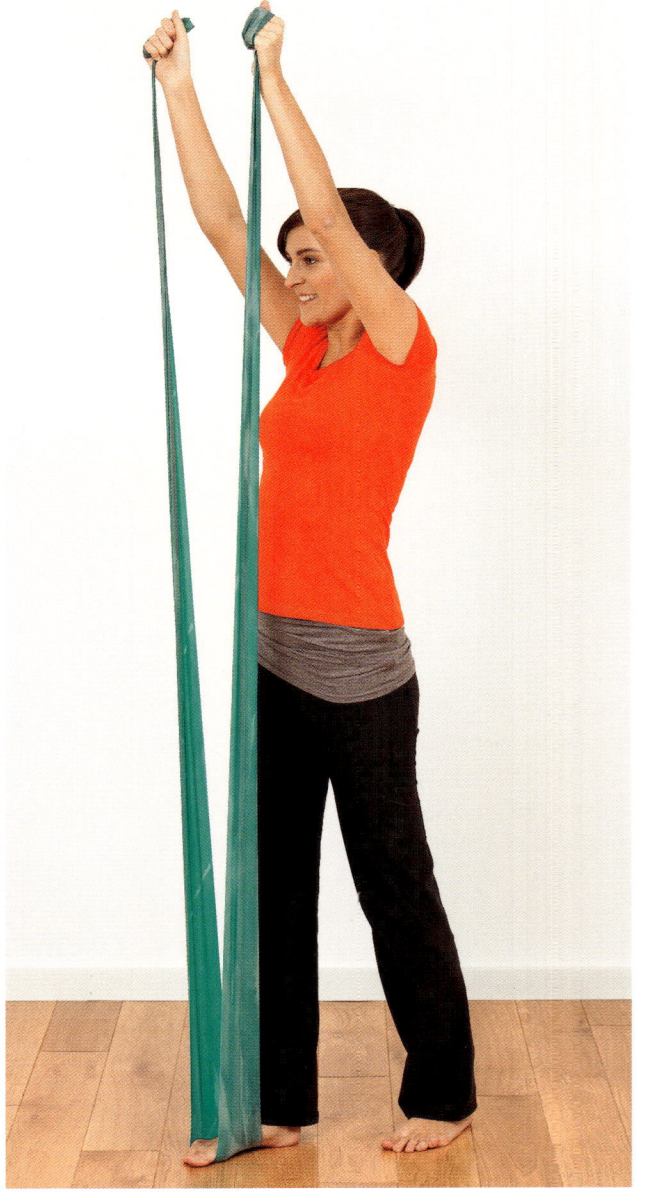

▶ Stabilisieren Sie Ihren Körper über die Bauchmuskulatur.

Auf dem Sprung

Ausgangsstellung

Stand: Stehen Sie mit dem rechten Fuß in der Mitte des Therabands. Halten Sie beide Enden mit der linken Hand fest und wickeln beide Enden um die linke Hand. Nun stellen Sie das linke Bein auf beide Bandteile (das Band kommt vom rechten Fuß und läuft unter dem linken Fuß hindurch). Sie stehen etwa beckenbreit mit gebeugten Knien.

Durchführung

Ziehen Sie den linken Arm gegen den Widerstand des Therabands seitlich am Körper vorbei nach oben (Richtung Schulter). In der Einübungsphase machen Sie viermal zehn Wiederholungen mit jeder Seite (rechts und links). Sind Sie mit dem Bewegungsablauf vertraut, steigern Sie diese Übung und machen sechs Durchgänge mit jeweils acht bis15 Wiederholungen.

Steigerung:. Wickeln Sie das Theraband mehrfach um die Hände. Dadurch wird es kürzer und der Widerstand steigt an. Damit wird der Trainingseffekt stärker.

Zu beachten

Lehnen Sie den Oberkörper bei der Durchführung leicht schräg nach vorne. Dazu benötigen Sie wiederum eine ordentliche Anspannung der Bauchmuskulatur, um Ihre Körpermitte stabil zu halten.

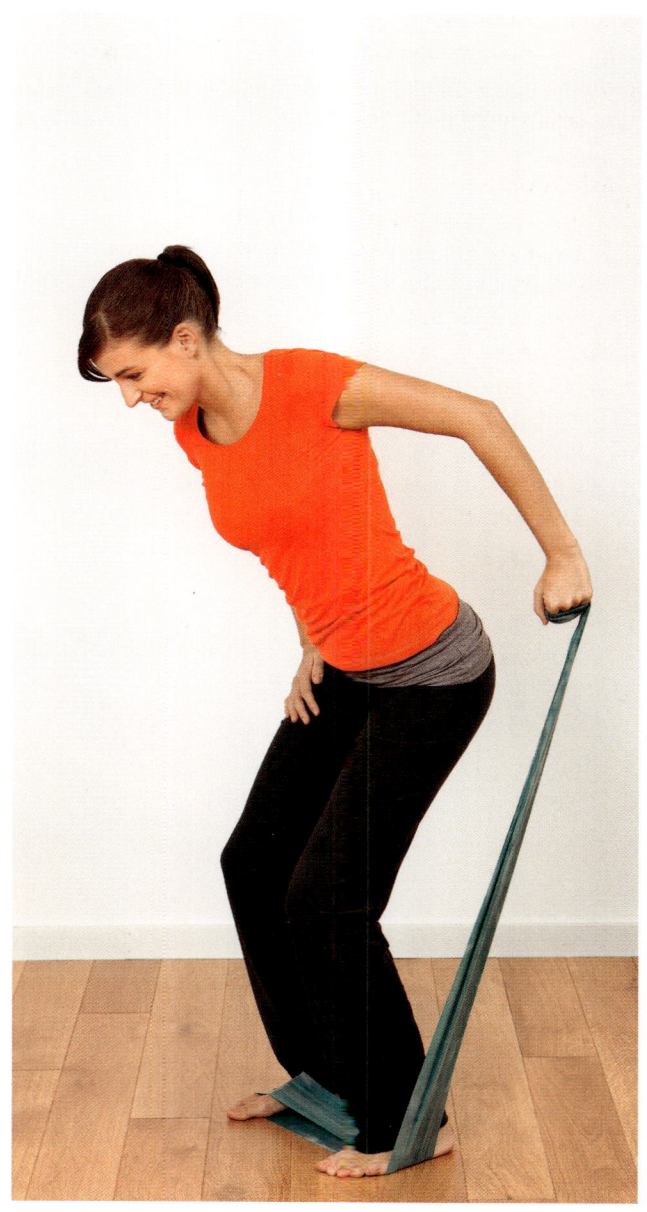

▶ Beugen Sie den Oberkörper leicht nach vorne.

Gummitwist

Wickeln Sie sich zunächst das Theraband um den Fuß: Legen Sie etwa die
Mitte des Bands von oben auf Ihren
Fußrücken. Wickeln Sie die Enden
einzeln einmal (von oben nach unten
durch) um den Fuß. So können Sie
beide Bandenden oben in den Händen
halten und das Band hält mit dieser
Wickelung besser an Ihrem Fuß.

Ausgangsstellung
Vierfüßlerposition: auf Händen und
Knien. Die Hände liegen vor den
Schultern und die Ellbogen sind leicht
gebeugt. Die Knie stehen unter den
Hüftgelenken.

Durchführung
Strecken Sie diagonal Arm und Bein.
So können Sie gegen den Widerstand
des Therabands arbeiten.

Zur Steigerung nehmen Sie einfach
beide Enden des Trainingsbands in
eine Hand oder wickeln Sie das Band
mehrfach um Ihre Hand, um den
Widerstand zu steigern. In der Einübungsphase machen Sie viermal zehn
Wiederholungen. Sind Sie mit dem
Bewegungsablauf vertraut, steigern Sie
diese Übung und machen sechs Durchgänge mit jeweils acht bis15 Wiederholungen.

Zu beachten
Halten Sie Ihren Rücken stabil.

▼ Halten Sie den Rücken über
den Bauch stabil.

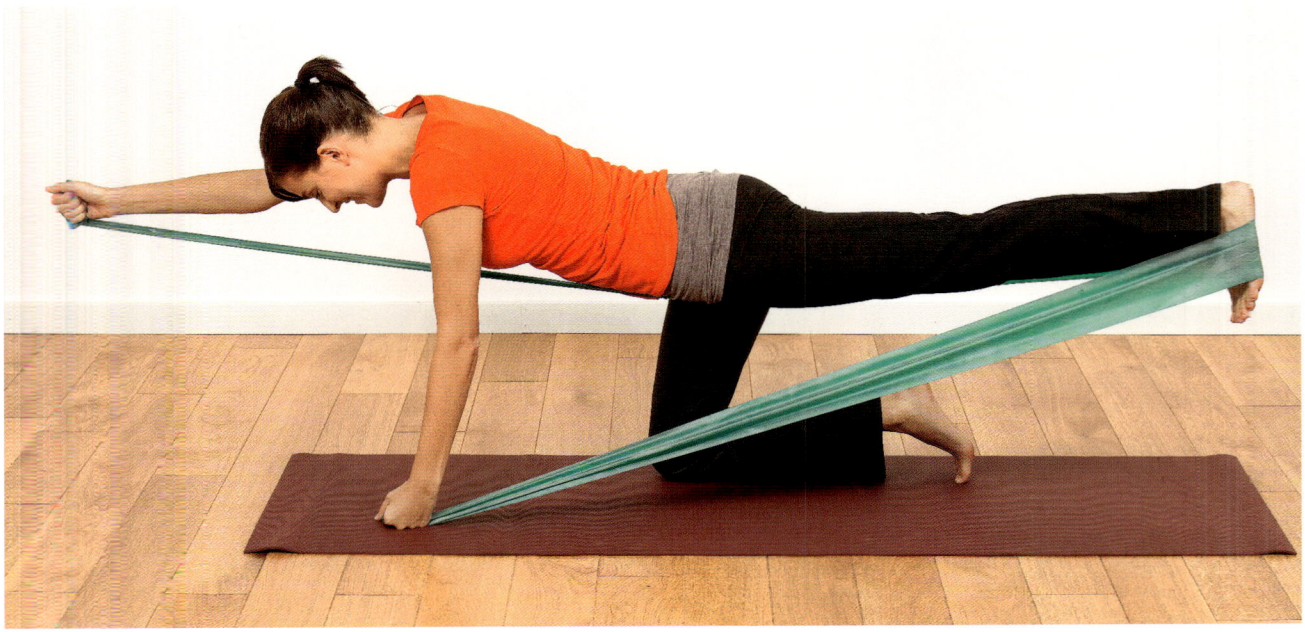

Kreuzweise

Ausgangsstellung

Breiter Stand: Stehen Sie mit beiden Beinen so auf dem Theraband, dass die Enden an beiden Seiten etwa dieselbe Länge haben. Nun überkreuzen Sie die Bänder und wickeln sie um Ihre Hände.

Durchführung

Sie heben die Arme seitlich nach oben, gegen den Widerstand des Therabands. Heben Sie die Arme lediglich bis zur Schulterhöhe an. In der Einübungsphase machen Sie viermal zehn Wiederholungen. Sind Sie mit dem Bewegungsablauf vertraut, steigern Sie diese Übung und machen sechs Durchgänge mit jeweils acht bis 15 Wiederholungen.

Steigerung: Wickeln Sie das Theraband mehrfach um die Hände. Dadurch wird es für die Bewegung in der Übung kürzer und der Widerstand steigt an.

Zu beachten

Halten Sie die Knie leicht gebeugt und achten Sie auf eine stabile Körpermitte.

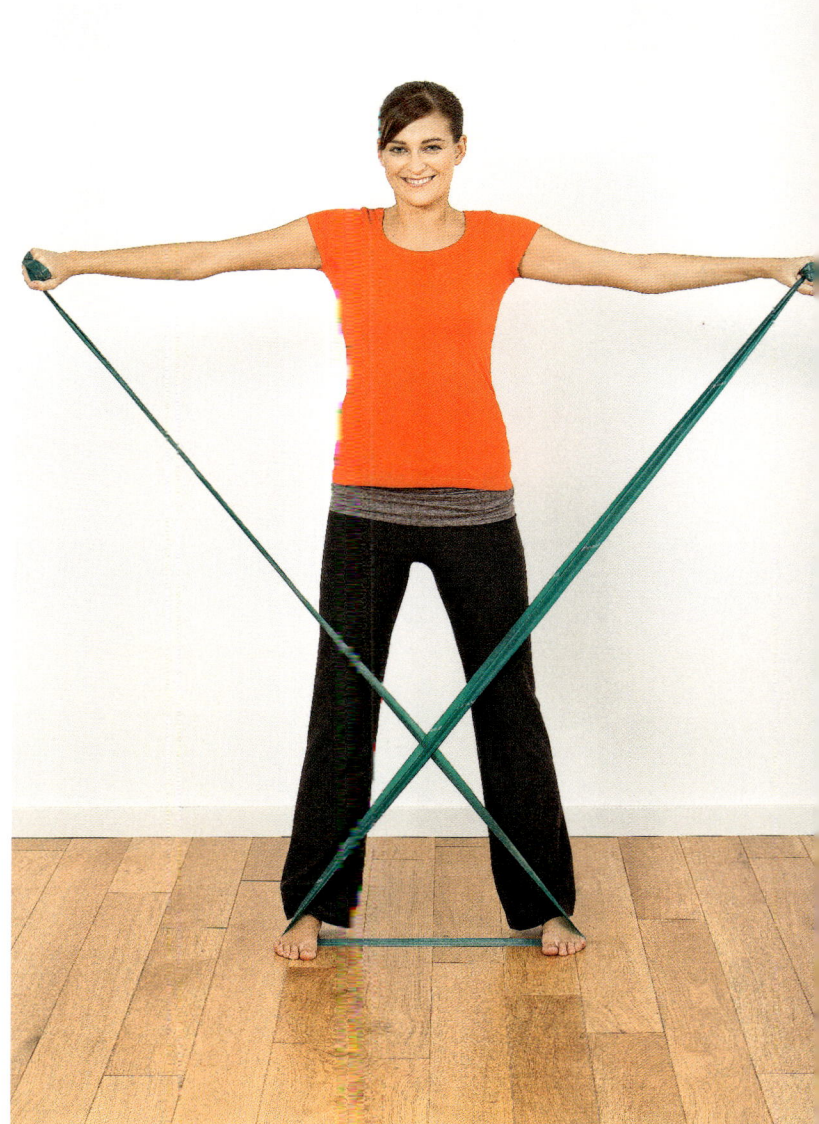

▶ Halten Sie die Knie leicht gebeugt.

Ein Faultier:
unsere Bauchmuskeln

Die Bauchmuskeln erfüllen vielfältige Aufgaben im Bewegungssystem. Sie helfen beim Bewegen des Oberkörpers, sie fungieren als Atemhilfsmuskeln, aber vor allem schützen sie die inneren Organe und stabilisieren die Wirbelsäule bei allen Bewegungen.

Die Bauchmuskeln sind Stabilisationsmuskeln. Sie aktivieren sich eher langsam und mit einer geringeren Kraft, dafür aber sehr ausdauernd. Die Bauchmuskeln müssen die Wirbelsäule schließlich den ganzen Tag stabilisieren. Da wäre eine schnelle Ermüdbarkeit äußerst kontraproduktiv. Sie stützen die Wirbelsäule vor allem bei einwirkenden starken Hebelkräften, wie sie bei Bewegungen der Arme und Beine besonders intensiv auftreten. Sogar Fliehkräfte, wie sie beim Kurvenfahren mit dem Auto auftreten, gleichen die Bauchmuskeln aus. Und diese Spannung beim Autofahren kommt auch nicht ruckartig, schnell und mit viel Kraft, sondern sie baut sich so langsam auf, dass wir sie beim Autofahren überhaupt nicht wahrnehmen. Bei der nächsten richtig scharfen Kurve, bei der Sie Beifahrer sind, können Sie darauf ja einmal achten.

Ein optimales und effektives Training orientiert sich immer an den tatsächlichen und alltäglichen Funktionen der zu trainierenden Muskeln: Wenn ich von einem Muskel weiß, dass er sich gerne langsam und mit geringer Kraft aktiviert, wäre es nicht sehr sinnvoll, ihn mit schnellen und maximal anstrengenden Bewegungen mit viel Kraftaufwand zu trainieren. Andersherum: Wenn ich einen Muskel, der eher für Schnellkraft zuständig ist, mit Ausdauertraining traktiere, wäre der Trainingserfolg auch nicht sehr groß. Zumal der Muskel diese Arbeitsweise im Alltag nicht einsetzen und gebrauchen könnte. Es wäre demzufolge auch kein sehr sinnvolles Training.

Die Bauchmuskulatur ist am knöchernen Becken (Schambein), am Rippenbogen und am Brustbein befestigt. Sie verbindet also das Becken mit dem

Oberkörper. Bei einer Anspannung der Bauchmuskeln bewegen sich demnach die Befestigungspunkte – das Becken und der Brustkorb – aufeinander zu.

Aber passiert das wirklich im Alltag? Es wäre sehr unbequem und vor allem unpraktisch, wenn wir uns bei jeder Anspannung der Bauchmuskulatur in der Körpermitte zusammenziehen müssten. Die Bauchmuskulatur zeichnet sich vielmehr dadurch aus, dass sie bei recht konstanter Länge trotzdem noch anspannen und arbeiten kann. Dadurch ermöglicht sie uns, Arme und Beine zu bewegen und den Rest des Körpers aufrecht zu halten, vor allem den Oberkörper und das Becken. Sie müssen im Training lernen, die Spannung für möglichst vielfältige Bewegungen zu beherrschen.

Bauchmuskulatur anspannen

Ein angespannter Muskel wird kürzer, aber dafür dicker – er verändert seine Form. Kürzer werden muss der Muskel, da er sich sonst nicht anspannen kann. Und dicker wird er nur deshalb, weil er kürzer wird. Der Reihe nach: Stellen Sie sich ein Gummi vor. Wenn Sie daran ziehen, wird es länger, aber dafür auch dünner. Es verändert somit seine Form durch äußere Einflüsse, genau wie ein Muskel. Ein weiteres Beispiel ist ein Ball. Wenn Sie einen Ball von oben gegen den Boden pressen, verändert er seine Form. Er wird flacher, aber an den Seiten drückt sich der Ball in die Breite. Er wird also kürzer, aber dafür breiter, genau wie ein Muskel.

Muskeln und Bälle reagieren mit dieser Formveränderung, weil das Volumen erhalten bleiben muss. Im Ball ist Luft, und die kann nirgendwo anders hin. Also verteilt sie sich dahin, wo die Verformung des Balls möglich ist und diese erlaubt. Ein Muskel ist ebenfalls ein geschlossenes System und das Volumen kann nicht entweichen, muss sich also anders verteilen. Deshalb wird ein Muskel bei der Anspannung kürzer, aber dicker. Genau so sollte es bei der Anspannung der Bauchmuskulatur auch sein. Deshalb funktioniert eine Bauchspannung nicht mit Baucheinziehen. Vielversprechender ist die Strategie, den Bauch nach vorne herauszudrücken und auszuatmen.

Wie gespannt ist Ihr Bauch?

Legen Sie sich auf den Rücken und entspannen Sie Ihre Bauchmuskeln. Diesem Zustand ordnen Sie nun den Wert 0 zu. 0 bedeutet: keine Spannung. Nun spannen Sie Ihre Bauchmuskeln so stark an, wie Sie können (aber nicht den Bauch einziehen!). Diesem Zustand ordnen Sie den Wert 10 zu. Damit haben Sie Ihre persönlichen Eckpunkte der Bauchspannung, von einer entspannten Situation (0) bis zur maximalen Kraftanstrengung (10). Damit können Sie nun arbeiten, um eine bessere Sensibilität für Ihre Bauchspannung zu entwickeln.

Mit dieser Stufeneinteilung Ihrer Muskelspannung erarbeiten Sie sich auch für den Alltag mehr Bewegungskontrolle. Spannen Sie Ihre Bauchmuskeln langsam an, indem Sie bei Ihrem Spannungswert 0 beginnen und die Spannung über 1, 2, 3, 4 ... bis auf 10 steigern. Spannender wird es, wenn Sie bei 10 beginnen und dann langsam über 9, 8, 7 ... bis 0 wandern. Seien Sie nicht zu überrascht, wenn Sie bei dem Wert 4 oder 5 bereits bei Ihrer 0 angekommen sind. Denn diese Kontrolle braucht Übung. Wer dann noch nicht genug hat, kann seine Werte auch verfeinern – auf Stellen hinter dem Komma wie 3,7. Durch solche feinen Abstufungen der Muskelspannung lernen Sie, Ihre Bauchmuskulatur besser zu kontrollieren und sie für die Stabilisierung der Wirbelsäule effektiver zu nutzen. Diese Skala ist auch bei anderen Übungen hilfreich. Manchmal ist es sinnvoll, z. B. während einer Rückenübung, die Körpermitte (also die Bauchmuskeln) anzuspannen. Häufig reicht eine Spannung zwischen 2 und 3. Versuchen Sie es bei den Rückenübungen: Bauchspannung (2–3/10).

129

Bauchmuskelübungen – langsam, aber kraftvoll

Sixpack oder flacher Bauch – beim Rückentraining ist die Kosmetik nicht sehr entscheidend. Wichtiger ist mehr Kontrolle über Körperbewegungen. Mit einfachen Übungen stärken Sie Ihren Bauch – und wenn die gewünschte Optik dabei herauskommt ... umso besser.

Die Bauchmuskulatur ist zwischen den Rippen, dem Brustbein und dem knöchernen Becken (dem Schambein) aufgespannt. Wenn sich die Bauchmuskeln zusammenziehen, entstehen folgende Bewegungsmöglichkeiten:

- Der Brustkorb (Rippen und Brustbein) nähern sich dem Becken an. Das ist die gängigste Form des Bauchmuskeltrainings. Häufig werden in diesem Zusammenhang sogenannte „Crunches" als Übung gemacht. Dabei wird der Oberkörper aus der Rückenlage leicht vom Boden abgehoben und in einer kleinen Bewegung dem Becken angenähert. Diese Übung für die Bauchmuskulatur ist mitunter eine der verträglichsten.
- Das Becken nähert sich dem Brustkorb an. Wenn das Becken dem Brustkorb angenähert wird, ist die Übung deutlich schwieriger und der Bewegungsablauf komplexer. Vor allem die Balance zwischen Stabilität des Oberkörpers und Bewegung des Beckens nach oben ist gewöhnungsbedürftig.
- Becken und Brustkorb bewegen sich aufeinander zu. Das entspricht den Übungen (dem „Klappmesser") von Turnvater Jahn. Sie stammen aus einer Zeit, in der die Wehrhaftmachung der Jugend in der Priorität noch deutlich über der Gesunderhaltung unseres Bewegungsapparats stand.

Dass die Bauchmuskulatur viele oder gar große Bewegungen ausführt, gehört eher in den Bereich der Mythologie. Sie ist eher unterstützende Muskulatur für den Bewegungsapparat. Vor allem aber schützt die Bauchmuskulatur die inneren Organe des Bauchraums. Zusätzlich stabilisiert sie den Rumpf bei Bewegungen der Arme und Beine und gibt darüber auch der Wirbelsäule Halt und Stabilität. Der Bauchmuskulatur kommt eine entscheidende Rolle bei der Hebelkontrolle von Armen und Beinen zu. Damit ist die Bauchmuskulatur ein wesentlicher Stützpfeiler für einen verletzungsfreien Rücken.

Die Bauchmuskeln sind auch keine „Schnellkraftmuskeln", sondern sie arbeiten eher langsam und auch eher mit einer moderaten Kraftentwicklung – dafür aber sehr ausdauernd und vor allem sehr präzise in der Steuerung. Bauchmuskeln müssen in bestimmten Situationen oder bei Aktivitäten die Hebel (Arme und Beine) und den Rücken sehr lange stabilisieren. Ermüdeten sie schnell, wäre das weder zielführend noch sehr hilfreich.

Der Klassiker – Crunches

Ausgangsstellung

Rückenlage mit aufgestellten Beinen. Halten Sie den unteren Teil der Wirbelsäule, die Lendenwirbelsäule, während der Übung am Boden.

Durchführung

Variante 1 (gerade). Sie nehmen die Arme nach vorne und heben den Oberkörper vom Boden ab. Allerdings nur so weit, dass beide Schulterblätter gerade so vom Boden abheben. Der Rest des Rückens bleibt in Kontakt mit dem Boden. So schieben Sie mit jedem Abheben des Oberkörpers die Arme nach vorne über die Knie. Beim

Zurückbewegen kann der Oberkörper kurz abgelegt werden.

Variante 2 (schräg). Alternativ können Sie die Arme auch rechts und links am Oberschenkel vorbei schieben, wenn Sie den Oberkörper dazu etwas nach rechts oder nach links mit drehen. Testen Sie beim ersten Durchgang, wie viele Wiederholungen Sie schaffen. Zum Trainieren nehmen Sie dann zwei Drittel dieses Wertes und machen damit vier Durchgänge.

Zu beachten

Starten Sie mit einer kleinen Bewegung und mit einer geringen Wiederholungszahl. Steigern Sie sich langsam.

TIPP

Atmen Sie mit der Bewegung nach oben aus und mit der Bewegung nach unten wieder tief ein.

▼ Beginnen Sie mit kleinen Bewegungen und vielen Wiederholungen.

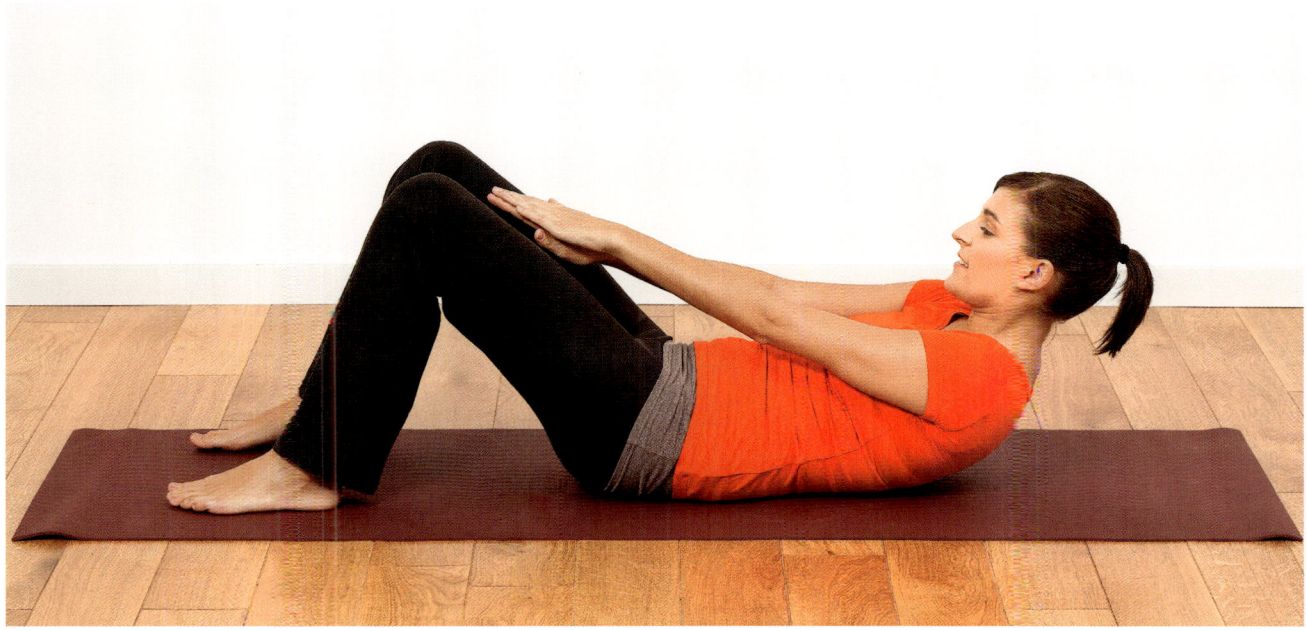

Liegende Galionsfigur

Ausgangsstellung

Rückenlage mit aufgestellten Beinen. Heben Sie den Oberkörper so weit ab, dass die Schulterblätter in der Luft sind und keinen Bodenkontakt mehr haben, und halten Sie ihn genau so. Die Lendenwirbelsäule darf den Bodenkontakt während der Übung nicht verlieren.

Durchführung

Variante 1. Sie heben im Wechsel ein Bein an und halten den Oberkörper exakt in der Ausgangsposition. Die Arme können dabei neben dem Oberkörper abgelegt werden.

Variante 2. Sie strecken die Arme abwechselnd neben dem Kopf nach oben, bis knapp über den Boden. Dabei bleiben die Füße stehen. Halten Sie eine gute Bauchmuskelspannung.

Variante 3. Sie heben Arm und Bein diagonal vom Boden ab. Je weiter Sie die Beine nun vom Körper entfernt aufgestellt haben, desto länger ist der Hebel, den die Bauchmuskeln ausgleichen müssen. Die Übung wird dann anstrengender und intensiver. In der weiteren Progression können Sie auch noch Hanteln oder Gewichtsmanschetten in die Hände nehmen.

Zu beachten

Starten Sie mit einer langsamen Bewegung und auch mit kurzen Hebeln in der Übung, bis Sie die Bauchmuskulatur besser kontrollieren können.

▼ Beginnen Sie langsam und halten Sie den Bauch unter Kontrolle.

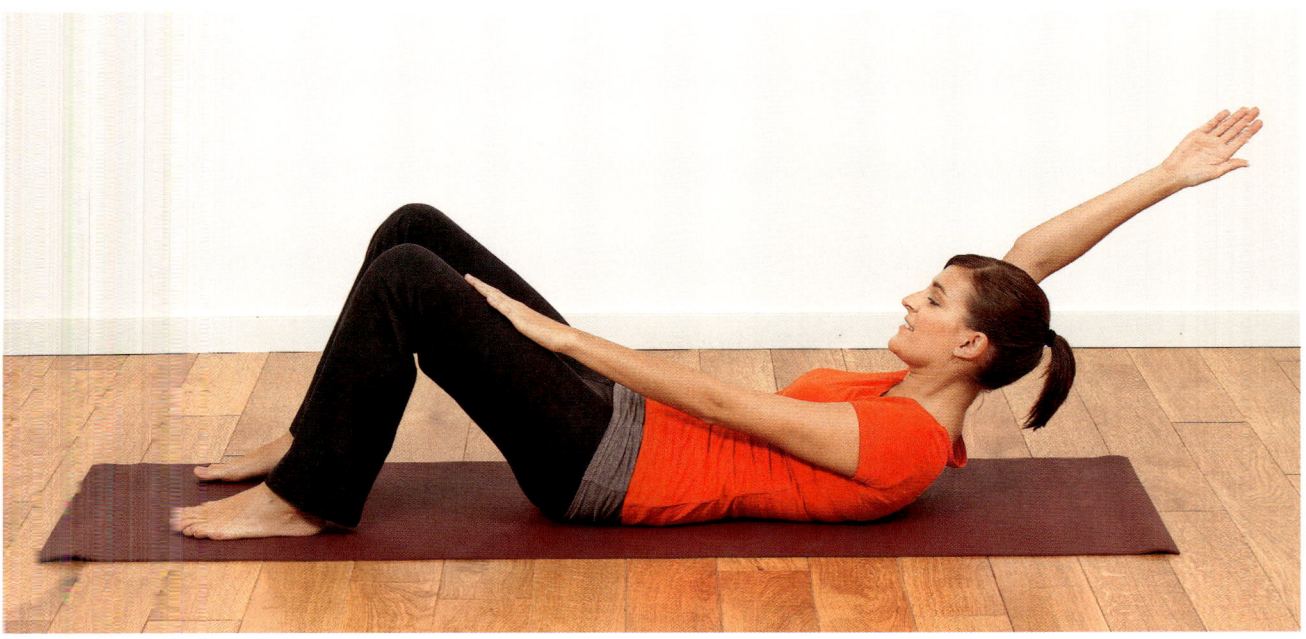

Ballhalter

Ausgangsstellung

Rückenlage, Beine abgehoben mit an-
gebeugten Knien und gebeugter Hüfte.
Die Arme werden ebenfalls in derselben Position gehalten wie die Beine.
Die Knie und die Ellbogen werden eng
zusammengehalten. Nun klemmen Sie
einen Ball oder einen Luftballon zwischen Ellbogen und Knie. Er darf während der Übung nicht herausfallen.

Durchführung

Variante 1. Zum Training der Bauchmuskeln entfernen Sie nun im Wechsel
(rechts/links) die Knie vom Ball. Wiederholen Sie diese Bewegung zehn- bis
20-mal mit jedem Bein. Halten Sie die
Ellbogen permanent am Ball.

Variante 2. Nehmen Sie im Wechsel
einen Ellbogen vom Ball, während die
Knie am Ball bleiben.

Variante 3. Sie entfernen nun Ellbogen
und Knie diagonal vom Ball und halten
die Körpermitte dabei stabil.

Zu beachten

Stoppen Sie die Übung, sobald Sie
merken, dass Sie die Ausgangsposition nicht mehr exakt halten können. So
vermeiden Sie Fehlbelastungen.

▼ Sobald Sie die Grundposition nicht
mehr halten können, machen Sie eine
Pause.

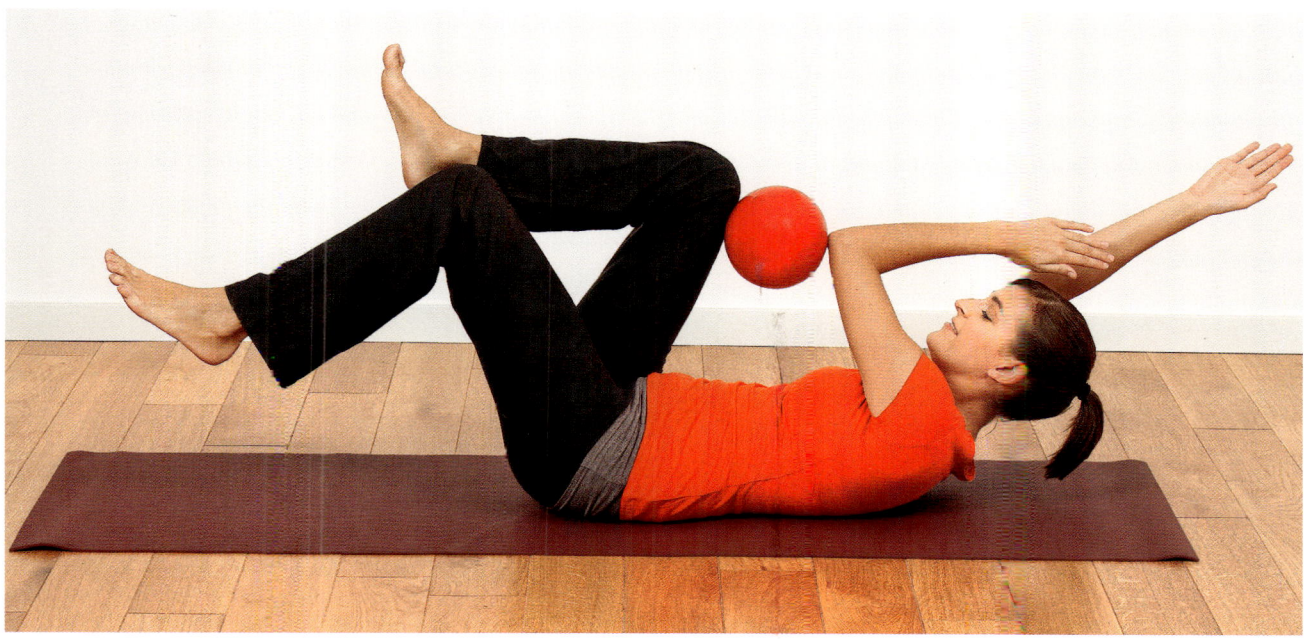

Der richtige Dreh

Ausgangsstellung
Begeben Sie sich in die Rückenlage.

Durchführung
Variante 1 Aus der Rückenlage drehen Sie sich auf eine Seite und halten diese Position für ein bis drei Sekunden. Dann drehen Sie sich langsam wieder zurück in die Ausgangsposition. Auf der Seite bilden Arme, Oberkörper und Beine möglichst eine gerade Linie. Das obere Bein sollte abgehoben sein.

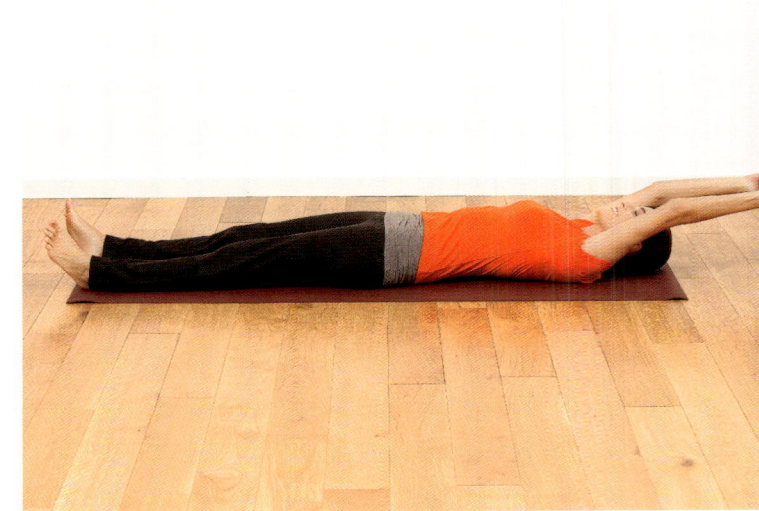

Variante 2 Sie drehen sich aus der Rückenlage auf die Seite, während Sie mit beiden Händen einen Ball halten. Während der Drehbewegung darf weder ein Arm noch eine Hand, noch der Ball den Boden berühren. Das obere Bein sollte abgehoben sein.

Variante 3 Sie drehen sich aus der Rückenlage auf die Seite und halten dabei einen Ball zwischen den Knien. Während der Drehbewegung darf weder ein Bein noch ein Fuß noch der Ball den Boden berühren.

Variante 4 (ultimative Steigerung). Sie drehen sich aus der Rückenlage auf die Seite und halten zwischen Knien und in den Händen jeweils einen Ball oder Luftballon. Bei der Drehbewegung dürfen weder Arme (Hände) noch Beine (Füße), noch die zwei Bälle den Boden berühren.

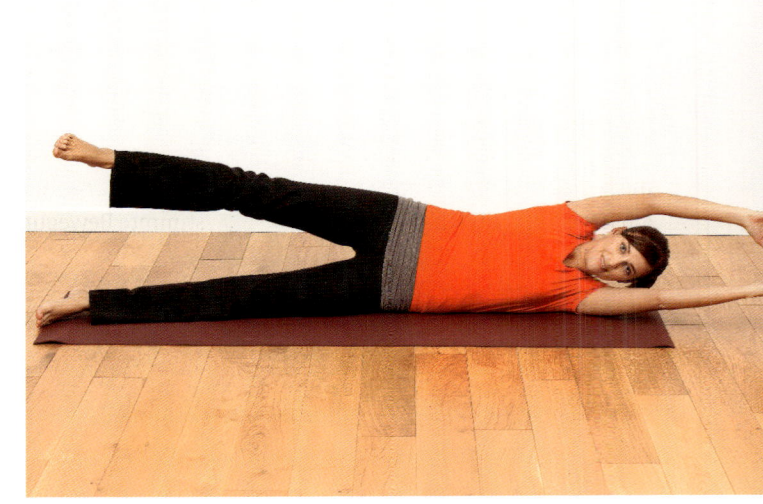

Zu beachten
Führen Sie die Bewegung langsam aus und steigern Sie die Schwierigkeit ebenfalls langsam.

▶ oben: Probieren Sie die verschiedenen Varianten aus.
unten: Beginnen Sie langsam und steigern Sie die Varianten Schritt für Schritt.

Übungen für mehr Stabilität und Koordination

Koordination und Stabilität erfordern ein optimales Zusammenspiel von Muskeln, Gelenken und Nerven. Das Training fordert den gesamten Organismus. Bauen Sie immer eine oder zwei Übungen aus diesem Bereich zusätzlich in Ihr Programm ein.

Ein optimales Zusammenspiel des Bewegungsapparats mit allen Muskeln, Gelenken und Nerven gipfelt in einer funktionellen Koordination und Stabilität für alle Bewegungen. Das bedeutet vor allem, dass der Körper in allen Bewegungen und Aktivitäten ein Gleichgewicht finden muss – und zwar zwischen bester Stabilität (und damit auch Sicherheit vor Verletzungen) und gleichzeitig größtmöglicher Beweglichkeit. Dabei ist das Gleichgewicht eine dynamische Größe. Der Körper muss die Balance immer wieder neu einstellen und finden. Testen Sie das in einer einfachen Übung: Stellen Sie sich barfuß auf beide Beine und beobachten Sie Ihre Füße. Stehen sie still? Oder sehen Sie kleine Bewegungen und Muskelaktivitäten auf dem Fußrücken? Deutlicher wird das, wenn Sie auf nur einem Bein stehen, dann sehen Sie die Muskelaktivitäten sehr deutlich. Ständig wird sich Ihr Fuß ein kleines bisschen bewegen. Der Grund: Gleichgewicht und Stabilität lassen sich nicht einmal einstellen, justieren und dann war es das. Vielmehr muss der Körper das Gleichgewicht permanent suchen und finden. Das ist eine sehr komplexe Leistung unseres Muskel-Nerven-Systems.

Für Bewegungen jeder Art muss die benötigte Anzahl an Muskelfasern aktiviert werden (Rekrutierung von möglichst vielen Muskelfasern für eine bestimmte Bewegung). Das erreicht unser Körper dadurch, dass er die Muskelzellen effektiv mit Informationen aus dem Nervensystem versorgt. Eine solche Informationsübermittlung an alle beteiligten Muskelzellen nennt man auch Frequenzierung. Das bedeutet: eine optimale Frequenz von Informationsimpulsen hintereinander, damit auch wirklich alle Muskelzellen aktiviert werden können und an der Bewegung teilnehmen. Damit die Bewegung fließend ablaufen kann und nicht ruckelt wie bei einem Zahnrad mit Lücken, sollten diese Muskelfasern möglichst alle zum selben Zeitpunkt reagieren. Das geschieht über eine Synchronisation in der Aktivierung aller beteiligten Muskelzellen bei einer Bewegung.

Das ist also alles wichtig, um die beste motorische Kontrolle zu erreichen. Und genau das können Sie durch spezielle Übungen trainieren. Bringen Sie Ihrem Körper bei, sich effektiv zu stabilisieren und alle Bewegungskomponenten zu einer harmonischen Gesamtaktivität zu koordinieren. Die folgenden Übungen zeigen Ihnen, wie Sie Ihre innere Mitte im Gleichgewicht der Bewegungen halten und wie Sie Ihre Körperabschnitte koordinieren.

Rumpelstilzchen

Ausgangsstellung
Begeben Sie sich in den Stand.

Durchführung
Heben Sie ein Bein an (bis das Knie auf der Höhe des Hüftgelenks steht) und stehen Sie auf einem Bein. Führen Sie nun kleine Bewegungen mit dem abgehobenen Bein aus: Tippen Sie mit den Zehenspitzen seitlich nach außen auf den Boden und heben Sie das Bein wieder nach oben innen an. In der Einübungsphase machen Sie viermal acht bis zwölf Wiederholungen. Sind Sie mit dem Bewegungsablauf vertraut, steigern Sie diese Übung und machen vier Durchgänge mit jeweils 15–30 Wiederholungen.

Progression
Eine einfache Möglichkeit, diese Übung anspruchsvoller zu gestalten, besteht darin, den Untergrund labil und uneben zu machen. Das geht so:

- Stehen Sie auf zwei oder drei Kissen.
- Stellen Sie sich auf einen Kreisel (wenn vorhanden).
- Rollen Sie eine Gymnastikmatte zusammen – stehen Sie auf dem zusammengerollten Teil der Matte.

Zu beachten
Achten Sie zu Beginn auf eine Möglichkeit, sich festzuhalten (z. B. an einer Stuhllehne oder an einem Tisch oder Geländer). So verringern Sie das Sturzrisiko.

▶ Ach wie gut, dass niemand weiß ... dass Sie sich anfangs an der Wand oder an einer Stuhllehne festhalten.

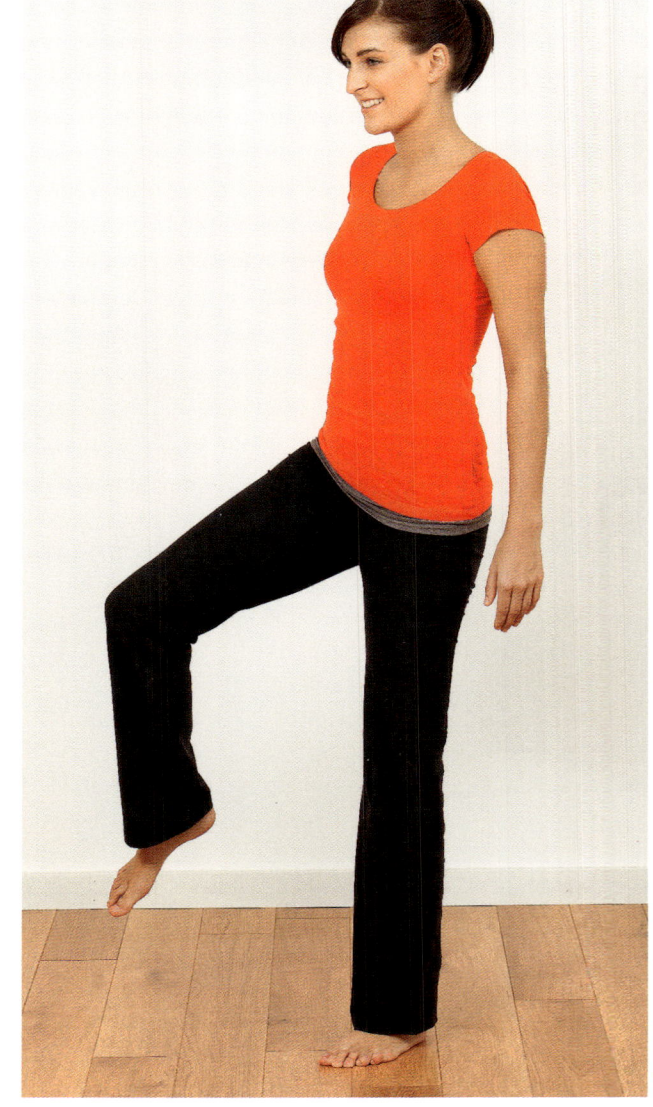

8er-Touren

Ausgangsstellung

Positionieren Sie zwei PET-Flaschen im Abstand von etwa
1–1,5 Metern. Nun stellen Sie sich mit einem Bein genau
zwischen die Flaschen.

Durchführung

Das Bein zwischen den Flaschen wird nun vom Boden abgehoben und Sie stehen auf dem anderen Bein. Mit diesem an-
gehobenen Bein beschreiben Sie nun eine am Boden liegende „8" um die Flaschen. In der Einübungsphase machen Sie
viermal acht bis zwölf Wiederholungen. Sind Sie mit dem
Bewegungsablauf vertraut, steigern Sie diese Übung auf vier
Durchgänge mit jeweils 25 bis 35 Wiederholungen. Wechseln Sie auch auf das andere Bein.

Zu beachten

Machen Sie den Abstand zwischen den Flaschen zu Beginn
nicht zu groß. Steigern Sie diesen Abstand erst, wenn Sie ein
gutes Bewegungsgefühl für die Übung entwickelt haben.

▶ oben: Wasser ist nicht nur zum Trinken da –
   PET-Flaschen als Bojen.
   unten: Steigern Sie die Übung erst, wenn Sie
   einen sicheren Stand erworben haben.

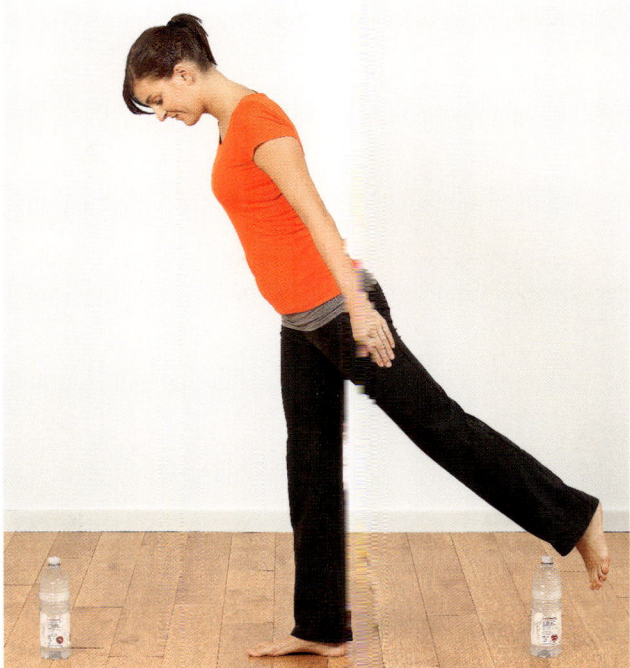

Waagfigur

Ausgangsstellung

Stellen Sie sich auf ein Bein.

Durchführung

Sie bewegen das angehobene Bein vor und zurück und nutzen den Oberkörper als Gegengewicht. Wenn Sie das Bein nach vorne verlagern, muss der Oberkörper nach hinten gebracht werden. Geht das Bein nach hinten, verlagert sich der Oberkörper nach vorne.

Zu beachten

Halten Sie den Oberkörper während der Bewegung gerade. Achten Sie auf eine stabile Körpermitte mit angepasster Bauchspannung.

Bei dieser Übung setzen Sie alle Muskelgruppen zur Stabilisierung des Oberkörpers ein. So fördern Sie eine optimale Ganzkörperkoordination und lernen, einzelne Körperregionen gegen andere Bereiche zu bewegen und zu stützen.

▼ Halten Sie den Oberkörper bei der Übung stets gerade.

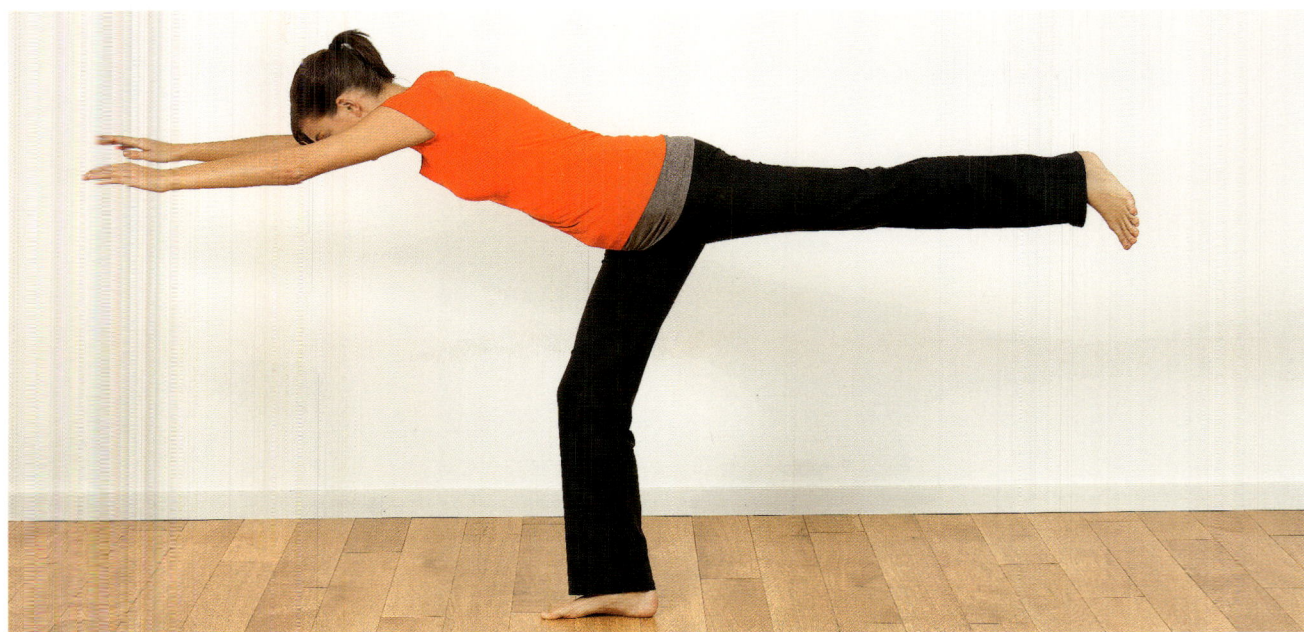

Seitstütz

Ausgangsstellung

Begeben Sie sich in die Seitlage mit Unterarmstütz. Beine, Becken und Oberkörper sollten in einer geraden Linie liegen.

Durchführung

Das Becken wird angehoben und gehalten.

Variante 1. Das oben liegende Bein wird angehoben und wieder abgelegt. In der Einübungsphase machen Sie viermal acht bis zehn Wiederholungen. Sind Sie mit dem Bewegungsablauf vertraut, steigern Sie diese Übung auf vier Durchgänge mit jeweils zwölf bis 25 Wiederholungen. Kontrollieren Sie dabei auch das Gleichgewicht.

Variante 2. Strecken Sie den freien Arm über den Kopf in Verlängerung des Oberkörpers nach oben. Das oben liegende Bein wird angehoben. Nun bringen Sie Ellbogen und Knie zusammen und wieder auseinander. In der Einübungsphase machen Sie viermal fünf bis acht Wiederholungen. Sind Sie mit dem Bewegungsablauf vertraut, steigern Sie diese Übung und machen vier Durchgänge mit jeweils 15 bis 25 Wiederholungen.

Zu beachten

Halten Sie die Körpermitte durch eine permanente Bauchmuskelspannung stabil und verhindern Sie ein Kippen des Beckens nach vorne oder hinten. Koordination und Stabilität sind Fähigkeiten, die Sie mit einem beweglichen und labilen Untergrund (wie sie ein großer Gymnastikball bietet) bestens schulen und verbessern können.

▼ Halten Sie die Körpermitte stabil und das Becken in Position.

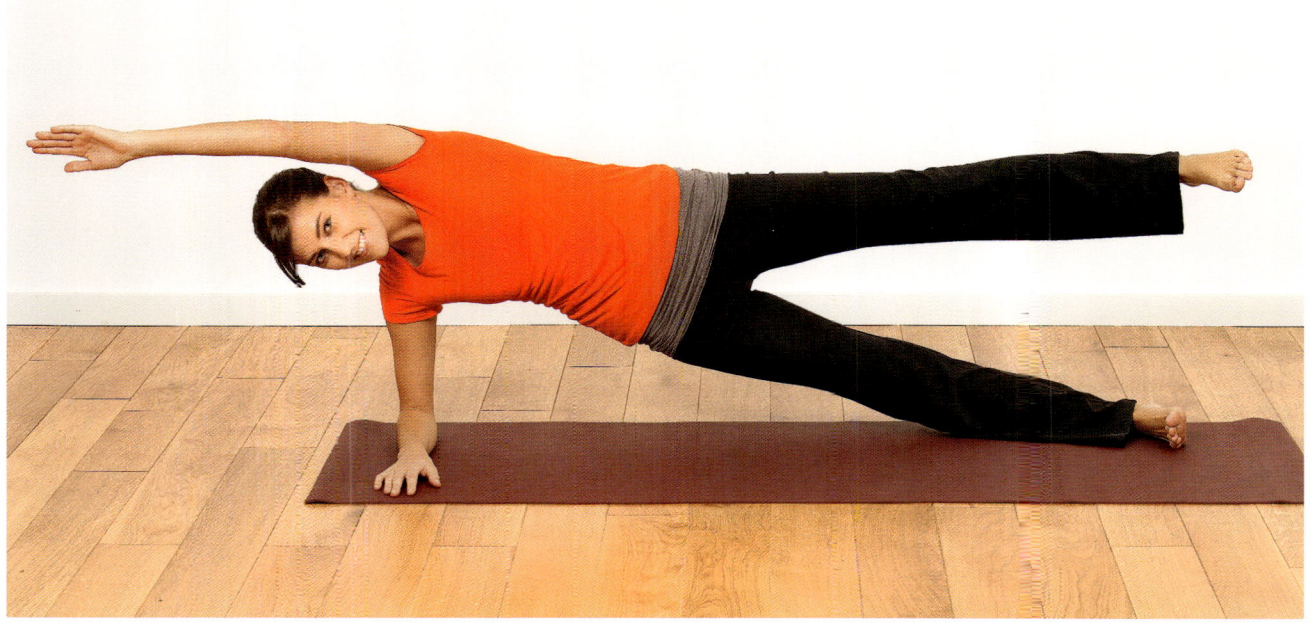

139

Fluglotse

Ausgangsstellung
Rückenlage auf dem Pezziball, die Füße sind aufgestellt. Halten Sie beide Arme senkrecht nach oben in Richtung Decke.

Durchführung
Heben Sie das Bein hoch und strecken Sie es aus. Nehmen Sie den diagonalen Arm dazu nach oben. In der Ein-übungsphase machen Sie viermal fünf bis acht Wiederholungen. Sind Sie mit dem Bewegungsablauf vertraut, steigern Sie diese Übung und machen vier bis sechs Durchgänge mit jeweils 15 bis 25 Wiederholungen.

Zu beachten
Bewahren Sie das Gleichgewicht. Wenn Sie mit dieser Übung beginnen, starten Sie zuerst nur mit den Beinen (im Wechsel ein Bein anheben), dann bewegen Sie nur die Arme nach oben. Wenn diese kleineren Bewegungs-übungen klappen, bewegen Sie Arm und Bein gleichzeitig diagonal.

▼ Die Übung braucht viel Gleichge-wicht – übertreiben Sie anfangs nicht! Steigern Sie sich langsam.

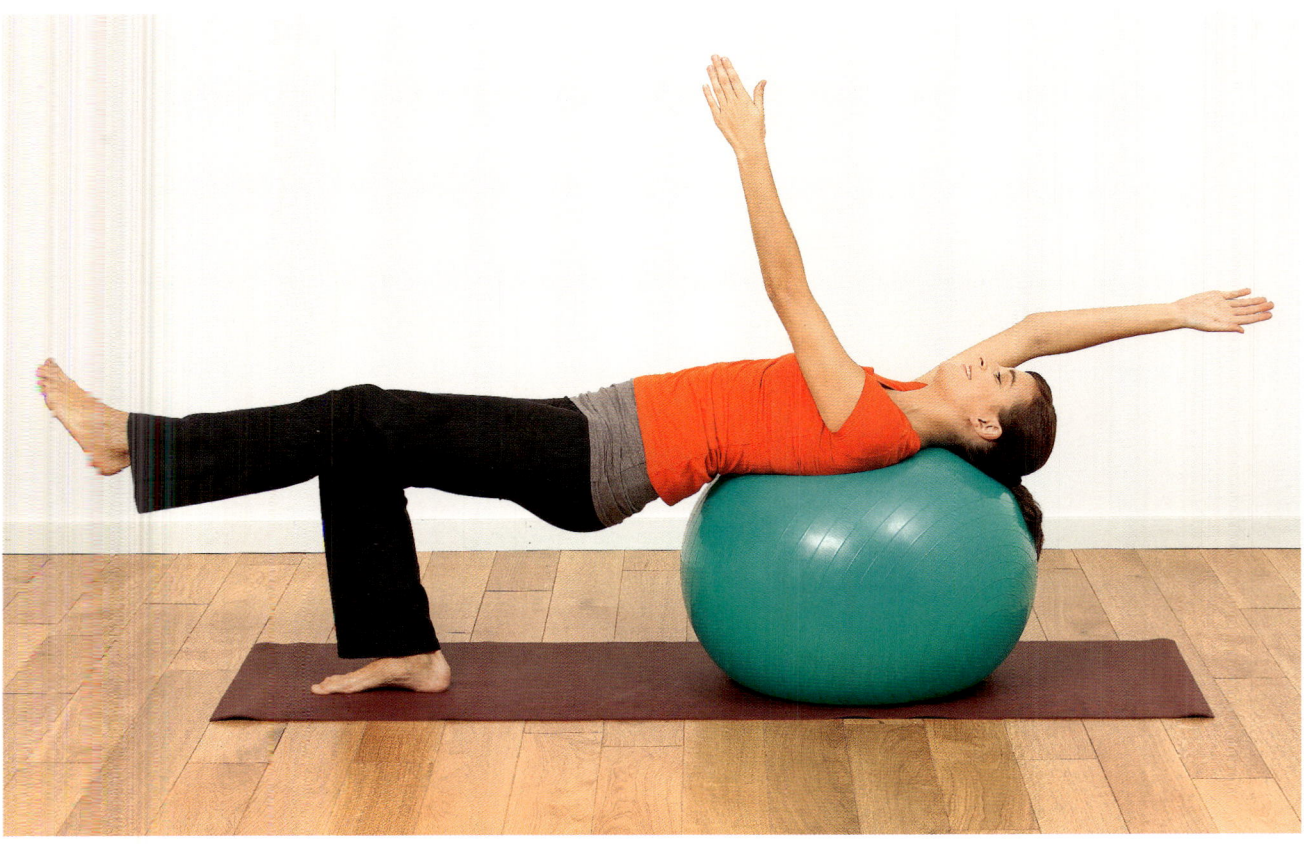

Vierfüßler mit Ball

Ausgangsstellung
Bauchlage auf dem Pezziball. Die Hände und Füße haben Bodenkontakt.

Durchführung
Heben Sie ein Bein vom Boden ab und halten es gestreckt. Der diagonale Arm wird nach vorne angehoben und gehalten. Bleiben Sie ein bis zwei Sekunden in dieser Position und wechseln Sie dann zur anderen Diagonale. In der Einübungsphase machen Sie viermal fünf bis acht Wiederholungen. Sind Sie mit dem Bewegungsablauf vertraut, steigern Sie diese Übung und machen vier bis sechs Durchgänge mit jeweils 15 bis 25 Wiederholungen.

Zu beachten
Fallen Sie nicht um und halten Sie Ihre Körpermitte stabil.

▼ Halten Sie Ihre Körpermitte stabil.

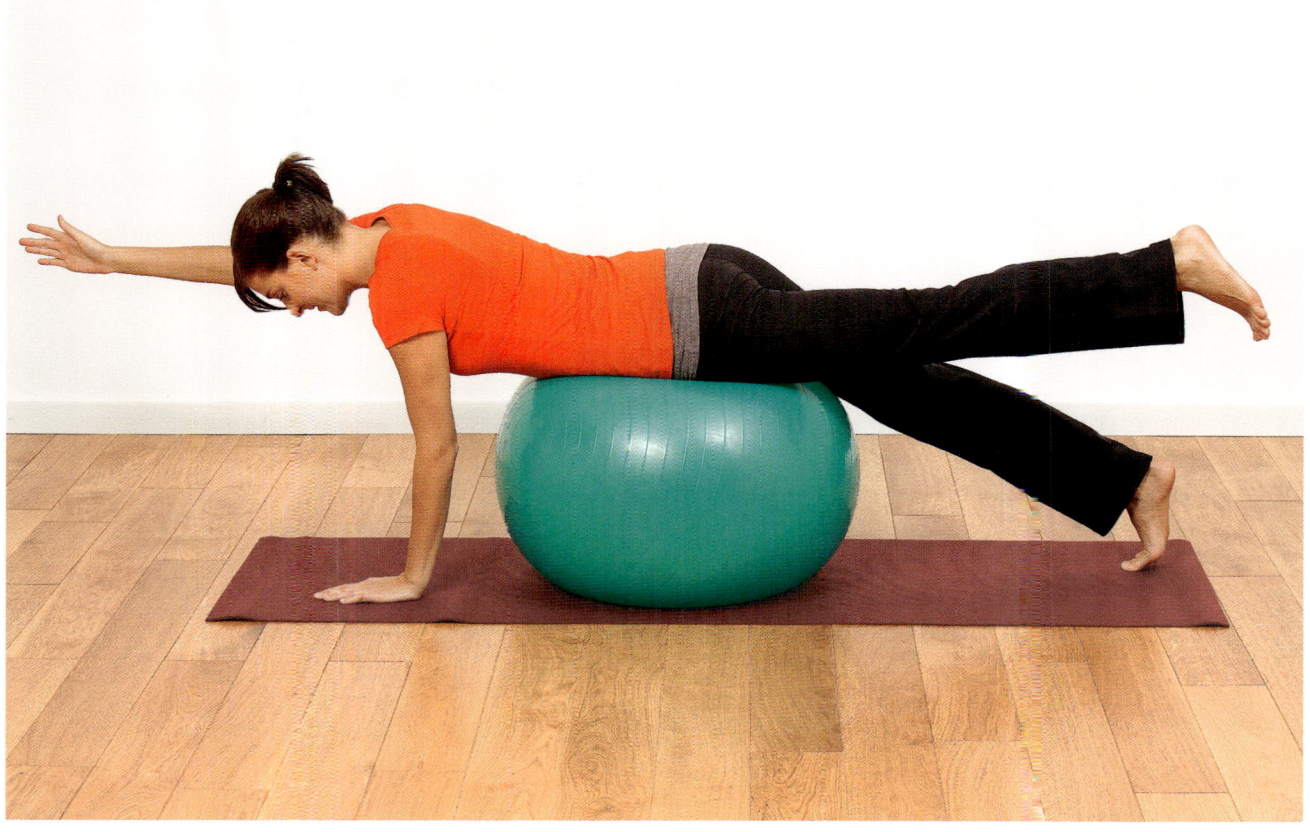

141

Kniestand auf dem Ball

Ausgangsstellung

Bauchlage auf dem Pezziball. Die Hände legen Sie auf dem Boden auf. Nun gehen Sie auf dem Ball so weit nach vorn, dass Sie mit den Oberschenkeln auf dem Ball liegen.

Durchführung

Ziehen Sie die Knie unter das Hüftgelenk und halten Sie für ein bis zwei Sekunden diese Position. In der Einübungsphase machen Sie viermal fünf bis acht Wiederholungen. Sind Sie mit dem Bewegungsablauf vertraut und fühlen Sie sich sicher in der Bewegung, steigern Sie diese Übung und machen vier bis sechs Durchgänge mit jeweils 15 bis 25 Wiederholungen. Stoppen Sie die Knie unter der Hüfte und halten Sie die Hände am Platz.

Zu beachten

Halten Sie während der Übung eine stabile Körpermitte.

▼ Achten Sie auf eine stabile Körpermitte – das ist der Schlüssel zum Erfolg.

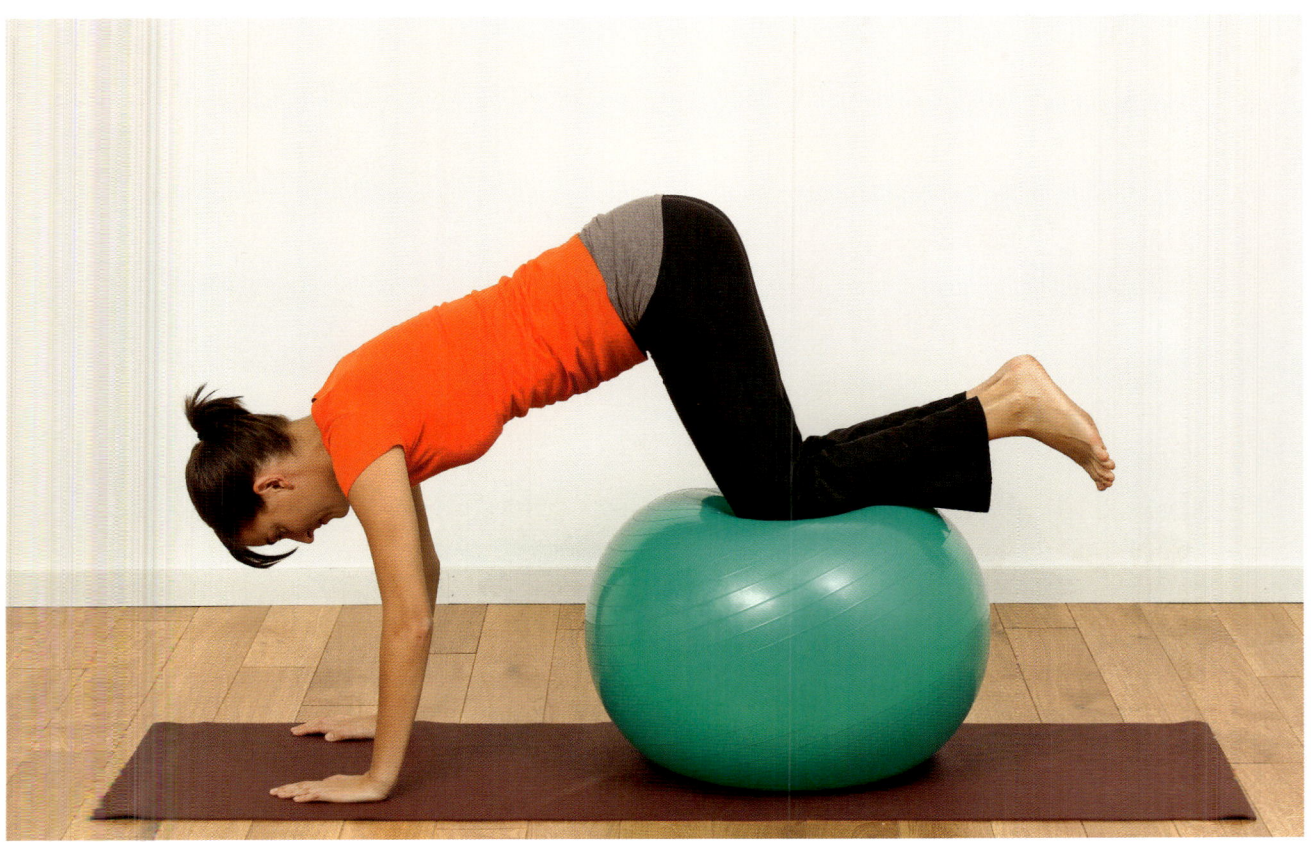

Schwerelos

Ausgangsstellung

Der Start ist die Endposition der vorhergehenden Übung: Kniestand auf dem Pezziball, die Knie sind unter den Hüftgelenken.

Durchführung

In dieser Position strecken Sie abwechselnd ein Bein nach hinten. Bringen Sie das Bein in eine Linie mit dem Oberkörper und wechseln Sie dann auf das andere Bein. In der Einübungsphase machen Sie viermal fünf bis acht Wiederholungen. Sind Sie mit dem Bewegungsablauf vertraut, steigern Sie diese Übung und machen vier bis sechs Durchgänge mit jeweils 15 bis 25 Wiederholungen.

Zu beachten

Lassen Sie Ihre Lendenwirbelsäule nicht nach unten durchhängen. Halten Sie eine gute Bauchspannung zur Stabilität.

▼ Lassen Sie Ihre Wirbelsäule nicht durchhängen.

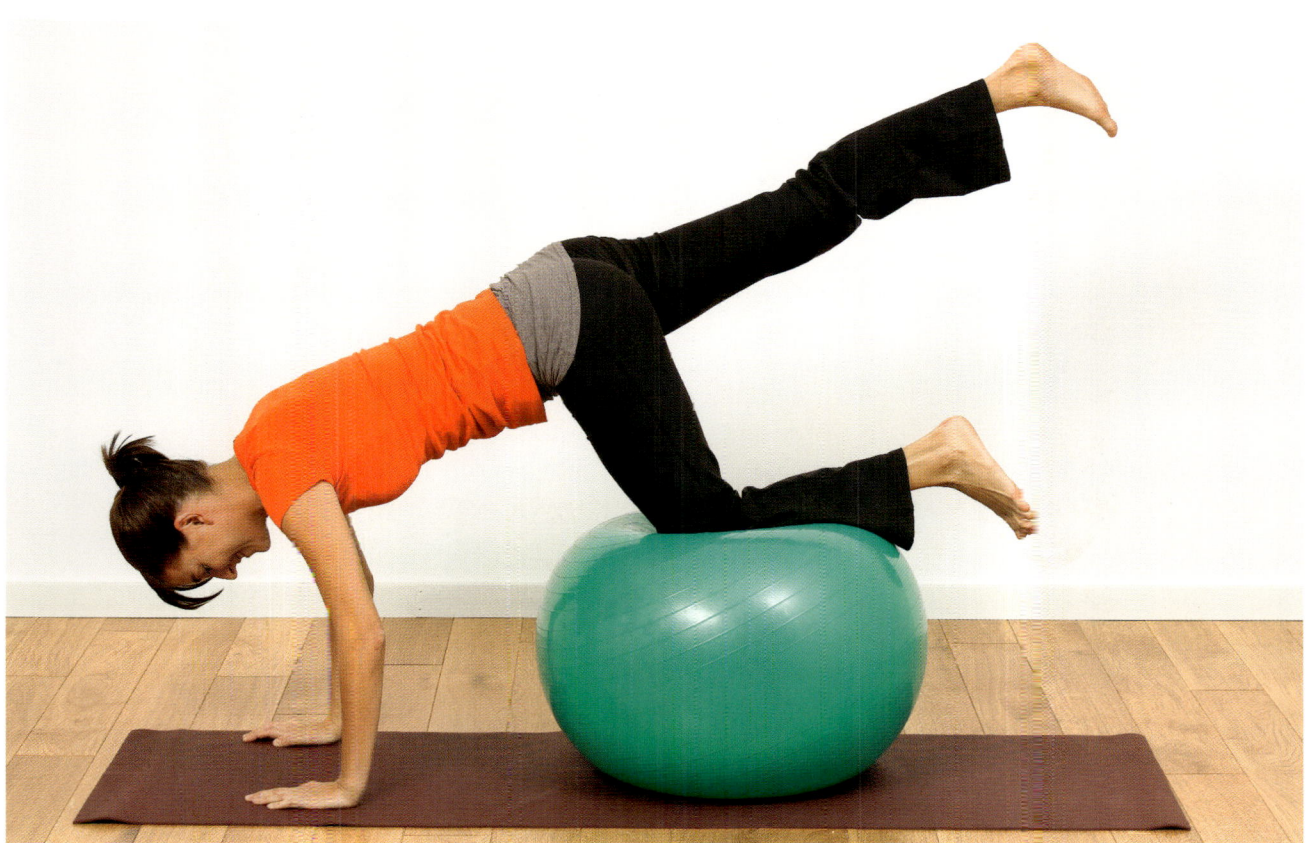

Übungsprogramme dreimal anders

Ach, heute kann ich nicht, ich bin so müde …Weichen Sie nicht aus! Es ist nur in Ihrem Sinne, dass Sie dranbleiben! Wenn die Zeit einmal knapp ist oder das Tagesprogramm drückt, haben wir nun Tipps für Sie. Und zwar dazu, wie Sie in kurzer Zeit trainieren können.

Übungen und Trainingsprogramme müssen vor allem passend für möglichst viele Lebenssituationen und einfach durchzuführen sein. Sie dürfen nicht e nenger und sollten möglichst variabel anzupassen sein. Deshalb bekommen Sie drei verschiedene, praxiserprobte Programme mit unterschiedlichem zeitlichem Aufwand an die Hand, um Ihre Beschwerden dauerhaft verbessern zu können. Je nachdem wie stark Ihre Beschwerden sind,

ergeben sich unterschiedliche Voraussetzungen und Notwendigkeiten für das Training. Grundlegend können Sie sich Ihr Trainingsprogramm frei aussuchen. Egal, ob Sie ein tägliches Zehn-Minuten-Programm, Zweimal-30-Minuten-Training oder das „Wo-ich-bin-Programm" absolvieren: Sie werden damit Fortschritte erzielen. Letztlich entscheiden Sie nach Ihrem zur Verfügung stehenden Zeitkonto. Jedes Programm hat gewisse Vorteile.

schiedliche Tagesprogramme, um ein wenig Abwechslung in das Training zu bringen.

Das 10-Minuten-Training eignet sich vor allem
- für das tägliche Üben in der akuten Problemphase,
- um herauszufinden, was Ihnen besonders guttut.

Für dieses überschaubare Trainingsprogramm wählen Sie drei bis fünf Übungen aus, abhängig vom Ergebnis Ihres Bewegungstests und Ihren Schwachstellen. Sie suchen also gezielt Übungen, die dazu geeignet sind, Ihre Beschwerden zu verbessern. Ergänzend können Sie noch Übungen aus dem Bereich der Ausdauer, der Kraft, aus dem Bauchmuskeltraining oder Übungen mit koordinativem Anspruch auswählen. Wenn Sie mit jeder Übung

10-Minuten-Programm

Haben Sie akute Beschwerden mit Schmerzen, sollten Sie täglich trainieren, sich dabei aber nicht überfordern. Sehr hilfreich ist dabei das 10-Minuten-Trainingsprogramm. Dieses Programm können Sie täglich in über-

schaubarem zeitlichem Rahmen in Ihren Alltag integrieren.

Sie müssen auch nicht jeden Tag die gleichen Übungen durchführen. Entwerfen sie doch einfach fünf untervier Durchgänge mit jeweils 15 bis 25 Wiederholungen durchführen und zwischen den Durchgängen eine angemessene Pause von etwa 20 bis 30 Sekunden einhalten, sollte ein Trainingszeitraum von etwa zehn Minuten realistisch sein. Sind Sie mit den

Übungen besser vertraut, können Sie im Laufe der Zeit dazu übergehen, die Pausenlänge zwischen den Durchgängen zu reduzieren. Dies lässt Ihnen mehr Zeit für weitere zusätzliche Übungen oder für mehr Durchgänge einer Übung.

ergänzen diese wiederum mit einigen Übungen aus den anderen Zielbereichen (Ausdauer, Kraft, Bauchmuskeltraining und Koordination). So ergibt sich bei vier Durchgängen pro Übung mit 15 bis 25 Wiederholungen, inklusive Pausen, eine Trainingszeit von 30 Minuten.

„2 × 30 Minuten-Aktivierung"

In einer abklingenden Akutphase oder bei chronischen Beschwerden (als chronisch können Beschwerden bezeichnet werden, die länger als sechs Monate bestehen) ermöglichen weitere Trainingseinheiten eine dauerhafte Reduktion der Beschwerden. Auch die 2x30-Minuten-Aktivierung können Sie gut in den Alltag integrieren. Sind Ihre Beschwerden also bereits dabei zu verschwinden und Sie sind aus der Akutphase heraus, sollten Sie dennoch am Ball bleiben und den Rücken für künftige Belastungen stärken. Dasselbe gilt natürlich auch für chronische Beschwerden: Bleiben Sie unbedingt dabei! Mit einem effektiven, regelmäßigen Training in Form des „2 × 30-Minuten-Programms" halten Sie sich langfristig fit. Es bietet Ihnen eine optimale Effektivität und mit zwei Übungstagen pro Woche stellt auch dieses Programm einen überschaubaren zeitlichen Aufwand dar. Gerne können Sie auch zwei verschiedene Trainingsprogramme für jeden Ihrer zwei Trainingstage entwerfen und anwenden.

Das Programm eignet sich,
- um an zwei Tagen den Rücken mit zwei Trainingseinheiten zu stärken,
- präventiv den Rücken zu trainieren und Fehlhaltungen zu verbessern.

Dazu wählen Sie 8–12 spezielle Übungen passend zu Ihrem Beschwerdebild und Ihrer Schwachstellen aus und

TIPP
Notieren Sie Ihre Übungen auf kleine Zettel. Wählen Sie z. B. aus allen Übungen 15 bis 20 aus. Die Zettel falten Sie zweimal und packen alle in eine Dose. Bei jedem Training ziehen Sie nun – abhängig von Ihrem Training – Ihre Übungszusammenstellung aufs Neue. Das bringt Abwechslung und vermeidet Trainingsmonotonie.

Das „Wo-ich-bin-Programm"

Haben Sie Ihre Beschwerden weitgehend im Griff, kann ein Übungsprogramm mit kleinen praktischen Übungen, die nicht viel Zeit und Aufwand fordern, Ihnen die nötige Stabilität für alltägliche Belastungen bieten. In der Praxis hat sich dazu das „Wo-ich-bin-Programm" als überaus effektiv erwiesen. Der Übungsplanung orientiert sich an den unterschiedlichen Beschwerden:
- bei akuten Problemen tägliches Üben und Entlasten

- bei chronischen Problemen regelmäßiges Üben/Trainieren (z. B. zweimal pro Woche)
- bei einseitigen Belastungen (Arbeitshaltung: Schreibtisch) kleine Übungen für zwischendurch

Unter www.trias-verlag.de/Bartrow-Schwachstelle-Rücken finden Sie für alle drei Übungsprogramme ein Beispiel zum sofortigen Loslegen!

Sitzstützen

Ausgangsstellung
Sitzen Sie bequem auf einem Stuhl, Hocker, Pezziball oder einem Bürostuhl.

Durchführung
Stützen Sie sich mit beiden Händen/ Armen auf den Oberschenkeln ab. Nun beugen Sie der Oberkörper nach vorne und bringen dabei den Oberkörper immer näher an die Oberschenkel heran. Beim Aufrichten können Sie gerne mit den Armen nachhelfen und sich selbst nach oben drücken, bis die Arme gestreckt sind. Wiederholen Sie diese Übung zehn- bis 25-mal in zwei bis drei Durchgängen.

Zu beachten
Führen Sie die Bewegung zu Beginn langsam und mit einem kleinen Bewegungsausmaß aus. Vor allem sollte während der Bewegung kein Schmerz entstehen.

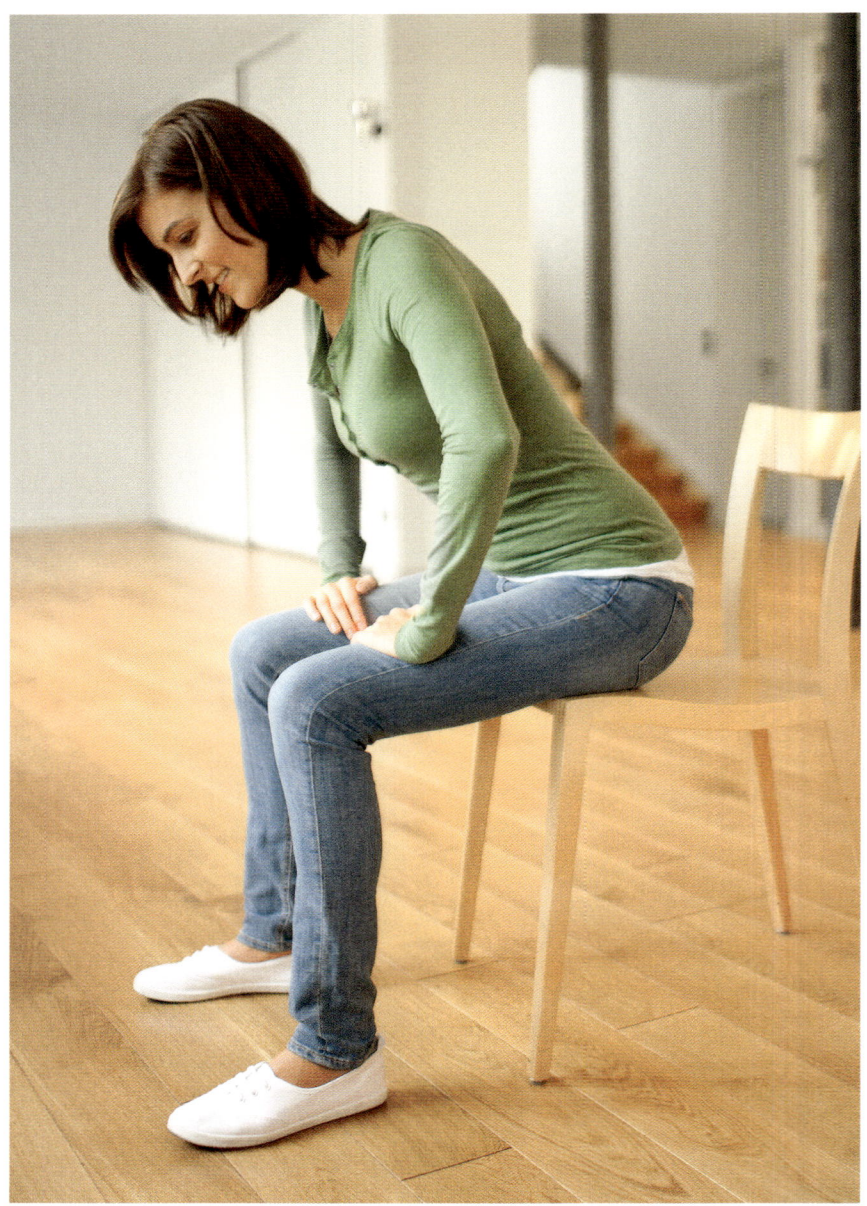

► Beginnen Sie langsam mit kleinem Bewegungsausmaß.

Beckenkran

Ausgangsstellung

Sitzen Sie bequem auf einem Stuhl, Hocker, Pezziball oder einem Bürostuhl. Sie können diese Übung aber auch im Stand durchführen.

Durchführung

Heben Sie immer abwechselnd eine Beckenseite nach oben (in Richtung Kopf und Schultern) an. Wiederholen Sie diese Übung zehn- bis 25-mal in zwei bis drei Durchgängen. Wenn Sie die Übung im Stand machen, achten Sie darauf, den Fuß nicht zu weit vom Boden abzuheben.

Zu beachten

Vermeiden Sie zu große Bewegungen. Die Wirbelsäule sollte sich während der Beckenbewegung nicht seitlich verdrehen und auch nicht seitlich einknicken.

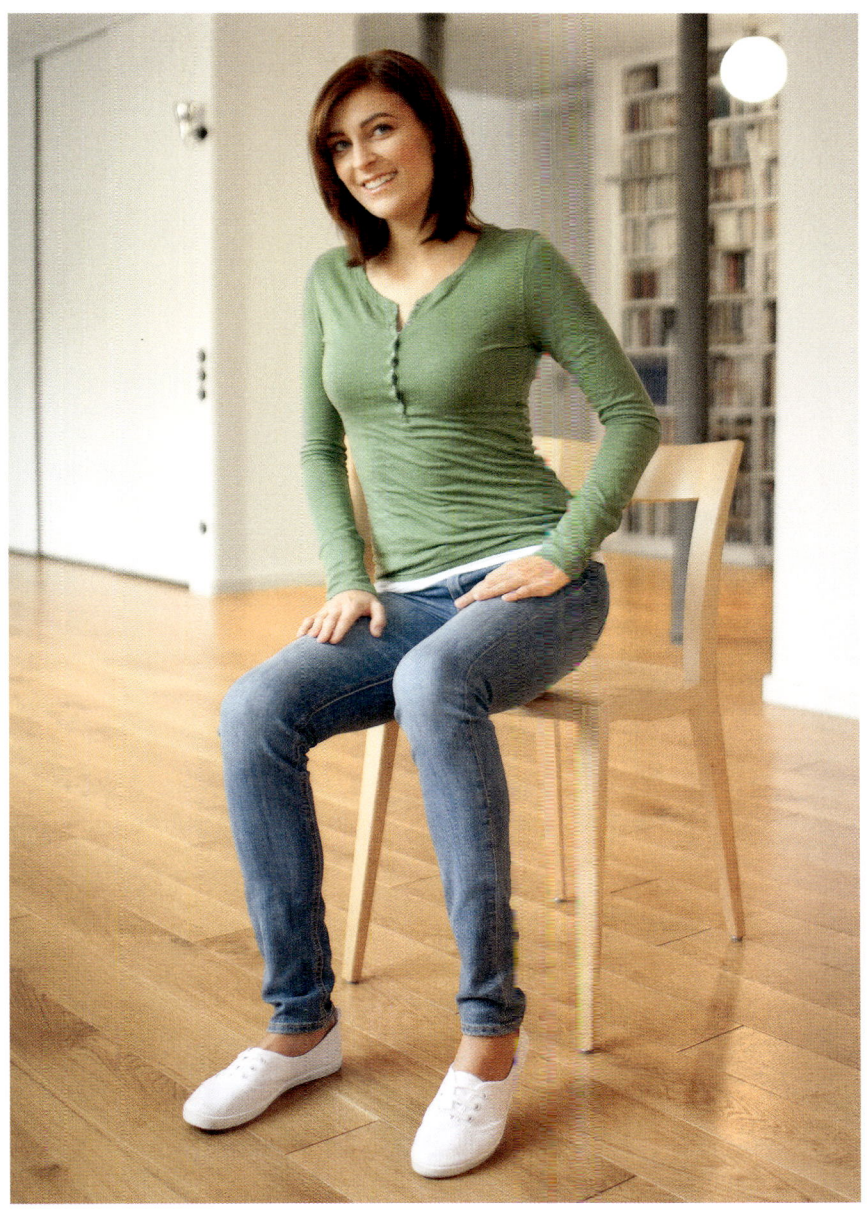

▶ Verdrehen Sie die Wirbelsäule nicht, meiden Sie zu große Bewegungen.

Standliegestützen an der Wand

Ausgangsstellung

Aufrechter Stand vor einer Wand. Stützen Sie sich mit beiden Armen an der Wand ab. Die Hände sind dabei etwa auf Schulterhöhe. Die Füße sind zu Beginn des Trainings eineinhalb Fußlängen von der Wand entfernt.

Durchführung

Sie machen den gesamten Körper steif und starr. Lassen Sie den Oberkörper nach vorne kippen, bis Ihre Nasenspitze knapp vor der Wand steht. Hier drücken Sie sich mit den Armen wieder von der Wand, in die aufrechte Ausgangsposition. Wiederholen Sie diese Übung zehn- bis 25-mal in zwei bis drei Durchgängen. Alternativ können Sie die Übung auch am Schreibtisch, am Esszimmertisch oder an der Arbeitsplatte in der Küche durchführen.

Zu beachten

Halten Sie eine gute Spannung in der Körpermitte. Das stabilisiert Ihre Wirbelsäule.

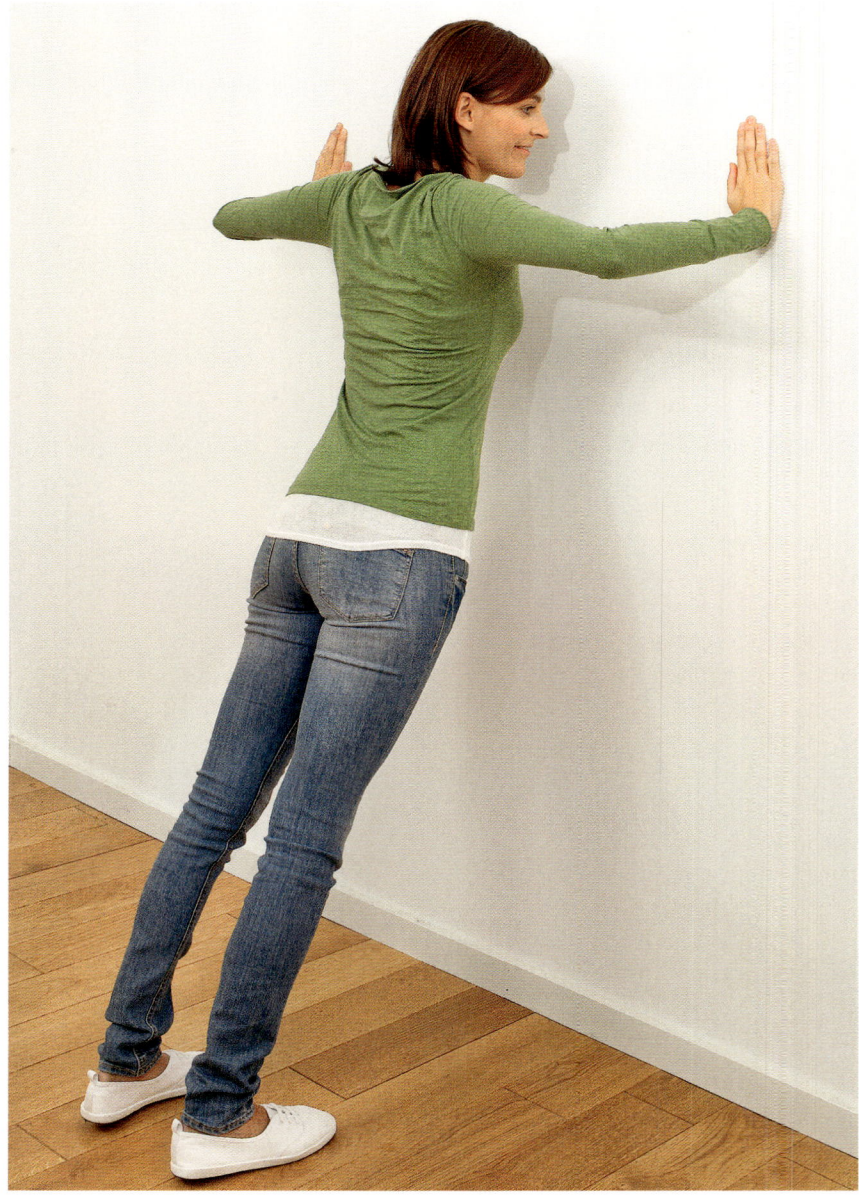

▶ Halten Sie Ihren Körper unter Spannung – und gerade.

Standbild

Ausgangsstellung

Stehend mit dem Rücken an der Wand. Die Schultern, der Rücken und das Becken haben Kontakt zur Wand. Zu Beginn stellen Sie die Füße etwa eine Fußlänge vor der Wand auf.

Durchführung

Nun schieben Sie Ihr Becken etwas nach vorne – entfernen es von der Wand. Die Schultern und der obere Teil der Wirbelsäule sollten an der Wand bleiben. Auch die Füße bleiben stehen. Wiederholen Sie diese Übung zehn- bis 25-mal in zwei bis drei Durchgängen.

Alternativen. Diese Übung können Sie auch machen, wenn Sie z. B. in der U-Bahn, an der Bushaltestelle oder an einen Baum gelehnt warten. Einfach den Oberkörper anlehnen und das Becken nach vorne schieben.

Zu beachten

Beginnen Sie mit einer kleinen Bewegung und steigern Sie allmählich die Bewegungsreichweite. Bringen Sie das Becken nicht zu weit von der Wand weg, halten Sie während der Übung eine leichte Spannung in der Bauchmuskulatur zur Bewegungskontrolle.

▶ Bringen Sie das Becken nicht zu weit von der Wand weg, behalten Sie die Kontrolle.

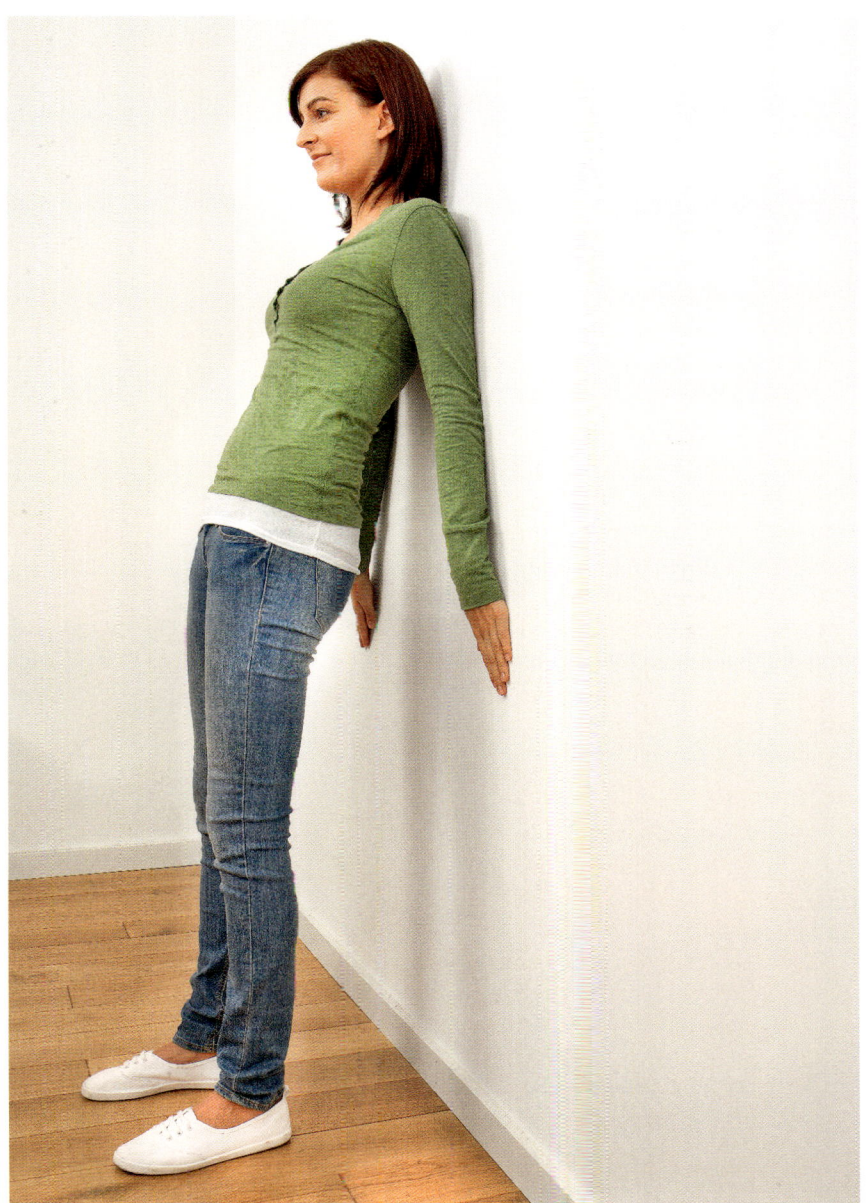

Schinkengang

Ausgangsstellung

Sitzen Sie bequem auf einem Stuhl, Hocker oder Bürostuhl. Setzen Sie sich auf der Sitzfläche so weit wie möglich nach hinten.

Durchführung

Heben Sie einen Oberschenkel und dieselbe Beckenseite knapp über die Sitzfläche an. Nun machen Sie mit dem Becken einen „Schritt" nach vorn, indem Sie den Oberschenkel in der Luft nach vorn schieben und wieder auf der Sitzfläche aufsetzen. Das wiederholen Sie mit der Gegenseite, bis Sie auf der Sitzfläche ganz vorn sind. So können Sie im „Schinkengang" auf dem Stuhl nach vorn und hinten rutschen. Wiederholen Sie diese Übung zehn- bis 25-mal (jeweils nach vorn und hinten rutschen) in zwei bis drei Durchgängen.

Zu beachten

Bitte nicht vom Stuhl fallen!

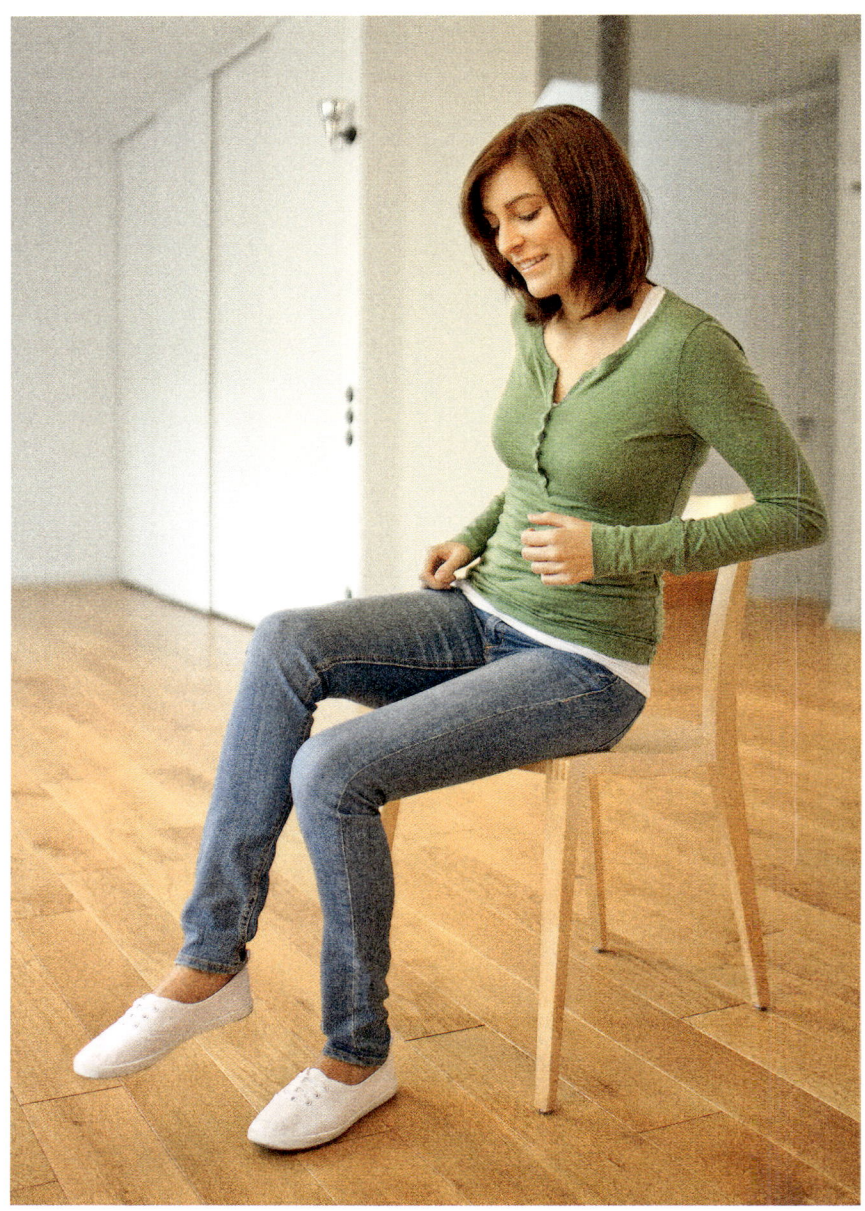

▶ „Laufen" Sie mit dem Gesäß – und fallen Sie nicht vom Stuhl.

Wackelsitz

Ausgangsstellung
Sitzen Sie auf einem Stuhl, Hocker oder Bürostuhl. Die Übung können Sie auch im Stand durchführen.

Durchführung
Nehmen Sie die Hände über Kreuz auf Ihre Schultern. Richten Sie Ihren Oberkörper auf. Nun führen Sie eine kleine aber schnelle Drehbewegung des Oberkörpers nach rechts und links durch. In beide Richtungen sollte das Bewegungsausmaß nicht mehr als zwei Zentimeter betragen. Wiederholen Sie diese Übung 40- bis 60-mal in zwei bis drei Durchgängen. Im Stand halten Sie die Knie leicht gebeugt und spannen die Bauchmuskeln etwas an, um die Körpermitte stabil zu halten. Bei der Drehung nach rechts und links darf das Becken im Stand nicht mit drehen.

Zu beachten
Halten Sie Ihren Oberkörper dabei aufrecht.

▶ Drehen Sie sich bei dieser Übung zu beiden Seiten – nach rechts und nach links. Halten Sie den Oberkörper aufrecht.

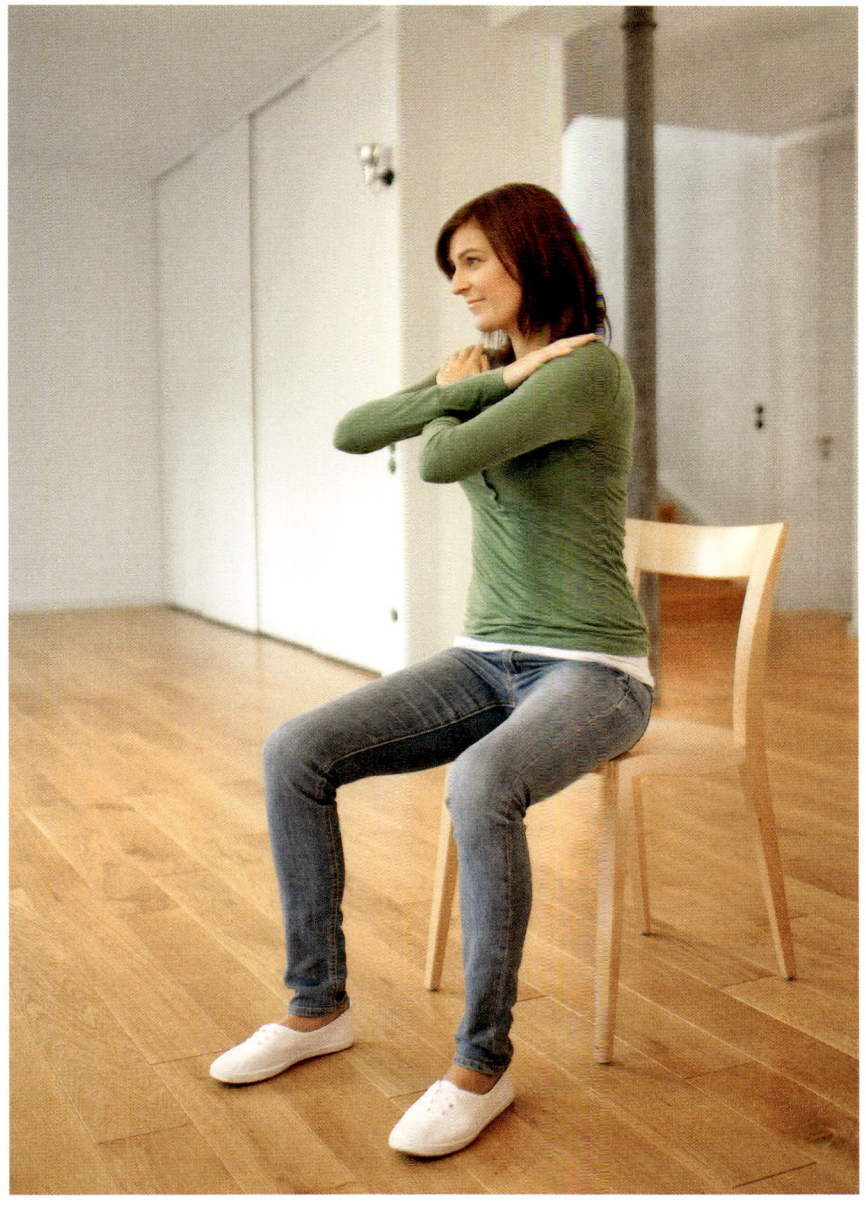

Schultern hoch

Ausgangsstellung

Sitzen Sie bequem auf einem Stuhl, Hocker, Pezziball oder Bürostuhl. Alternativ können Sie die Übung auch aus dem Stand machen.

Durchführung

Greifen Sie mit einem Arm seitlich neben der Sitzfläche des Stuhles nach unten und richten Sie sich wieder auf. Diese Bewegung wiederholen Sie auf der anderen Seite. Wiederholen Sie diese Übung 20–25-mal pro Seite in vier Durchgängen. Im Stand schieben Sie einen Arm seitlich am Bein entlang nach unten Richtung Knie.

Zu beachten

Lassen Sie keine Ausweichbewegung des Rückens und des Oberkörpers zu: keine Beugung nach vorne oder Neigung nach hinten. Vor allem keine Verdrehung des Oberkörpers nach rechts oder nach links zulassen.

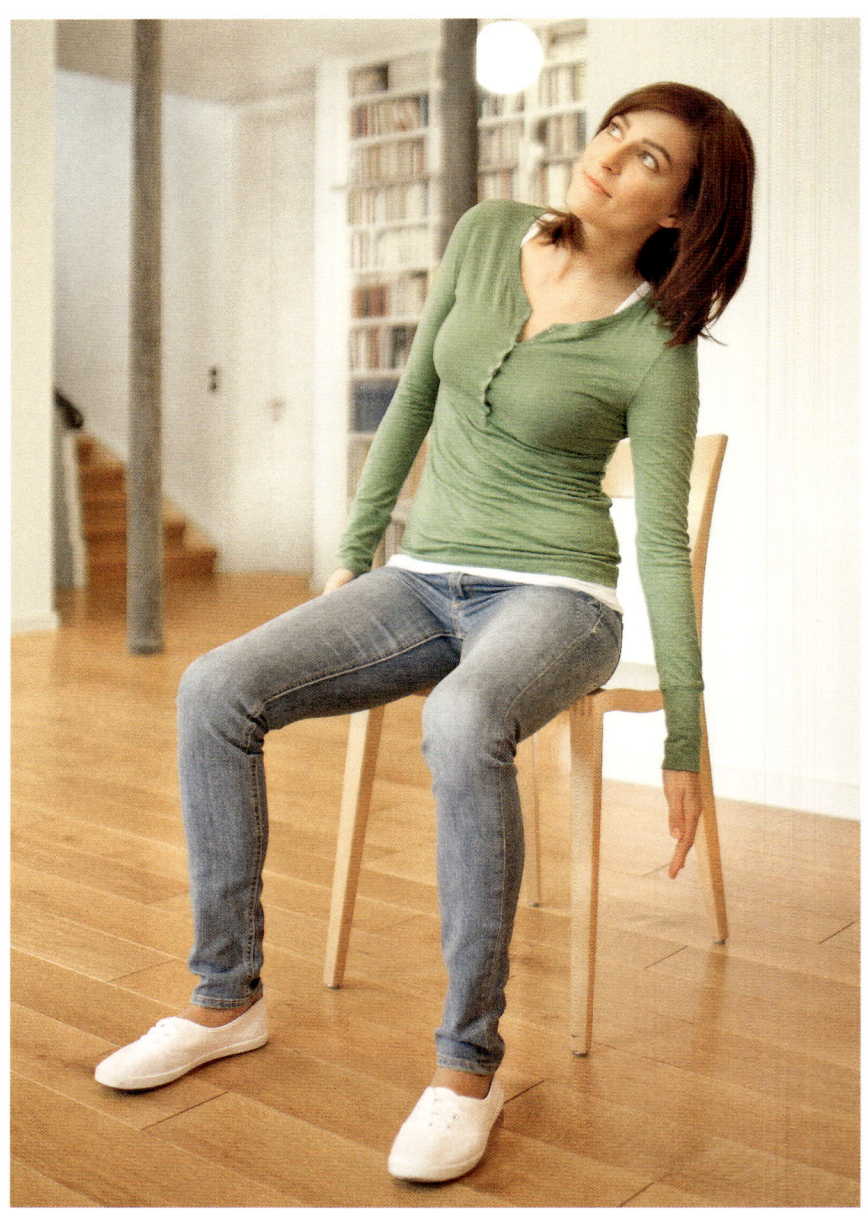

▶ Weichen Sie nicht mit Rücken oder Oberkörper aus.

Prinzessin auf dem Tennisball

Ausgangsstellung

Sitzen Sie bequem auf einem Stuhl, Hocker oder Bürostuhl.

Durchführung

Nun schieben Sie einen Tennisball (alternativ geht das auch mit einem Kirschkernsäckchen oder einem Igelball) unter eine Gesäßhälfte und bleiben zwei bis drei Minuten darauf sitzen. Dann wechseln Sie die Gesäßhälfte und legen den Tennisball unter die andere Seite.

Zu beachten

Es darf kein Kribbeln oder Taubheitsgefühl in den Beinen oder im Gesäß entstehen. Sollten Sie solche Empfindungen wahrnehmen, müssen Sie den Ball verlagern oder entfernen. Es darf anfangs etwas unangenehm für die Muskulatur sein.

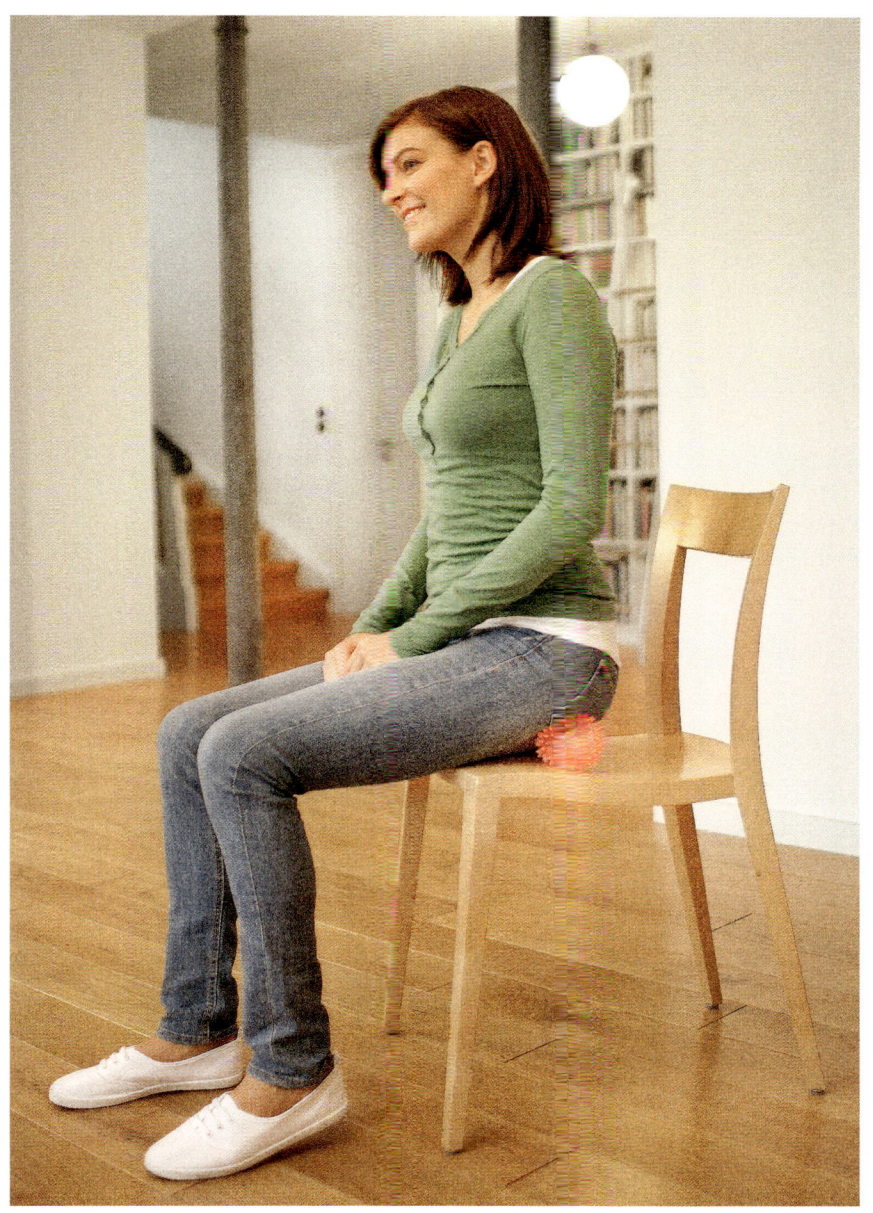

▶ Kribbeln oder Taubheitsgefühl in den Beinen sollte nicht entstehen.

Spannung am Schreibtisch

Ausgangsstellung

Sitzen Sie bequem auf einem Stuhl, Hocker, Pezziball oder einem Bürostuhl vor Ihrem Schreibtisch.

Durchführung

Sie greifen Ihre Schreibtischplatte mit beiden Händen. Damit bauen Sie eine reine Muskelspannung auf:

- Ziehen Sie die Schreibtischplatte auseinander.
- Drücken Sie die Platte zusammen.
- Schieben Sie den Schreibtisch nach rechts/links.
- Ziehen Sie den Schreibtisch zu sich her.
- Drücken Sie den Schreibtisch von sich weg.

Die Bewegungen denken Sie sich nur und spannen Ihre Hände lediglich in die jeweilige Richtung an. Diese Übung können Sie mehrmals täglich durchführen.

Zu beachten

Lassen Sie Ihren Schreibtisch an Ort und Stelle stehen. Halten Sie eine gute Spannung in der Bauchmuskulatur. Bauen Sie die Spannung langsam auf und wieder ab. Vermeiden Sie ruckartige Spannungen oder plötzliche Bewegungen.

Alternative im Auto: Sie können diese Übungen auch im Auto am Lenkrad durchführen, natürlich nur in einer kleinen Staupause oder an einer roten Ampel.

Tipp

Auch den Oberkörper und die Beine können Sie im Auto trainieren. Dazu stemmen Sie Ihren Oberkörper gegen den Sitz nach hinten. Oder Sie pressen die Beine gegen die Innenseite der Fahrertüre oder auf der anderen Seite gegen die Mittelkonsole.

▶ **Die Übung geht auch im Auto! Bauen Sie Spannung auf – und wieder ab.**

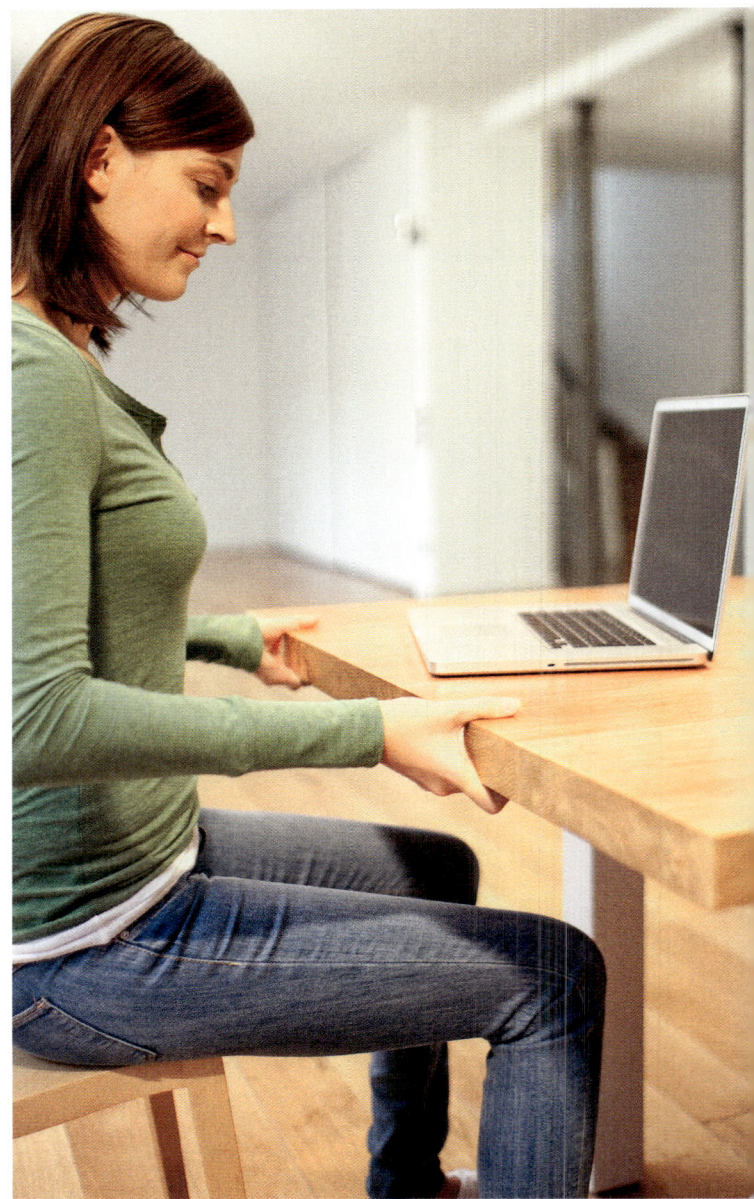

Spannung ohne alles

Ausgangsstellung
Bei der Übung können Sie stehen oder gehen.

Durchführung
Spannen Sie Ihre Bauchmuskeln an und nutzen Sie die Spannungsskala von 0 bis10 für eine variable Spannung. Versuchen Sie, mit dieser Spannung zu spielen (steigern Sie die Spannung von 0 bis 10 und reduzieren Sie sie wieder kontrolliert von 10 bis 0). Genauso verfahren Sie auch mit der Gesäßmuskulatur. Spannen Sie die rechte Gesäßmuskulatur an, ohne die linke Seite zu aktivieren und andersherum.

Zu beachten
Achten Sie auf eine aufrechte Haltung.

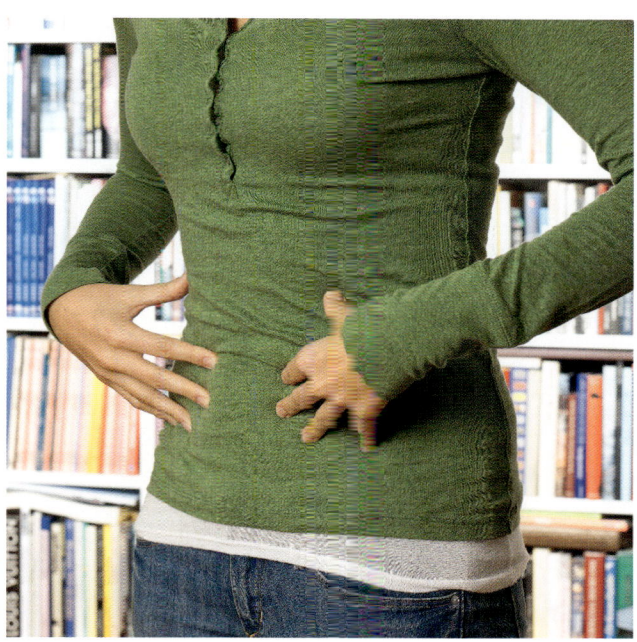

Beckenkippen

Ausgangsstellung
Diese Übung eignet sich für den Stand, Sitz oder das Gehen.

Durchführung
Kippen Sie das Becken nach vorne und richten Sie es nach hinten wieder auf. Das fühlt sich so an, als balancierten Sie auf der Kante eines Barhockers.

Zu beachten
Führen Sie keine zu großen Bewegungen durch, um eine zu starke „Hohlkreuzbelastung" zu vermeiden.

▶ oben: Anfangs können Sie die Spannung vielleicht noch nicht so gut kontrollieren – keine Sorge, Übung macht den Meister! unten: Sie werden schnell merken, wie Ihre Beweglichkeit im Becken zunimmt.

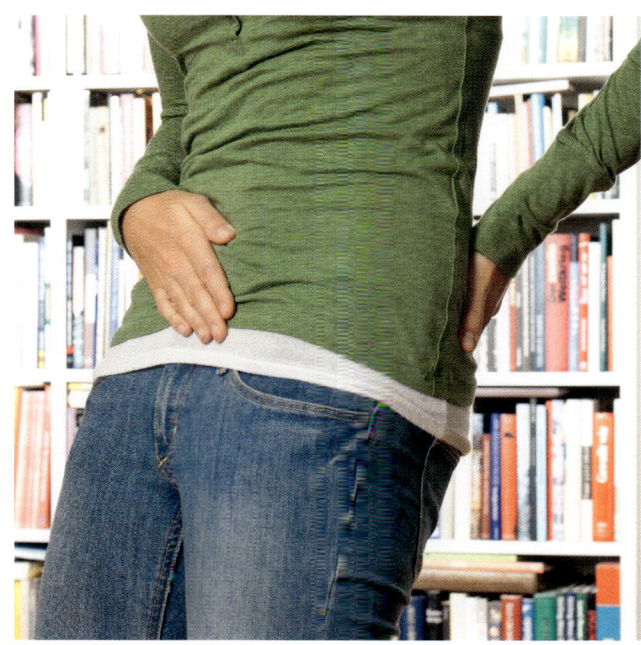

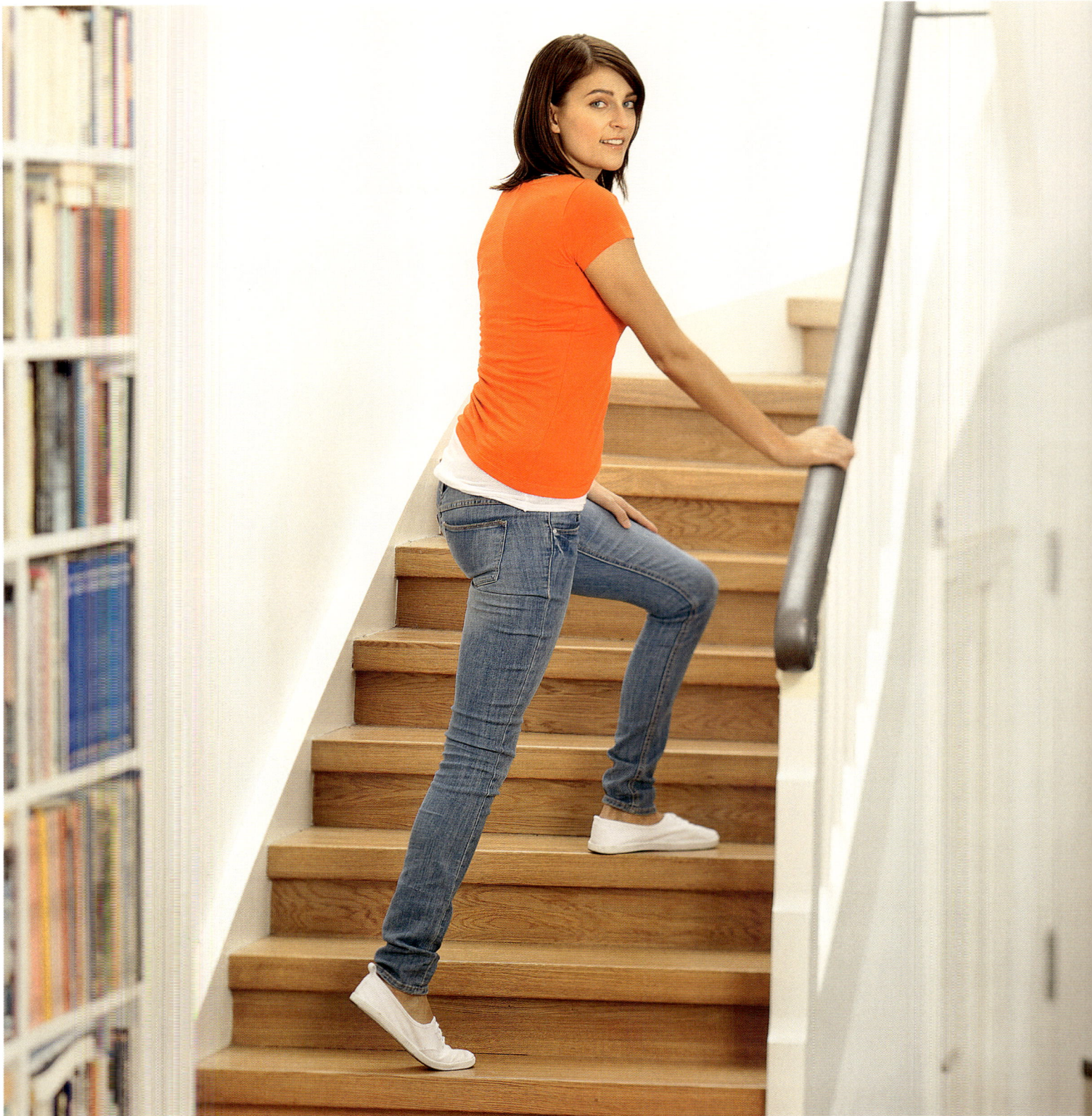

Untersuchung, Diagnose und Therapie von Rückenbeschwerden

Heute bietet die Medizin viele Möglichkeiten, die Ursachen für Rückenbeschwerden herauszufinden. Eine verlässliche Diagnose ist immens wichtig! Ebenso vielfältig sind die Wege, die Einschränkungen zu behandeln. Lesen Sie, wer Sie mit welchen Mitteln untersuchen wird und welche Optionen Sie bei der Therapie haben.

Untersuchungsmöglichkeiten

Auch wenn Sie bei Ihrer Rückengesundheit vieles selbst in der Hand haben:
Manchmal ist der Gang zum Arzt unvermeidbar, in einigen Fällen sogar ge-
boten. Die Möglichkeiten, die Lendenwirbelsäule zu untersuchen, sind in der
heutigen Zeit nahezu grenzenlos. Aber was ist wichtig und sinnvoll? Antworten erhalten Sie in diesem Kapitel.

Der Weg zur Diagnose

Ihr Arzt wird als Erstes Ihre Informationen zu Ihren Symptomen und Beschwerden sammeln. Wichtig für eine
exakte Diagnose sind möglichst genaue Angaben über die vorherrschen-
den Probleme und deren Auswirkungen auf den Körper. Nur mit diesen
Angaben kann der Arzt die Ursachen
enger einkreisen und nach einer Lösung suchen. Wenn Sie auf dem Weg
zu einer ärztlichen Untersuchung sind,
machen Sie sich bitte Gedanken über
folgende Punkte:

- Was ist das grundlegende Problem?
  Schmerz oder Steifigkeit? Oder beides (Reihenfolge)?
- Wo sind die Schmerzen? Lokal begrenzt oder strahlen sie aus?
- Was macht die Beschwerden
  schlimmer?

- Wann treten Schmerzen auf? In
  Bewegung (immer dieselbe Bewe-
  gung?) oder auch in Ruhe? Sind die
  Beschwerden von einer bestimmten
  Tageszeit abhängig?
- Wie fühlen sich die Schmerzen an
  (stechend? brennend? ziehend?)?
- Gibt es bestimmte Auslöser (Bücken,
  Heben, Tragen, Drehen) für die Be-
  schwerden?
- Was macht die Beschwerden besser
  (Wärme? Hinlegen?)?
- Seit wann habe ich diese Beschwer-
  den?
- Hatte ich solche, oder ähnliche Be-
  schwerden, früher schon einmal?
- Wie haben die Beschwerden be-
  gonnen? Verlauf der Beschwerden
  bisher (werden die Beschwerden
  besser – schlechter?)?

Mit diesen Angaben helfen Sie Ihrem
Arzt oder Therapeuten dabei, eine Untersuchung zu planen. Dann haben Sie
sicher bald eine zuverlässige Diagnose und können mit der Arbeit an sich
selbst beginnen.

Was sagt die Diagnose?

Die Medizin benennt körperliche Beschwerden (Beschwerden an Muskeln,
Gelenken und Nerven) meist nach der
Körperregion, in der sie auftreten. Ein
Beispiel: Wirbelsäulenbeschwerden
heißen häufig allgemein „Wirbelsäulensyndrom" (WS-Syndrom). „Syn-
drom" ist jedoch lediglich der Sam-
melbegriff für eine Anhäufung von
Symptomen und erklärt leider noch
nicht die Ursache der bestehenden
Probleme. Es ist also nichts darüber
gesagt, ob die Muskulatur, die Nerven

Wieso kann der Rücken schmerzen?

Diagnose	Typische Symptome
LWS-Syndrom	▪ lokale Schmerzen in der Lendenwirbelsäule ▪ Spannungsgefühl in der Lendenwirbelsäule ▪ Bewegungssteifigkeit, z. B. beim Umdrehen ▪ stärkere Schmerzen beim Heben oder Tragen (z. B. Wäsche-korb, Sprudelkiste, Baby)
Bandscheiben-vorfall	▪ ausstrahlende Schmerzen: vom unteren Rücken, über das Gesäß bis in die Beine (auch manchmal bis an die Füße/Zehen) ▪ Taubheitsempfindungen an den Beinen (z. B. Rückseite der Oberschenkel, Innenseite der Beine, Unterschenkel) Kraftlosigkeit der Beine oder Füße (z. B. das Gefühl häufig zu stolpern, Probleme den Fuß beim Treppensteigen zu heben)
Gelenkblockade in der Lendenwir-belsäule	▪ einseitige lokale Schmerzen ▪ oft bei einer bestimmten Bewegung (Drehbewegung) ▪ bei einer bestimmten Aktivität (z. B. Umdrehen und einen Ordner aus dem Regal holen)

oder die Gelenke betroffen und ur-sächlich für das Wirbelsäulensyndrom sind. Lautet die Diagnose hingegen „Bandscheibenvorfall", ist die Lage kla-rer: Die Bandscheibe hat sich durch ei-nen „Vorfall" so verlagert, dass sie auf andere Strukturen (z. B. die Nerven) drücken kann und diese reizt. Die da-bei typischen Beschwerden (z. B. aus-strahlende Schmerzen über das Gesäß in ein Bein, pelziges Gefühl oder Kraft-losigkeit im Bein) sind charakteristisch für diese Funktionsstörung. Wird der Betroffene nach dieser ersten ärztli-chen Diagnose an die Physiotherapie weiter übermittelt, erhält er dort eine weitere physiotherapeutische Unter-suchung. Sie ist nötig, um die beteilig-ten Strukturen zu beurteilen.

Häufige Diagnosen

Fast jeder kennt Rückenprobleme: Je-doch ist nicht überall dieselbe Ursache der Grund für die Beschwerden. Die Gründe sind sehr verschieden – was es nicht einfacher macht, die richtige Diagnose zu finden Ein Beispiel: Jeder, der schon einmal Rückenbeschwer-den hatte, weiß noch, wie er mit gu-ten Ratschlägen und Tipps geradezu überhäuft wurde. Die Nachbarn hatten schon ähnliche Erfahrungen gemacht und geben den Rat: „Legen Sie eine Wärmepackung (z. B. Bettflasche, Kirschkernsäckchen) in den Rücken." Der Arbeitskollege meint: „Mir haben Yoga-Übungen geholfen", der beste Freund sagt dazu: „Also ich habe mich auf den Rücken gelegt und die Bei-ne hochgelegt." An guten Ratschlägen mangelt es nie, aber was hilft wirk-lich? Die Erfahrung zeigt, dass „seine Hilfe" letztlich jeder selbst herausfin-den muss. Jeder tut letztlich gut daran, ruhig alles auszuprobieren. Irgendet-was wird bestimmt dabei sein, das die Beschwerden zumindest lindern kann. Denn so unterschiedlich die Ursachen für Beschwerden sind, so verschieden sind auch die Wege aus der Misere. Bei einem war es tatsächlich ein Band-scheibenproblem, der Nächste hatte verspannte Muskeln, der Dritte einen gereizten Nerv. Abhängig davon, wel-che Struktur hauptsächlich betroffen ist, muss eine andere Strategie her, um die Beschwerden zu beseitigen. Lei-der gibt es beim menschlichen Körper nicht immer nur ein „entweder Mus-kel oder Gelenk". Meist sind mehre-re Strukturen gleichzeitig betroffen, was die Suche nach dem „Schuldigen" ebenfalls komplexer gestaltet, als uns lieb ist. Typische und oft genannte Symptome zeigt die Tabelle auf dieser Seite.

Wer behandelt was?

Die folgende Tabelle gibt einen kleinen Überblick über häufige Beschwerden der Lendenwirbelsäule (LWS) und die jeweils zuständigen Fachärzte. Am häufigsten treten örtlich begrenzte Schmerzen auf, gefolgt von ausstrah-lenden Beschwerden in die Beine.

Krankheitszeichen bei Rückenbeschwerden in der Lendenwirbelsäule

Symptome	Wahrscheinlich betroffene Struktur oder Störquelle	Zuständiger Facharzt
lokal begrenzter Schmerz (rechts oder links der Wirbelsäule)	- Wirbelgelenk - Muskulatur - Bandscheibe - Nervenreizung	Hausarzt Orthopäde
Schmerzen in der Mitte der Wirbelsäule	- Bandscheibe - Muskulatur	Hausarzt Orthopäde
ausstrahlende Schmerzen über das Gesäß bis in die Beine	- Bandscheibe - Nervenreizung - Rückenmarkskanal	Orthopäde Neurologe
ausstrahlende Schmerzen in die Beine, Taubheitsgefühle (pelziges Gefühl, Kribbeln)	- Nervenreizung - Bandscheibe - Rückenmarkskanal	Orthopäde Neurologe
verspanntes Gefühl mit Schmerzen rechts und links der Wirbelsäule	- Muskulatur - Wirbelgelenke	Hausarzt
ausstrahlende Schmerzen in die Beine mit Kraftverlust und Taubheitsgefühlen	- Rückenmarkskanal - Bandscheibe - Nervenreizung	Orthopäde Neurologe
bewegungsabhängige Schmerzen	- mechanische Reizung der Bandscheibe oder der Wirbelgelenke	Hausarzt Orthopäde
permanenter Dauerschmerz	- Entzündung von Gelenken, Muskeln oder Nerven	Hausarzt Orthopäde

Schritt für Schritt zur Diagnose

Vor jeder erfolgreichen Behandlung steht immer eine umfassende Untersuchung und Diagnostik der Beschwerden und der körperlichen Funktionsfähigkeit einzelner Körperbereiche. Um vorhandene Beschwerden zu reduzieren und im Verlauf der Behandlung auch bleibend zu beseitigen, müssen die Ursachen für Funktionsstörungen und die daraus resultierenden Beschwerden exakt gefunden und erklärt werden.

Dabei kommt der Untersucher vom Allgemeinen zum Speziellen und beginnt gewöhnlich mit einer Befragung zur Krankengeschichte (Anamnese). Diese Informationen sind sehr wichtig für die weitere Vorgehensweise, denn sie führen meist zu ersten Arbeitshypothesen bezüglich möglicher Ursachen und Quellen für bestehende Störungen. Dann folgt eine körperliche Untersuchung, in der alle wichtigen und für die Störung relevanten Körperregionen auf Funktionsfähigkeit untersucht werden. Sie kann auch apparative Untersuchungen beinhalten, wenn bildgebende Verfahren nötig sind, um die betroffenen Strukturen darzustellen.

Wer untersucht was?

Damit Ihre Ärzte richtig therapieren können, sollte eine umfassende Untersuchung und Diagnostik erfolgen. Denn um Beschwerden zu reduzieren und im Verlauf der Behandlung möglichst dauerhaft zu beseitigen, müssen alle Beteiligten wissen, wo die Ursachen für die Beschwerden genau liegen. Doch welcher Arzt untersucht eigentlich was?

Der erste Gang bei Beschwerden in der Lendenwirbelsäule ist im Normalfall der zum Arzt des Vertrauens – dem Hausarzt. Er kennt die persönliche Krankengeschichte und kann häufig schon erste Hypothesen und Diagnosen stellen oder auch einen ursächlichen Entstehungsmechanismus erkennen. Vor allem dient der Gang zum Arzt auch dazu, schlimmere Erkrankungen auszuschließen. Erst wenn diese ernsthaften Erkrankungen ausgeschlossen sind, ist eine Funktionsdiagnostik effektiv und die erforderliche Behandlung kann geplant und eingeleitet werden.

Bei Beschwerden unklarer Ursache strebt die Medizin eine systematische Untersuchung an, die nacheinander die möglichen Bereiche abklärt. Dabei sind unter Umständen auch andere Fachärzte in die Diagnostik integriert, um eventuelle Ursachen aus ihrem jeweiligen Fachbereich abzuklären. Haben Sie z.B. lokale Rückenschmerzen in der Lendenwirbelregion mit ausstrahlenden Beschwerden über das rechte Gesäß und die Oberschenkelrückseite bis zur Kniekehle, sind folgende medizinische Fachbereiche und

Untersuchungen sinnvoll:

- Der Hausarzt als erster Ansprechpartner wird die erste richtungsweisende Untersuchung vornehmen und die weiteren Schritte einleiten.
- Um ernsthafte Verletzungen und Erkrankungen auszuschließen, wird (beim Radiologen oder Orthopäden) ein Röntgenbild erstellt.
- Der Neurologe kann ausstrahlende Beschwerden, die ein Hinweis auf eine Nervenreizung sind, genauer untersuchen und gegebenenfalls weitere Schritte in der Diagnostik und in der Therapie einleiten.
- Ein Orthopäde kann die Lendenwirbelsäule mit speziellen Testverfahren auf spezifische Funktionsstörungen hin untersuchen.
- Die Physiotherapie kann Funktionsstörungen der Muskeln, Nerven und Gelenke umfassend untersuchen und auch behandeln.

Welcher Arzt untersucht welchen Aspekt bei Rückenleiden?

Arzt/ Fachdisziplin	Untersuchungen
Hausarzt	- Untersuchung des Bewegungsapparats - Check der inneren Organe - eventuell Röntgenaufnahme zur Kontrolle der Knochen - gegebenenfalls eine Überweisung an einen anderen Facharzt - eventuell Überweisung zur Physiotherapie
Orthopäde	- Untersuchung des Bewegungsapparats - Röntgenaufnahme der Knochen - spezielle Tests für Gelenke und Muskeln - eventuell Überweisung zur Physiotherapie
Neurologe	- Untersuchung des Nervensystems (Nervenleitgeschwindigkeit) - Untersuchung des peripheren Nervensystems - Untersuchung der Hirnnerven - Untersuchung des Rückenmarks - eventuell Überweisung zur Physiotherapie
Internist	- Untersuchung der inneren Organe und deren Funktion - Ultraschalldiagnostik

Was wird überprüft?

Die häufigsten Ursachen für Beschwerden in der Lendenwirbelsäule sind Überlastungen der Gelenke, Bandscheiben und Muskeln. Mit den Untersuchungen werden vor allem diese Ursachen bestätigt, um dann die geeignete Therapie durchzuführen. Erst wenn sich die „üblichen Verdächtigen" nicht in der erwarteten Art als die Schuldigen erweisen, sind weitere Untersuchungen notwendig. Bei Beschwerden der Lendenwirbelsäulen wird in erster Linie der Bewegungsapparat untersucht. Um andere Ursachen auszuschließen, kommen auch apparative Untersuchungsverfahren hinzu.

Funktionsdiagnostik

Sie ist der erste Schritt in der ärztlichen Kaskade der Untersuchungen. Die Funktionsdiagnostik prüft die normalen Körperfunktionen wie die der Muskeln, Gelenke und Nerven. Genau diese Bewegungs- und Nerventests führen Sie beim Selbsttest durch (s. ab S. 40). Störungen in diesen Bereichen sind auch die häufigsten Ursachen für Rückenbeschwerden.

Röntgen

Bei Verdacht auf knöcherne Veränderungen sollte ein Röntgenbild angefertigt werden. Es stellt die Knochen zuverlässig dar und zeigt mögliche Verletzungen, z. B. Brüche oder andere Veränderungen und daraus entstandene Einengungen von Nerven. Darüber hinaus lässt sich die Form der Knochen und die Stellung der Knochen zueinander prüfen und beurteilen, für die Lendenwirbelsäule bedeutet das: die Form der Wirbelkörper sowie deren Stellung zueinander. Ein Röntgenbild zeigt auch Abweichungen, die auf eine Gelenkfehlfunktion oder eine Haltungsproblematik hindeuten können. Auch Veränderungen der Bandscheiben werden sichtbar – etwa, wenn sie flacher sind als normal.

Computertomogramm

Ein Computertomogramm (CT) ist eine spezielle Röntgenaufnahme, die schichtweise Bilder (Schichtaufnahmen) der jeweils aufgenommenen Körperregion darstellt. Hier sind auch Weichteile wie Muskeln oder Sehnen und ihre Veränderungen zu erkennen, was im Röntgenbild unmöglich ist. Zeigen sich in einem Röntgenbild Auffälligkeiten der Knochen, kann dies auch ein Hinweis auf eine Veränderung der Weichteile um die Knochen herum sein. Der Verdacht auf eine Verletzung oder auf eine Veränderung dieser Weichteilstrukturen macht also

eine weitere Diagnostik mittels einer CT-Aufnahme erforderlich. Auch wenn das Röntgenbild keine Veränderungen am Knochen zeigt, kann eine CT bei bestimmten Beschwerdebildern wichtige Hinweise liefern.

Magnetresonanztomografie (MRT)

Eine Magnetresonanztomografie kann Körperregionen und -strukturen in ihrer Funktion darstellen, z. B. verschiedene Hirnregionen und Nerven. Spezielle MRT-Untersuchungsmethoden erlauben auch eine Darstellung von Bandscheiben, Muskeln und Gelenken während ihrer Arbeit/Bewegung. Hierbei muss der Patient nicht wie sonst üblich ruhig und unbewegt liegenbleiben, sondern soll ganz bewusst die zu untersuchenden Körperbereiche bewegen. Eine MRT-Aufnahme erlaubt auch, kleinere anatomische Strukturen mit hoher Auflösung darzustellen, und gibt somit höchstmögliche diagnostische Sicherheit. Diese Untersuchung stellt den momentanen „Goldstandard" dar, leider ist sie sehr teuer und wird nicht immer eingesetzt, wenn sie sinnvoll wäre.

Laboruntersuchungen

Bei Verdacht auf anderweitige Erkrankungen (Stoffwechselerkrankungen wie z. B. Zuckerkrankheit – Diabetes mellitus, Rheuma, Gicht oder auch Infektionskrankheiten) wird das Blut untersucht, um dort Anzeichen für diese Erkrankung zu finden. Eine Labordiagnostik ist dann erforderlich, wenn der Befund auf eine der aufgeführten Erkrankungen schließen lässt. So lassen sich Risikofaktoren ermitteln.

Was übernimmt die Physiotherapie?

Physiotherapeuten sind Spezialisten, die sich im Wesentlichen mit den Funktionen des aktiven und passiven Bewegungsapparats beschäftigen. Vermutet der Arzt, dass die Beschwerden von einer Störung des Bewegungsapparats hervorgerufen werden, weist er den Betroffenen einer physiotherapeutischen Behandlung zu. Der Physiotherapeut bringt dann physiotherapeutische Untersuchungen und spezielle Befundtechniken zum Einsatz. Die Diagnose des Arztes lautet oft „Lumbalsyndrom" oder „LWS-Syndrom". Die Aufgabe des Physiotherapeuten ist es dann, auf die Suche nach der Ursache des Problems zu gehen. Er prüft die Strukturen auf normale Funktion und behandelt sie bei Bedarf.

Befragung des Betroffenen

Die Befragung des Betroffenen ist eine der wichtigsten, wenn nicht gar die wichtigste Untersuchung überhaupt. Aus der Befragung gewinnt der Therapeut Informationen darüber, wie sich die Beschwerden entwickelt haben. Diese ermöglichen ihm ein umfassendes Verständnis der aktuellen Situation und lassen Hypothesen entstehen. Bei Rückenproblemen liegt das Augenmerk besonders auf:

- etwaigen Auslösern: „Als ich den Teppich aufgerollt hatte und anheben wollte, war sofort dieser stechende Schmerz im Rücken da, der sich dann über das Gesäß in das linke Bein ausbreitete."
- dem Verhalten der Beschwerden im Tagesverlauf: „Immer morgens, schon mit dem Aufstehen, habe ich diese stechenden Schmerzen im Rücken und ich fühle mich sehr steif und unbeweglich dabei!"
- Aktivitäten, die die Beschwerden schlimmer oder besser machen: „Schlimmer werden die Schmerzen, wenn ich mir Socken oder Schuhe anziehe. Auch langes Sitzen von mehr als 20 Minuten verursacht bei mir sehr starke Schmerzen, sodass ich aufstehen muss und umhergehe. Dann lassen die Schmerzen langsam nach. Besser werden meine Schmerzen auch, wenn ich mich hinlege und die Beine auf ein paar Kissen hoch lagere. Und Wärme im Lendenbereich tut mir ebenfalls sehr gut und gibt mir ein entlastetes Gefühl."
- eventuell eingenommenen Medikamenten: „Ich nehme zurzeit dreimal täglich Schmerztabletten, Paracetamol, ein."

Diese Informationen geben wichtige Hinweise auf die wahrscheinlich betroffenen Strukturen und helfen dem Physiotherapeuten dabei, die richtigen Untersuchungen und Behandlungstechniken für eine bestmögliche Behandlung Ihrer Beschwerden auszuwählen.

Sichtuntersuchung

Über Beobachtung stellt der Therapeut fest, ob die Körperhaltung oder einzelne Körperregionen sichtbare Auffälligkeiten aufweisen, die die Beschwerden komplett oder wenigstens teilweise erklären können. Mögliche Auffälligkeiten bei Beschwerden an der Lendenwirbelsäule sind z. B. eine bestehende Wirbelsäulenverkrümmungen (Skoliose), ein Beckenschiefstand (dabei steht eine Beckenseite höher oder tiefer als die andere – das bewirkt statische Fehlbelastungen), ein Schulterhochstand oder auch eine muskuläre Verspannung entlang der Wirbelsäule. Auch Schwellungen oder rote Verfärbungen können wichtige Hinweise auf eine Verletzung oder eine Entzündung geben. Wichtig ist unter anderem der direkte Seitenvergleich zwischen der rechten und der linken Körperhälfte. Sind Abweichungen zu erkennen, stehen sie oft in Zusammenhang mit den Beschwerden.

Aktive Bewegungsprüfung

Diese physiotherapeutische Diagnostik zeigt, inwieweit der Betroffene einzelne Körperregionen (die Lendenwirbelsäule) bewegen und belasten kann. Darüber erkennt der Therapeut Ausweichmechanismen oder Schmerzvermeidungsreaktionen. Auch das gibt Hinweise auf die für Schmerz oder Bewegungsstörungen verantwortlichen Strukturen. Bei schmerzhaften Bewegungen müssen letztlich Behandlungen erfolgen, die Schmerzen reduzieren und die Beweglichkeit der betroffenen Gelenke wiederherstellen können.

Neurologische Untersuchung

Eine neurologische Untersuchung ist stets dann erforderlich, wenn Symptome wie Kribbeln, ein pelziges, taubes Gefühl oder auch ausstrahlende Schmerzen bestehen, denn das weist darauf hin, dass das Nervensystem —oder zumindest Teile davon – betroffen ist. Nicht nur der Neurologe, sondern auch der Therapeut kann grundlegende Reflexe, die Sensibilität der Hautoberfläche und die Muskelkraft prüfen. Das Nervensystem hat

die Eigenschaft, schnell und oft nachhaltig auf Fehlbelastungen zu reagieren. Werden in der Untersuchung Probleme des Nervensystems übersehen und nicht genauer untersucht, kann die Therapie auch keinen optimalen Effekt erzielen. Bei Bedarf muss das Nervensystem behandelt werden.

Passive Bewegungsprüfung

In diesem Untersuchungsgang testet der Physiotherapeut die Beweglichkeit der einzelnen Gelenke auf eine normale Funktion. Der Therapeut prüft sämtliche Bewegungsrichtungen der Gelenke, indem er die Gelenke passiv bewegt (ohne aktive Beteiligung des Patienten). Als Anhaltspunkte für die Interpretation dienen sogenannte Normwerte der menschlichen Mobilität und die Qualität der Bewegung. Dabei achtet er auf mögliche Spannungen der Gelenkkapsel, Schmerzen oder andere Phänomene wie plötzliche muskuläre Gegenspannung. Aus dieser Untersuchung kann er eine gestörte Gelenkmechanik ableiten. Hierbei überprüft er auch das Bewegungsausmaß der Wirbelsäule und der benachbarten Gelenke auf mögliche Einschränkungen. Bei bestehenden Beschwerden in der Lendenregion findet diese Untersuchung vor allem an den Gelenken der Lendenwirbelsäule, der Brustwirbelsäule und des Beckens (Ileosakral- oder Kreuz-Darmbein-Gelenk und Hüftgelenk) statt.

Muskelfunktionstest

Die Funktion der Muskulatur besteht im Wesentlichen darin, sich willentlich anzuspannen. Die Anspannung muss einen bestimmten Kraftgrad erreichen, damit wir eine bestimmte Aktivität (z. B. von einem Stuhl aufstehen oder eine Kiste Sprudel tragen) durchführen können. Jeder muss diese Kraft solange aufrechterhalten können, bis die Aktivität komplett beendet ist. Danach sollte die Muskulatur auch wieder kontrolliert entspannt werden können. Mit einem Muskelfunktionstest überprüft der Physiotherapeut genau das. Hierbei lässt er den Patienten die betroffene Muskulatur im Seitenvergleich aktiv an- und wieder entspannen. Die Einteilung der Muskelkraft erfolgt in fünf Kraftgraden, wobei Kraftgrad fünf einem normalen Befund entspricht. Zeigen sich hier Abweichungen von der Norm, richtet sich die Behandlung daraufhin aus.

Therapieplan

Aus den gesammelten Informationen entsteht ein Therapieplan, der auf die Bedürfnisse des Patienten und dessen Beschwerden (die es zu beseitigen gilt) abgestimmt ist. Nach diesem Plan werden bestimmte Gelenke (die eine Funktionsstörung aufweisen) mobilisiert, Muskeln trainiert und gekräftigt und auch Übungen für das Training zu Hause angeleitet.

Wer behandelt Rücken-
beschwerden – und wie?

Welche Behandlung für Sie die richtige ist, hängt immer vom Befund, der Diagnose und den Untersuchungsergebnissen ab. Das folgende Kapitel zeigt Ihnen gängige und bewährte medizinische Therapiemöglichkeiten, die bei Rückenbeschwerden im Allgemeinen und bei Beschwerden in der Lendenwirbelsäule im Speziellen vorzugsweise helfen.

Unbequeme Wahrheit: Eigenverantwortung

Die unangenehmste Erkenntnis liegt vermutlich darin, dass wir für unseren Rücken – die Wirbelsäule mit ihren Gelenken, Muskeln und Nerven – selbst die Verantwortung tragen und für unsere Gesundheit aktiv etwas tun müssen. Nur durch Eigeninitiative und gezielt eingesetzte Aktivitäten und Übungen lassen sich Beschwerden am Bewegungsapparat, speziell der Wirbelsäulenregion, langfristig wieder in den Griff bekommen.

In der Praxis stelle ich meinen Patienten eingangs gerne die Frage: „Was möchten Sie in der Therapie mit mir zusammen erreichen?" Eine der häufigsten Antworten lautet in etwa

wie folgt: „Es soll wieder so werden wie früher!" Leider muss ich diesen Therapiewunsch im Keim ersticken und klarstellen, dass der Zustand von früher nicht unbedingt erstrebenswert ist. Denn: Der „alte" Zustand hat letztlich die heutige Situation und damit die Beschwerden in der Wirbelsäule hervorgebracht. Die Summe der früheren Verhaltensweisen, der Bewegungsgewohnheiten und der körperlichen Belastungen hat zu einem gewissen Raubbau am Körper geführt. Und der hat maßgeblich in die aktuelle Beschwerdeepisode geführt. Wenn wir nun das Rad der Zeit in der Therapie wieder auf den Ausgangswert (die Situation von „früher") zurückdrehen,

ist es meist nur eine Frage der Zeit, bis sich dieselben oder zumindest ähnliche Beschwerden wieder bemerkbar machen. Also muss jeder Betroffene das Ziel in der Therapie eindeutig anders definieren. Er sollte sagen: „Es muss besser werden, als es früher war." Zumindest muss es anders werden als zuvor.

TIPP

Wenn wir unsere Kenntnisse der Funktionen unseres Körpers erweitern, dann führt dieses Wissen dazu, dass wir reifen und lernen, verantwortungsvoller mit dem eigenen Körper umzugehen.

Wichtige Teilziele dabei sind unter anderem

- mehr Körpergefühl entwickeln,

165

- auf die Signale des Körpers hören (diese erst einmal erkennen und interpretieren können),
- wichtige Belastungen kennenlernen sowie Belastungen optimal wählen und mit der Kraft haushalten,
- den Körper trainieren (Kraft, Ausdauer und Beweglichkeit) und sich damit für die Belastungen des Alltags vorbereiten,
- erkennen, wann die individuellen Grenzen der Belastbarkeit erreicht sind, und diese möglichst selten überschreiten.

Unser Körper gleicht einem Tempel: Wenn der Besitzer ihn nicht anbetet, wer dann? Jeder Mensch hat unbestritten einen großen Eigenanteil an seiner Gesundheit und kann sie mit Übungen oder Entspannung bei der Genesung sehr unterstützen. Aber was tun, wenn die Problematik nicht selbst in den Griff zu bekommen ist? Dann werden Hilfen von außen – von z.B. Ärzten, Therapeuten – erforderlich. Sinnvolles Training mit abwechslungsreichen Übungen planen – und vor allem regelmäßig beüben.

ben bis zehn Tage), sollte der Betroffene über entzündungshemmende Maßnahmen, wie eine abgestimmte Medikamentengabe, nachdenken.

Eine ärztliche Behandlung schließt eine eventuelle Überweisung zu einem Spezialisten (Facharzt) immer mit ein. Nur durch ein interdisziplinäres Zusammenarbeiten können alle Mittel und Wege ausgeschöpft werden, um die bestehenden Beschwerden zu verbessern. Wenn Sie also von Ihrem Hausarzt an einen Facharzt (Neurologen, Orthopäden oder auch an einen Chirurgen) überwiesen werden, zeigt das vor allem eines: Ihre Problematik liegt Ihrem behandelnden Arzt am Herzen und er möchte Ihnen jede mögliche Hilfe, auch außerhalb seines fachlichen Spezialgebiets, zuteil werden lassen. Nutzen Sie diese einfache Möglichkeit, weitere Informationen und Hilfen zu bekommen.

Die ärztliche Behandlung des Rückens

Eine der wichtigsten Aufgaben der ärztlichen Therapie ist zuerst die genaue Diagnostik. Sie schließt vor allem ernsthafte Erkrankungen aus und legt das weitere Vorgehen fest. Sind alle erforderlichen Befunde erhoben, kann die eigentliche Behandlung der Beschwerden beginnen. Ist der Schmerz vorrangig, vielleicht auch gekoppelt mit einer Entzündung, ist eine medikamentöse Therapie häufig sinnvoll. Sie reduziert den Schmerz und kann die Entzündung besser kontrollieren. Bei Beschwerden, die zudem noch auf eine spezielle Körperhaltung zurückzuführen sind, kann eine Versorgung mit orthopädischen Hilfsmitteln wie z.B. Schuheinlagen, Schuherhöhungen oder auch Stützverbände zielführend sein.

Schmerztherapie

Da die meisten Rückenbeschwerden mit Schmerzen einhergehen, beinhaltet die ärztliche Therapie meist auch eine Medikamentengabe, um den Schmerz zu reduzieren (z.B. Schmerztabletten, Injektionen). Sie muss in der Stärke und Dauer auf die aktuelle Situation des Betroffenen abgestimmt sein. Bei einer entzündlichen Komponente – z.B. bei entzündungsbedingten Schmerzen im Lendenwirbelsäulenbereich – ist eine Medikation mit Entzündungshemmern (NSAR = nicht steroidale Antirheumatika bis zur Anwendung von Opiaten oder Morphium) standardisiert. Vor allem, wenn ein entzündlicher Prozess länger als normal anhält (als normal gelten sie-

Schmerzschema der WHO

Die Weltgesundheitsorganisation (WHO) entwickelte Stufen, in denen Mediziner Schmerzmittel (Analgetika) einsetzen sollten. Sie bilden einen sinnhaften Rahmen für eine gute Therapie der Beschwerden und helfen zu vermeiden, dass Betroffene das „falsche Medikament zur falschen Zeit" nehmen. Der Grundgedanke: Betroffene sollen die Medikation stufenweise anpassen – und nicht direkt „in die Vollen" gehen."

WHO-Stufenschema der medikamentösen Therapie von Schmerzen.

Medikationsstufe	Präparat	Effekte
WHO-Stufe 1: NSAR = Nicht steroidale Antirheumatika	Ibuprofen, Paracetamol, Aspirin, Voltaren u. a.	Diese Medikamente unterbrechen die Ausschüttung von Entzündungsmediatoren (Stoffe, die eine Entzündung in unserem Körper aufrechthalten) und stoppen somit die Entzündung und den Schmerz. Sie hemmen die Ausschüttung von „Zyklooxygenasen", um die Entzündung zum Erliegen zu bringen. Da Zyklooxygenasen auch eine Schutzfunktion in den inneren Organen – besonders im Magen – erfüllen, kann bei längerer Einnahme ein zusätzliches Medikament zum Schutz des Magens erforderlich werden. Dabei greift nicht die Substanz selbst den Magen an, sondern dessen Wirkungsmechanismus.
WHO-Stufe 2: Glukokortikoide = Schmerzmittel und Entzündungshemmer auf Steroidbasis	Der bekannteste Vertreter dieser Medikamentengruppe ist das Kortison.	Diese Präparate greifen hemmend in den Schmerzkreis ein und unterbinden die Entzündung, indem sie die Ausschüttung von Entzündungsstoffen hemmen – sie unterbrechen den „Arachidonsäurezyklus".
WHO-Stufe 3: Opioide	schwache Opioide z. B. Tilidin starke Opioide: z. B. Oxycodon	Opioide lindern den Schmerz, indem sie Schmerzrezeptoren und Schmerzbahnen blockieren.

Medikamente in der Schmerztherapie haben häufig Tablettenform. Sie können Verschiedenes leisten: Sie dämmen eine eventuelle Entzündung ein – das Gewebe kann schneller und effektiver heilen und die Schmerzen werden ebenfalls durch den Wirkstoff reduziert. Andere hemmen bestimmte Prozesse des Schmerzstoffwechsels im Körper und/oder blockieren die Übertragung des Schmerzes an das Gehirn.

Was hilft wann?

Entsprechend der Stärke der Schmerzen und auf Basis der Diagnose (also auch unter Berücksichtigung der verletzten Gewebe) setzen Ärzte die Medikationsstufen ein. Bei leichten Schmerzen eignen sich Präparate aus der NSAR-Gruppe. Ist die Wirkung gering oder bleibt sie aus, werden die Substanzen bis zur Stufe 3 gesteigert. Bei starken Schmerzen, die ursächlich unter anderem aus dem zentralen Nervensystem (Rückenmark und Gehirn) herrühren, benötigen Betroffene stärkere Präparate, die im zentralen Nervensystem wirken: Opiate. Sie gehören zur WHO-Medikationsstufe 3 und sollten mit Bedacht und Kontrolle genommen werden.

TIPP

Haben Sie mit der Einnahme von Schmerzmitteln zur Entzündungshemmung begonnen, nehmen Sie sie bis zum Ende der Entzündung weiter. Das ist meist nach etwa sieben bis zwölf Tagen der Fall. Brechen Sie die Therapie vorher ab, drohen Rückfälle!

Lokale Injektionen

Bei starken und tablettenresistenten Schmerzen können Betroffene auch eine Injektion erhalten, die den Schmerzkreis durchbricht und die Entzündung eindämmt. Geeignete Präparate sind meist auf Kortisonbasis und wirken lokal an der Stelle der Beschwerden.

Versorgung mit Hilfsmitteln

Ergänzend zur Schmerzbehandlung mit Medikamenten in Tablettenform oder einer Injektion kann es sinnvoll sein, weitere Hilfsmittel, beispielsweise in Form einer Korrektur der Fuß- und Beinachsen (zur Verbesserung der Belastungen) durch Schuheinlagen, einzusetzen. Für manche Betroffene kann es hilfreich sein, den schmerzhaften Rückenabschnitt durch eine Bandage oder Korsage zu stützen und damit für eine gewisse Zeit zu entlasten. Zu diesen Hilfsmitteln zählen unter anderem:

- Schuheinlagen
- Schuherhöhungen
- Gehhilfen (z. B. Unterarmstützen, Stöcke)
- Lagerungshilfen (z. B. Kissen, Keile, Würfel, Spezialmatratzen, Auflagen)
- Bandagen für die Gelenke der Beine oder der Arme
- Korsagen (Stützkorsetts) für den Rumpf (die Wirbelsäule)
- Tape

Zusatzleistungen

Je nach Beschwerden und Diagnostik-Ergebnissen kommen auch noch andere medizinische Behandlungen in Betracht, wie:

- Stoßwellentherapie
- Elektrobehandlungen
- Magnetfeldtherapie
- Traktionsbehandlungen

Sie sollen den lokalen Stoffwechsel günstig beeinflussen, um die körpereigenen Heilkräfte anzukurbeln und die Regeneration zu beschleunigen.

Anzumerken ist jedoch, dass es sich dabei um „Individuelle Gesundheitsleistungen" („Igelleistungen") handelt. Die Crux: Der Betroffene muss sie selbst finanzieren, da die meisten Krankenkassen die Kosten nicht übernehmen. Gleichwohl lohnt sich im Einzelfall eine Anfrage bei der zuständigen Krankenkasse (in jedem Fall vor Behandlungsbeginn!), um eine anteilige Kostenübernahme zu erfragen. Manchmal kann man dabei auf eine Kulanzregelung zugunsten des Versicherten hoffen.

Physiotherapie bei Rückenproblemen

Da es sich bei Rückenbeschwerden und bei Problemen in der Wirbelsäule/Lendenwirbelsäule meist um Störungen des Bewegungsapparates handelt, ist körperliches Training unbedingt notwendig – und zudem auch sehr erfolgversprechend. Nur damit lässt sich Beschwerdefreiheit erreichen. Die Physiotherapie (früher Krankengymnastik genannt) ist eine Therapie, die mit ihren verschiedenen Techniken und Therapiekonzepten bei bestehenden Beschwerden mit dem Bewegungsapparat sehr gut hilft. Durch eine umfassende physiotherapeutische Diagnostik lokalisieren die Therapeuten die Beschwerden so exakt wie möglich, siehe Seite 163 (Was übernimmt die Physiotherapie?). Sie können:

- Muskelschwächen entdecken,
- muskuläre Verspannungen lokalisieren,
- Störungen in der Beweglichkeit der Wirbelgelenke feststellen,
- Druckempfindlichkeiten von Bindegewebe, Muskeln, Sehnen oder Bändern herausfinden,
- Bewegungsfähigkeit und Elastizitätsverhalten von Nerven untersuchen,
- individuelle Trainingspläne erstellen,
- die Beschwerden gezielt und effektiv behandeln.

Um Rückenbeschwerden zu behandeln, und speziell für Beschwerden in der Lendenwirbelsäule, hat die Physiotherapie viele Therapiekonzepte.

Manuelle Therapie

Diese Therapie ist besonders bei Muskel-, Nerven- und Gelenkbeschwerden zu empfehlen. Bei dieser Technik wird das Gewebe mit effektiven Reizen behandelt, die v.a. durch Druck oder Zug ausgeübt werden.. Der Therapeut setzt bei der Manuellen Therapie im wortwörtlichen Sinne nur seine Hände und keine weiteren Hilfsmittel ein. Diese Therapie ist ein Qualitätsmerkmal der Physiotherapie. Der Therapeut muss nach Abschluss der Berufsausbildung eine spezielle Fortbildung absolvieren, um die Technik gegenüber den Kostenträgern (Krankenkassen) abrechnen zu dürfen.

Trainingstherapie

In der Trainingstherapie kommen medizinisch kontrolliertes Kraft-, Ausdauer- und Koordinationstraining (auch an Geräten) zum Einsatz. Ein auf die Beschwerden des Betroffenen ausgerichteter Trainingsplan kann die bestehenden Schwierigkeiten reduzieren. Trainingstherapie ist auch bei der Vorbeugung (Prävention) sinnvoll. Die Therapie nutzt medizinisch angewandte Trainingsreize für die Anpassungen des Körpers, um Muskelkraft, Gelenkbeweglichkeit oder Nervenfunktion zu verbessern. Die Belastungsfolge ist von leicht nach schwer (anstrengend) aufgebaut. Betroffene beginnen mit eher leichteren Belas-

tungsformen, wie sie beim Ausdauertraining auftreten. Die Steigerung geht dann über ein lokales Muskelkrafttraining zu einem anspruchsvollen Koordinationstraining, bis hin zu sportartspezifischen Belastungen. Auch diese Therapieform stellt ein Qualitätsmerkmal der Physiotherapie dar, da eine spezielle Fortbildung erforderlich ist.

Nach einem Bandscheibenvorfall (egal ob konservativ oder operativ behandelt) kann ein möglicher Trainingsaufbau wie folgt aussehen: allgemeines Ausdauertraining zu Beginn (Radergometer, Laufband, Cross-Trainer); es folgt Krafttraining für Arme, Beine und Rumpf. Später kommt Koordinationstraining auf einem Therapiekreisel oder Matten und als letzte Steigerung ein sportartspezifisches Training (z.B. Volleyball) hinzu.

PNF – Propriozeptive neuromuskuläre Fazilitation

Dieses Therapiekonzept eignet sich zur Rehabilitation von Nervenstörungen oder auch bei neurologischen Krankheitsbildern, z.B. dem Schlaganfall oder einer Multiplen Sklerose. Durch die engen Verknüpfungen zwischen dem Nerven- und dem Muskelsystem (wie es auch häufig bei Rückenproblemen der Fall ist) können diese Therapietechniken die Beschwerden verbessern. Zudem hat

das Konzept auch ein großes Potenzial zum Einsatz bei Störungen des Bewegungsapparats. Hintergrund: Jede Bewegung, die wir im Alltag und im Sport machen, besteht aus vielen kleinen Teilkomponenten, z.B. ist das Gehen eine sehr komplexe Bewegung, die sich aus Bewegungen der Hüfte, des Kniegelenks und der Fußgelenke zusammensetzt. Bei der PNF werden blockierte Bereiche durch Berührungs-, Muskeldehnungs-, Druck-, Sehnenspannungs- und Lagesinnrezeptoren gereizt und so zu einem wieder runden Gesamtbewegungsablauf stimuliert. Auch diese Therapieausbildung stellt eine Weiterqualifikation in der Physiotherapie dar.

FBL – Funktionelle Bewegungslehre

Bei diesem Konzept liegt der Schwerpunkt auf der Analyse von funktionellen Aktivitäten und Bewegungen – und deren Störungen. Eine genaue Diagnostik deckt die Zusammenhänge von Funktionsstörungen auf. Bestimmte Übungen und Techniken verbessern gestörte Bewegungen. Dieses Therapiekonzept bietet vor allem einen Übungs-Pool für bereits bestehende Rückenbeschwerden und für den Bereich der Vorbeugung von Rückenproblemen an. Der Therapeut arbeitet mit Übungen, wie sie auch dieses Buch zeigt – immer mit der Idee, den Bewegungsapparat zu optimieren.

Trigger-Therapie

Das Konzept behandelt sogenannte Triggerpunkte. Das sind spezielle Spannungspunkte in der Muskulatur, die durch besondere Schmerzempfindlichkeit und eine starke Unbeweglichkeit des Muskelgewebes auffallen. Triggerpunkte entstehen durch Überlastungen an der Muskulatur, wie sie bei ungewohnten Arbeiten (z. B. Hecken schneiden, Bäume stutzen) auftreten können oder auch bei übermäßig verspannten Muskeln durch ungünstige Körperhaltungen. Diese Triggerpunkte können unter anderem lokale Schmerzen oder auch ausstrahlende Schmerzen in andere Körperabschnitte auslösen. Durch punktgenaue manuelle Druckausübung oder Stoßwellen – hierbei wird ein spezielles Gerät eingesetzt, können diese Triggerpunkte aufgelöst, die Spannungsfelder (die hohe Spannungsneigung der Muskeln) beseitigt und die normale Funktion der Muskulatur wiederhergestellt werden.

Faszien-Therapie

Faszien sind Hüllstrukturen. Sie umhüllen unsere Organe und die Muskeln unseres Bewegungsapparats und verbinden sich im gesamten Körper zu Faszienketten. Darin liegt ein ungeheures Beweglichkeitspotenzial für unseren Körper. Bei Fehlfunktionen oder Verletzungen innerhalb der Faszien reduziert sich auch die Bewegungsfähigkeit der betroffenen Strukturen. Diese Ketten wirken sich bei bestehenden Störungen auch auf das Bewegungsverhalten von Gelenken und Muskeln aus. Bei Bewegungsstörungen der Wirbelsäule kann ein Funktionsverlust der Faszien ebenfalls zum Beschwerdebild beitragen. Über eine Faszien-Therapie, z. B. mit der Blackroll, kann die Beweglichkeit der Faszien wieder normalisiert werden.

Übungsbehandlung

Eine physiotherapeutische Übungsbehandlung sollte stets Bestandteil der Therapie von Rückenbeschwerden sein. Ein auf die Bedürfnisse des Betroffenen abgestimmter Eigenübungsanteil kann die Effektivität der Gesamtbehandlung steigern und die Beschwerden nachhaltig beseitigen. Der Therapeut stellt die passenden Übungen anhand der Untersuchungsergebnisse, je nach Diagnose und Therapieziel, zusammen und leitet Sie an. Die Übungen können mit unterschiedlichen Zielsetzungen angewendet werden:

- Steigerung der Ausdauerfähigkeit einzelner Gelenksysteme (z. B. der Lendenwirbelsäule),
- Steigerung der Beweglichkeit einzelner Gelenkbereiche (Wirbelgelenke),
- Verbesserung der Muskelkraft
- Optimierung der Koordination (des Zusammenspiels einzelner Körperabschnitte bei komplexen Bewegungen),
- Beseitigung akuter und chronischer Schmerzen,
- Vorbeugung erneuter Funktionsstörungen,
- Verbesserung der Nervenfunktion.

Operationen am Rücken – der „Notnagel"

Ein letzter Ausweg aus einer Rückenproblematik kann eine Operation sein. Gleichwohl: Eine Operation an der Wirbelsäule sollte stets die Ultima Ratio sein. Da sie in keinem Fall mehr rückgängig gemacht werden kann, sollte sie nur dann zum Einsatz kommen, wenn alle nicht-operativen Behandlungsmöglichkeiten zu keiner befriedigenden Linderung der Beschwerden geführt haben. Vor einer Operation sollten der Betroffene und seine Therapeuten stets funktionelle und damit konservative (nicht-operative) Therapiemethoden anstreben und anwenden. Erst wenn der Leidensdruck ansteigt und die konservativen Methoden nicht wirken, ist ein operativer Eingriff überhaupt zu erwägen und auch zu empfehlen. Keine Therapiemethode hat eine 100-prozentige Erfolgsquote – so steht es auch

WISSEN

Was sind die Risiken einer Operation?

Einblutung mit Raumforderung. Einblutungen an der Wirbelsäule können einen sogenannten raumfordernden Prozess darstellen, d.h., dass sie durch den Raum, den sie bei der Ausdehnung einnehmen, örtliche Strukturen (besonders die Nerven und das Rückenmark) beeinträchtigen und gefährden können. Daraus kann schnell im schlimmsten Fall eine Querschnittslähmung entstehen.

Nervenverletzung. Durch Operationsfehler können auch Nerven an der Wirbelsäule direkt verletzt werden. Das kann zu einem Sensibilitäts-Ausfall oder auch zu einem Ausfall der Versorgungsfunktion des Nervs führen. Das Versorgungsgebiet des verletzten Nervs wird so nur noch unzureichend versorgt. Nervenverletzungen sind durchaus schwerwiegend, denn sie haben in der Regeneration eine eher schlechte Prognose und führen damit oft zu einem bleibenden Schaden, d.h. einer bleibenden Einschränkung der betroffenen Körperfunktionen.

Muskelverletzungen. Muskelverletzungen sind zwar ebenfalls sehr lästig und unangenehm, führen aber (im Vergleich zu der möglichen Nervenverletzungen) eher nicht zu einer bleibenden Störung. Muskelgewebe hat eine relativ gute Heilungstendenz.

Gelenkschäden. Auch Verletzungen der kleiner Wirbelgelenke sind bei operativen Eingriffen möglich. Sie führen oft zu Bewegungsstörungen und Bewegungsschmerzen.

mit den Operationen an der Wirbelsäule. Der Betroffene hat auch mit einer Operation keine Garantie, dass er beschwerdefrei wird.

Wann sind Operationen erforderlich?

In der Orthopädie sind Notfälle (die zwingend operativ versorgt werden müssen) recht selten. Ein medizinischer Notfall mit klarer OP-Indikation wäre z.B. ein komplizierter Knochenbruch (Bruch eines Wirbelkörpers mit Verdacht auf eine Querschnittslähmung, etwa nach einem Auto- oder Motorradunfall). Bei permanenter Nervenreizung oder Nervenquetschung mit neurologischen Ausfällen (also größeren Störungen des Nervensystems wie Störung der Blasen- und Darmfunktion oder bei einem permanenten Lähmungsgefühl in den Beinen/Füßen) wäre eine Operation ebenfalls anzuraten, und zwar um Spätfolgen (wie irreparable Schädigungen an den betroffenen Nerven) zu verhindern und um die Lebensqualität wiederherzustellen und zu erhalten. Natürlich sind auch Krebsleiden als Auslöser für Rückenbeschwerden (z.B. ein Knochenmarktumor an der Wirbelsäule) eine Indikation für einen operativen Eingriff. Damit sind die zwingenden Indikationen für eine Operation allerdings auch schon alle genannt. Eine Operation sollte stets der letzte Schritt einer Behandlung und besonders gut überlegt sein.

Sind die Rückenbeschwerden vordergründig und intensiv vorhanden, stören sie bei der täglichen Arbeit, sind sie ein Grund für einen Verlust von Freizeitaktivitäten, führen sie zu einem veränderten und eingeschränkten Sexualleben, schränken sie also das Leben stark ein – dann sind auch hier operative Vorgehensweisen zu erwägen. Jedoch bergen sie stets auch Risiken und Gefahren, die es im Einzelfall gründlich abzuwägen gilt.

TIPP

Holen Sie eine Zweit- oder Dritt-Meinung anderer Ärzte und/oder Therapeuten ein. Auch sollten Sie zuerst alle konservativen (also alle nicht-operativen) Möglichkeiten ausschöpfen.

Der Bogen für die Dokumentation Ihres Erfolgs.

Test	Testergebnis 1. Datum	Testergebnis 2. Datum	Testergebnis 3. Datum
1. Nach vorn beugen (Flexion) (Übungen, siehe Beugen nach vorn)			
2. Nach hinten strecken (Extension) (Übungen, siehe Strecken nach hinter)			
3. Drehen nach rechts (Rotation nach rechts) (Übungen, siehe Drehbewegung verbessern)			
3. Drehen nach links (Rotation nach links) (Übungen, siehe Drehbewegung verbessern)			
4. Seitneigung nach rechts (Lateralflexion rechts) (Übungen, siehe Seitneigung)			
4. Seitneigung nach links (Lateral-flexion links) (Übungen, siehe Seitneigung)			
5. ISG-Test mit Gürtel oder Handtuch (Übungen, siehe Übungen für das ISG)			
6. Nerventest 1 (Kopfbewegung) (Übungen, siehe Beweglichkeit des Nervensystems verbessern)			
7. Nerventest 2 (Fußbewegung) (Übungen, siehe Beweglichkeit des Nervensystems verbessern)			

Markieren Sie die Testbewegung, bei der Sie Beschwerden oder Schmerzen empfinden.

Beschreiben Sie beim jeweiligen Test Ihre Empfindung möglichst genau. (Was empfinden Sie? Schmerz? Wo? Wie stark? Steifigkeit? Ab wann in der Bewegung?)

Zur Beschreibung von Schmerzen nutzen Sie die Schmerzskala, siehe Seite 58 und bewerten den Schmerz vom 0 (kein Schmerz) bis 10 (unerträgliche Schmerzen), siehe Schmerz beurteilen.

Stichwortverzeichnis

Literatur

Fachliteratur

Bartrow K.: **Untersuchen und Befunden in der Physiotherapie.** Heidelberg: Springer; 2012

Deemter F.: **Rückentraining.** Stuttgart: Thieme; 2012

Diemer F, Sutor V.: **Praxis der medizinischen Trainingstherapie Band 1.** Stuttgart: Thieme; 2007

Ehrhardt D.: **Praxishandbuch funktionelles Training.** Stuttgart: Thieme; 2012

Kapandji IA.: **Funktionelle Anatomie der Gelenke. Einbändige Sonderausgabe.** 3. Aufl. Stuttgart: Hippokrates; 2001

Klein P, Sommerfeld P.: **Biomechanik der menschlichen Gelenke/Biomechanik der Wirbelsäule.** München: Urban&Fischer; 2004

Laube W, Hrsg.: **Sensomotorisches System.** Stuttgart: Thieme; 2009

Raspe R.: **Gesundheitsberichterstattung des Bundes in Zusammenarbeit mit dem Robert Koch Institut (RKI).** Heft Nr. 53 „Rückenschmerzen"; 12/2012

Trepel M.: **Neuroanatomie – Struktur und Funktion.** 3. Aufl. München: Urban&Fischer; 2004

van den Berg F.: **Angewandte Physiologie Band 1.** 3. Aufl. Stuttgart: Thieme; 2011

Ergänzende Literatur

Bartrow K.: **Übeltäter Kiefergelenk.** Stuttgart: TRIAS 2012

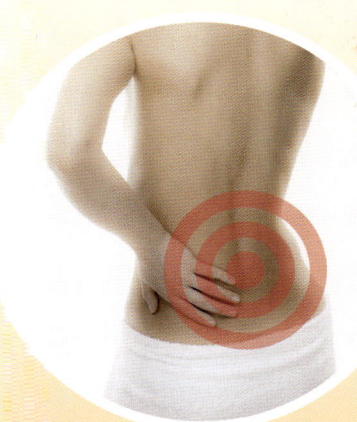
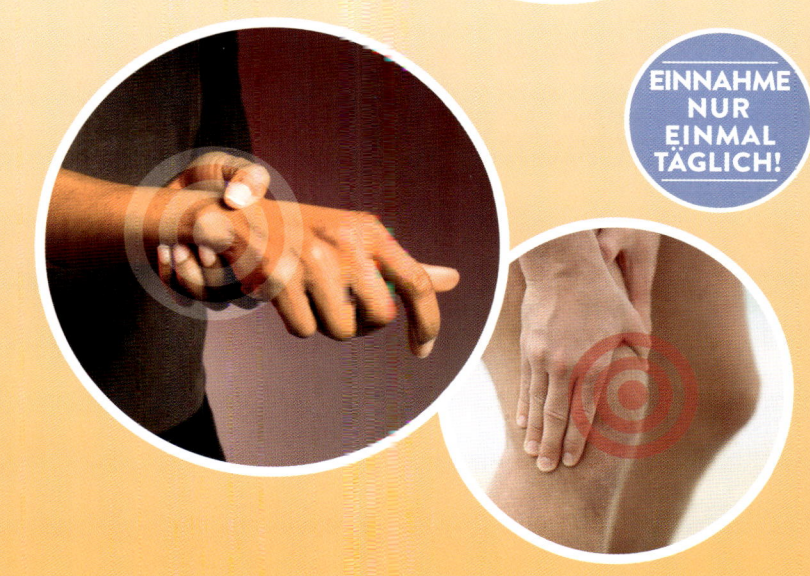
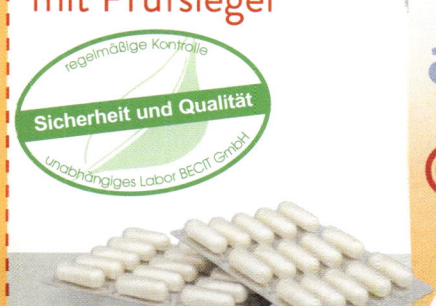

Bibliografische Information
der Deutschen Nationalbibliothek
Die Deutsche Nationalbibliothek verzeichnet
diese Publikation in der Deutschen National-
bibliografie; detaillierte bibliografische Daten
sind im Internet über http://dnb.d-nb.de
abrufbar.

Programmplanung: Simone Claß
Redaktion: Sabine Josten
Herstellung: Christoph Frick

Umschlaggestaltung und Innen-Layout:
Cyclus · Visuelle Kommunikation, Stuttgart

Bildnachweis:
Umschlagfoto vorn: Fotolia
Umschlagfoto hinten: Holger Münch, Stuttgart
Fotos im Innenteil: Holger Münch, Stuttgart
Die abgebildeten Personen haben in keiner
Weise etwas mit der Krankheit zu tun.
Zeichnungen: Ingrid Schobel, München

1. Auflage 2014
© 2014 TRIAS Verlag in MVS Medizinverlage
Stuttgart GmbH & Co. KG
Oswald-Hesse-Straße 50, 70469 Stuttgart

Printed in Germany

Satz und Repro: Cyclus · Media Produktion,
Stuttgart
gesetzt in: InDesign CS6
Druck: AZ Druck und Datentechnik GmbH,
Kempten

Gedruckt auf chlorfrei gebleichtem Papier

ISBN 978-3-8304-6902-5   1 2 3 4 5 6
auch erhältlich als E-Book:
ISBN (PDF) 978-3-8304-6903-2
ISBN (EPUB) 978-3-8304-6904-9

Wichtiger Hinweis: Wie jede Wissenschaft ist die Medizin ständigen Entwicklungen unterworfen. Forschung und klinische Erfahrung erweitern unsere Erkenntnisse. Ganz besonders gilt das für die Behandlung und die medikamentöse Therapie. Bei allen in diesem Werk erwähnten Dosierungen oder Applikationen, bei Rezepten und Übungsanleitungen, bei Empfehlungen und Tipps dürfen Sie darauf vertrauen: Autoren, Herausgeber und Verlag haben große Sorgfalt darauf verwandt, dass diese Angaben dem Wissensstand bei Fertigstellung des Werkes entsprechen. Rezepte werden gekocht und ausprobiert. Übungen und Übungsreihen haben sich in der Praxis erfolgreich bewährt.
Eine Garantie kann jedoch nicht übernommen werden. Eine Haftung des Autors, des Verlags oder seiner Beauftragten für Personen-, Sach- oder Vermögensschäden ist ausgeschlossen.

Geschützte Warennamen (Warenzeichen) werden nicht besonders kenntlich gemacht. Aus dem Fehlen eines solchen Hinweises kann also nicht geschlossen werden, dass es sich um einen freien Warennamen handelt.

SERVICE

Liebe Leserin, lieber Leser,

hat Ihnen dieses Buch weitergeholfen? Für Anregungen, Kritik, aber auch für Lob sind wir offen. So können wir in Zukunft noch besser auf Ihre Wünsche eingehen. Schreiben Sie uns, denn Ihre Meinung zählt!

Ihr TRIAS Verlag

E-Mail Leserservice: kundenservice@trias-verlag.de
Lektorat: TRIAS Verlag, Postfach 30 05 04, 70445 Stuttgart, Fax: 0711 89 31-748

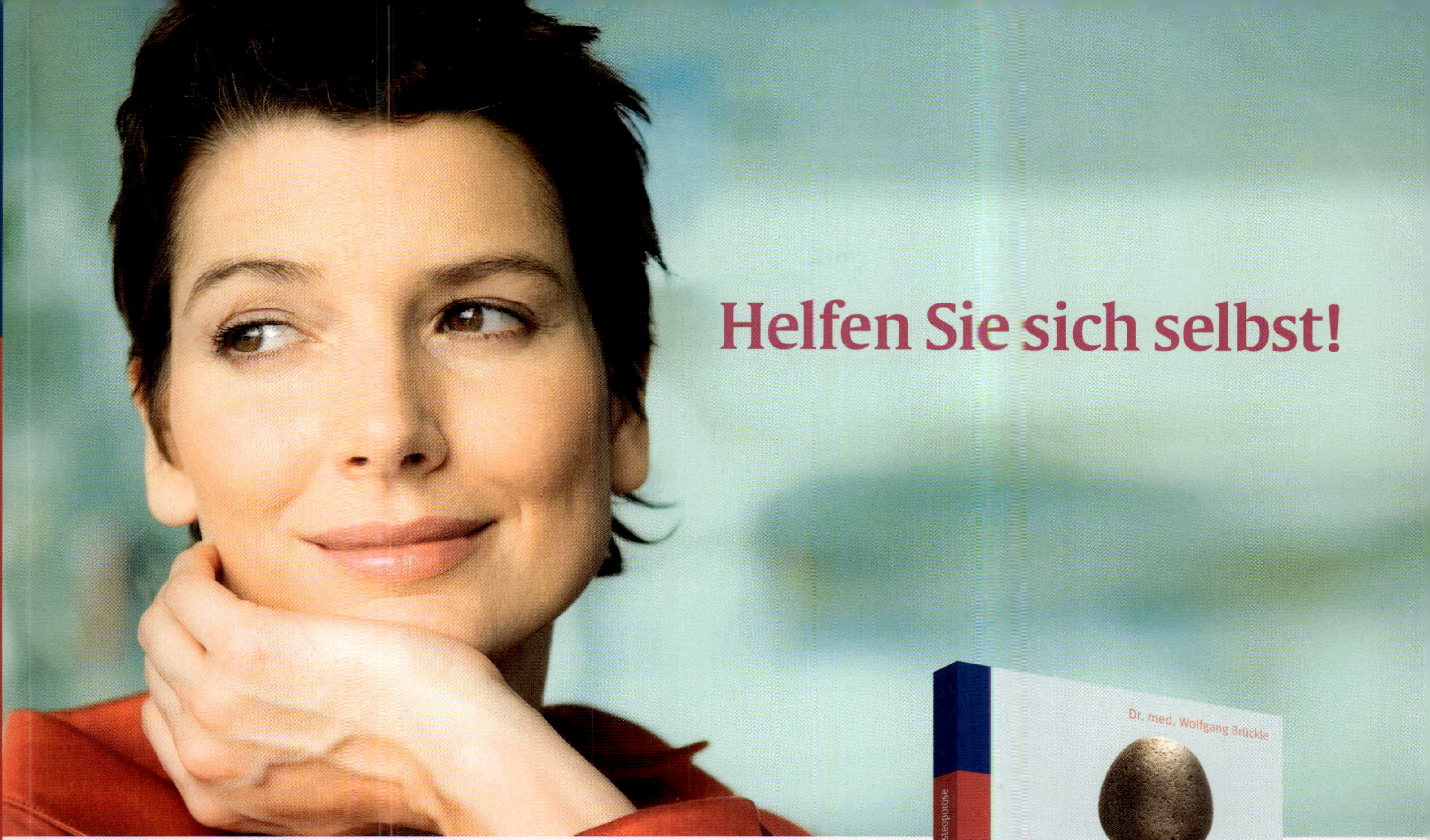

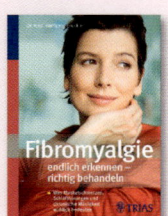
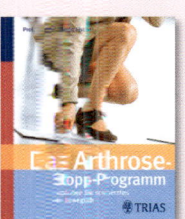
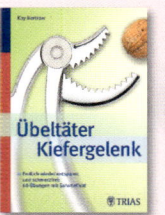
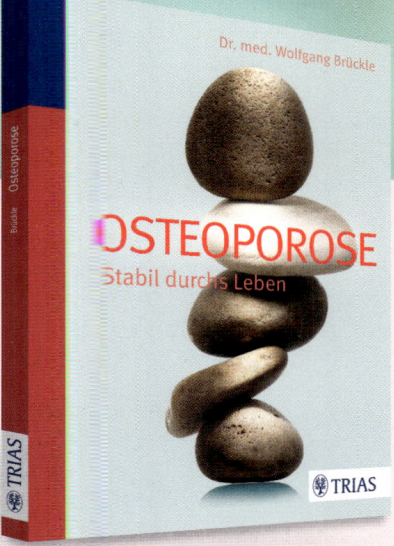

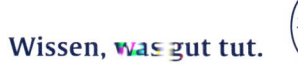 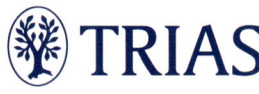

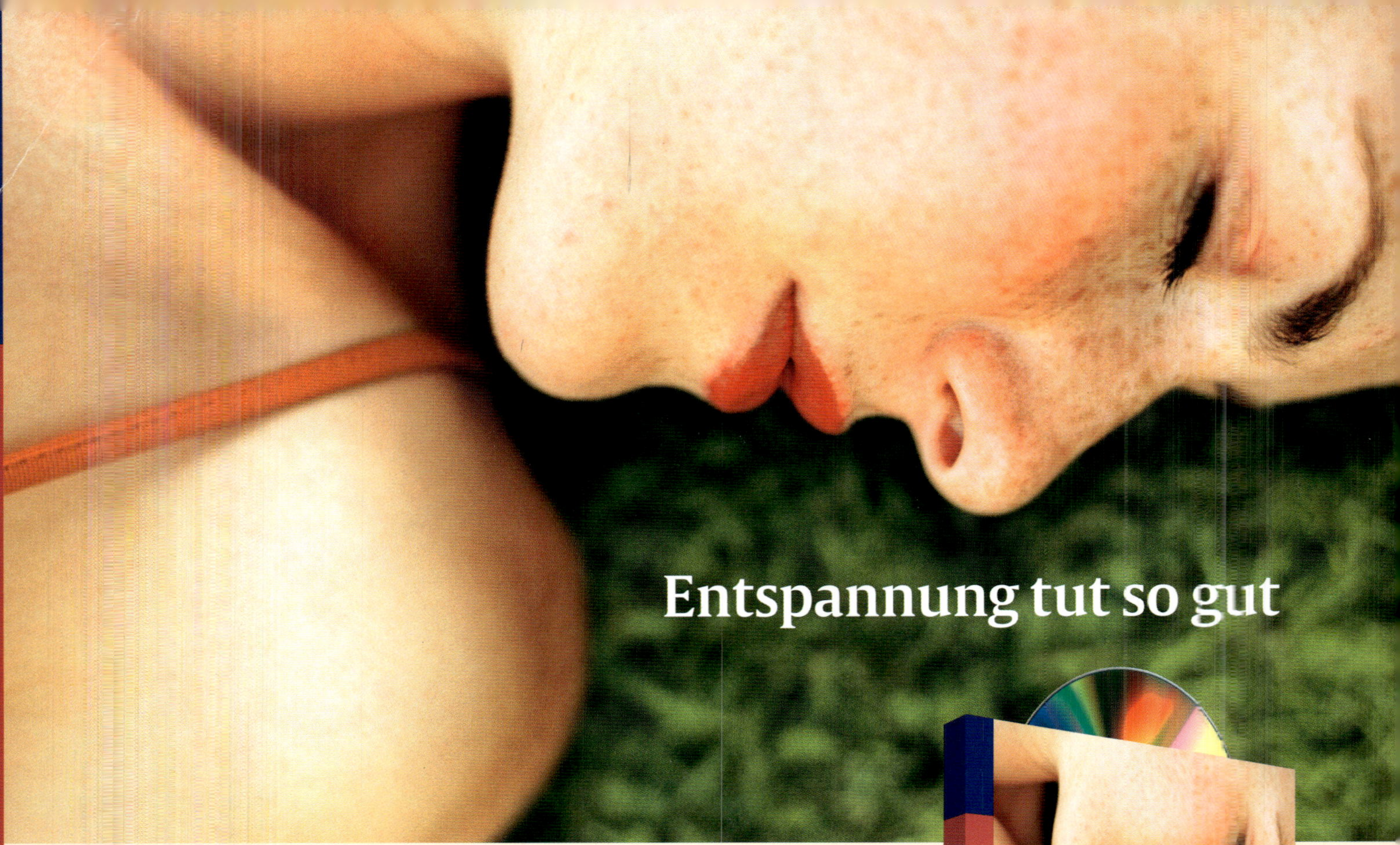

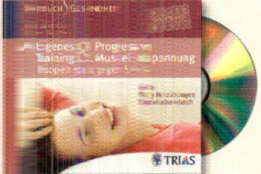
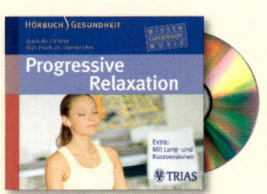
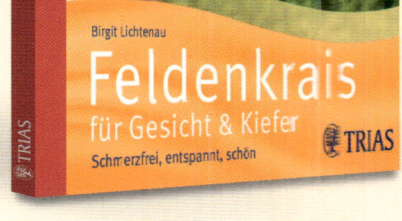
 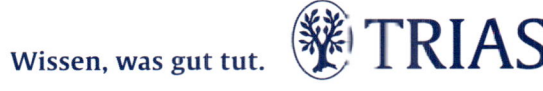

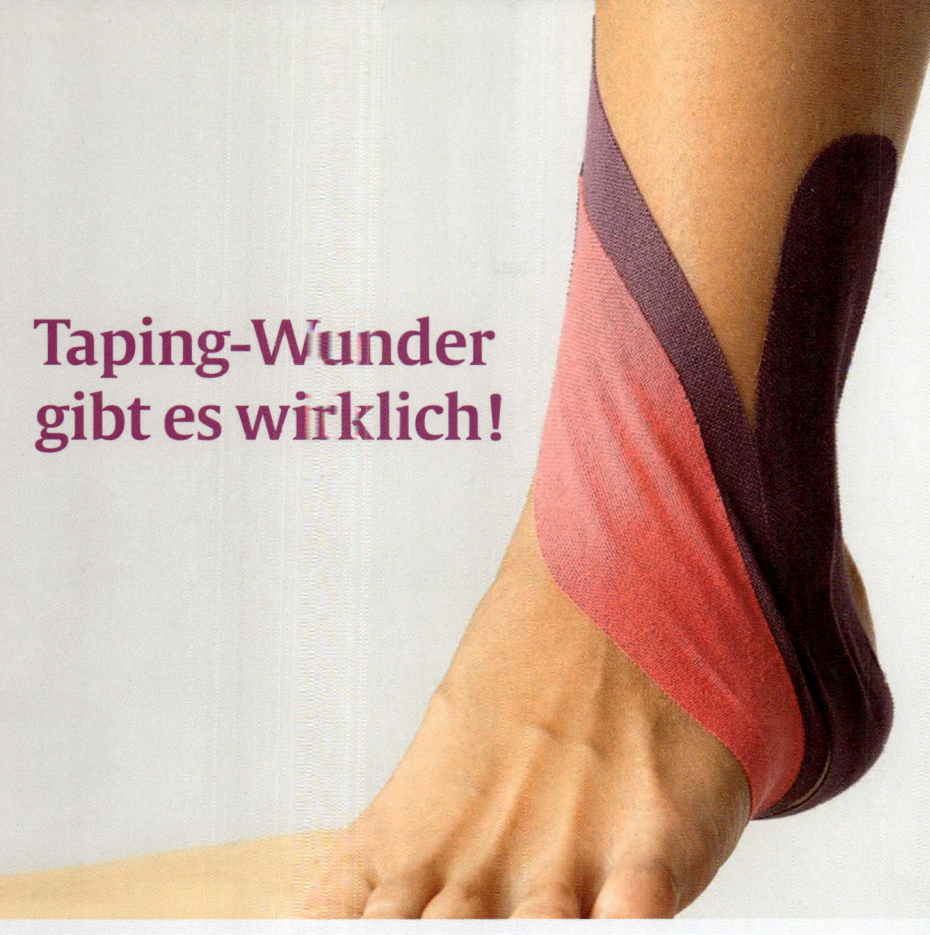
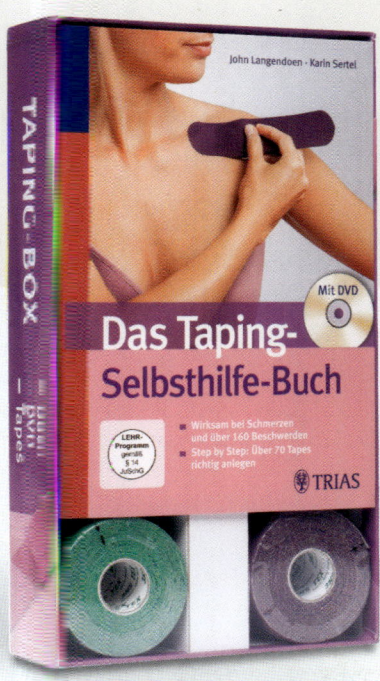
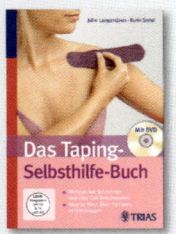

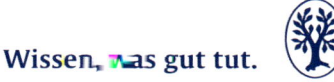
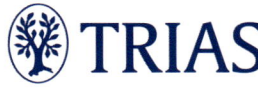

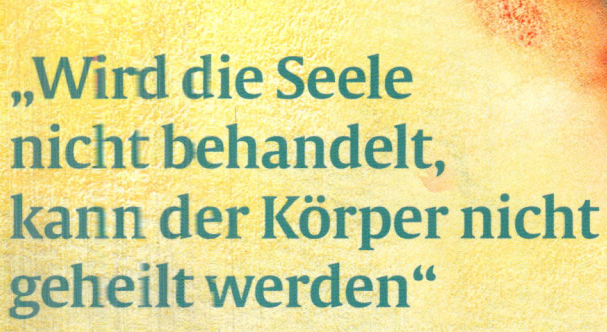
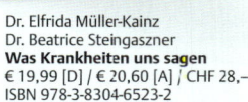

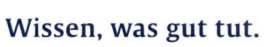
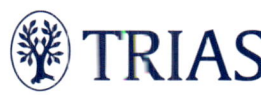